全国中医药行业高等教育"十四五"规划教材
全国高等中医药院校规划教材（第十一版）

医学生物学

（新世纪第三版）

（供中西医临床医学、中医学、中药学、针灸推拿学、
护理学、临床医学、药学、生物技术等专业用）

主　编　詹秀琴　　许　勇

中国中医药出版社
·北 京·

图书在版编目（CIP）数据

医学生物学 / 詹秀琴，许勇主编 . —3 版 . —北京：
中国中医药出版社，2023.8（2024.5 重印）
全国中医药行业高等教育"十四五"规划教材
ISBN 978-7-5132-8216-1

Ⅰ . ①医… Ⅱ . ①詹… ②许… Ⅲ . ①医学—生物学—
中医学院—教材 Ⅳ . ① R318

中国国家版本馆 CIP 数据核字（2023）第 101135 号

融合出版数字化资源服务说明

全国中医药行业高等教育"十四五"规划教材为融合教材，各教材相关数字化资源（电子教材、PPT 课件、视频、复习思考题等）在全国中医药行业教育云平台"医开讲"发布。

资源访问说明

扫描右方二维码下载"医开讲 APP"或到"医开讲网站"（网址：www.e-lesson.cn）注册登录，输入封底"序列号"进行账号绑定后即可访问相关数字化资源（注意：序列号只可绑定一个账号，为避免不必要的损失，请您刮开序列号立即进行账号绑定激活）。

资源下载说明

本书有配套 PPT 课件，供教师下载使用，请到"医开讲网站"（网址：www.e-lesson.cn）认证教师身份后，搜索书名进入具体图书页面实现下载。

中国中医药出版社出版

北京经济技术开发区科创十三街 31 号院二区 8 号楼
邮政编码　100176
传真　010-64405721
河北品睿印刷有限公司印刷
各地新华书店经销

开本 889×1194　1/16　印张 14.25　彩插 1　字数 407 千字
2023 年 8 月第 3 版　2024 年 5 月第 3 次印刷
书号　ISBN 978-7-5132-8216-1

定价　59.00 元
网址　www.cptcm.com

服 务 热 线　010-64405510　　微信服务号　zgzyycbs
购 书 热 线　010-89535836　　微商城网址　https://kdt.im/LIdUGr
维 权 打 假　010-64405753　　天猫旗舰店网址　https://zgzyycbs.tmall.com

如有印装质量问题请与本社出版部联系（010-64405510）

全国中医药行业高等教育"十四五"规划教材
全国高等中医药院校规划教材（第十一版）

《医学生物学》
编委会

主　编

詹秀琴（南京中医药大学）　　　　许　勇（成都中医药大学）

副主编（以姓氏笔画为序）

王晓玲（天津中医药大学）　　　　朱振洪（浙江中医药大学）

李　军（陕西中医药大学）　　　　李云峰（河北中医药大学）

胡秀华（北京中医药大学）　　　　董　秀（辽宁中医药大学）

谢晓蓉（甘肃中医药大学）

编　委（以姓氏笔画为序）

田　原（山东中医药大学）　　　　付　雯（成都中医药大学）

成细华（湖南中医药大学）　　　　李景云（广西中医药大学）

吴　静（云南中医药大学）　　　　邹　颉（贵州中医药大学）

宋　强（山西中医药大学）　　　　张　凯（安徽中医药大学）

张小莉（河南中医药大学）　　　　陈　琳（湖北中医药大学）

陈巧云（黑龙江中医药大学）　　　武冬璐（长春中医药大学）

顾　海（南京中医药大学）　　　　黄雅丽（广州中医药大学）

董　超（内蒙古医科大学）　　　　熊　俊（江西中医药大学）

学术秘书

钱民怡（南京中医药大学）

匡海学（黑龙江中医药大学教授、教育部高等学校中药学类专业教学指导委员会主任委员）

吕志平（南方医科大学教授、全国名中医）

吕晓东（辽宁中医药大学党委书记）

朱卫丰（江西中医药大学校长）

朱兆云（云南中医药大学教授、中国工程院院士）

刘　良（广州中医药大学教授、中国工程院院士）

刘松林（湖北中医药大学校长）

刘叔文（南方医科大学副校长）

刘清泉（首都医科大学附属北京中医医院院长）

李可建（山东中医药大学校长）

李灿东（福建中医药大学校长）

杨　柱（贵州中医药大学党委书记）

杨晓航（陕西中医药大学校长）

肖　伟（南京中医药大学教授、中国工程院院士）

吴以岭（河北中医药大学名誉校长、中国工程院院士）

余曙光（成都中医药大学校长）

谷晓红（北京中医药大学教授、教育部高等学校中医学类专业教学指导委员会主任委员）

冷向阳（长春中医药大学校长）

张忠德（广东省中医院院长）

陆付耳（华中科技大学同济医学院教授）

阿吉艾克拜尔·艾萨（新疆医科大学校长）

陈　忠（浙江中医药大学校长）

陈凯先（中国科学院上海药物研究所研究员、中国科学院院士）

陈香美（解放军总医院教授、中国工程院院士）

易刚强（湖南中医药大学校长）

季　光（上海中医药大学校长）

周建军（重庆中医药学院院长）

赵继荣（甘肃中医药大学校长）

郝慧琴（山西中医药大学党委书记）

胡　刚（江苏省政协副主席、南京中医药大学教授）

侯卫伟（中国中医药出版社有限公司董事长）

姚　春（广西中医药大学校长）

徐安龙（北京中医药大学校长、教育部高等学校中西医结合类专业教学指导委员会主任委员）

高秀梅（天津中医药大学校长）

高维娟（河北中医药大学校长）

郭宏伟（黑龙江中医药大学校长）

唐志书（中国中医科学院副院长、研究生院院长）

彭代银（安徽中医药大学校长）

董竞成（复旦大学中西医结合研究院院长）

韩晶岩（北京大学医学部基础医学院中西医结合教研室主任）

程海波（南京中医药大学校长）

鲁海文（内蒙古医科大学副校长）

翟理祥（广东药科大学校长）

秘书长（兼）

陆建伟（国家中医药管理局人事教育司司长）

侯卫伟（中国中医药出版社有限公司董事长）

办公室主任

周景玉（国家中医药管理局人事教育司副司长）

李秀明（中国中医药出版社有限公司总编辑）

办公室成员

陈令轩（国家中医药管理局人事教育司综合协调处处长）

李占永（中国中医药出版社有限公司副总编辑）

张峘宇（中国中医药出版社有限公司副总经理）

芮立新（中国中医药出版社有限公司副总编辑）

沈承玲（中国中医药出版社有限公司教材中心主任）

编审专家组

组 长

余艳红（国家卫生健康委员会党组成员，国家中医药管理局党组书记、局长）

副组长

张伯礼（天津中医药大学教授、中国工程院院士、国医大师）

秦怀金（国家中医药管理局副局长、党组成员）

组 员

陆建伟（国家中医药管理局人事教育司司长）

严世芸（上海中医药大学教授、国医大师）

吴勉华（南京中医药大学教授）

匡海学（黑龙江中医药大学教授）

刘红宁（江西中医药大学教授）

翟双庆（北京中医药大学教授）

胡鸿毅（上海中医药大学教授）

余曙光（成都中医药大学教授）

周桂桐（天津中医药大学教授）

石　岩（辽宁中医药大学教授）

黄必胜（湖北中医药大学教授）

前　言

为全面贯彻《中共中央 国务院关于促进中医药传承创新发展的意见》和全国中医药大会精神，落实《国务院办公厅关于加快医学教育创新发展的指导意见》《教育部 国家卫生健康委 国家中医药管理局关于深化医教协同进一步推动中医药教育改革与高质量发展的实施意见》，紧密对接新医科建设对中医药教育改革的新要求和中医药传承创新发展对人才培养的新需求，国家中医药管理局教材办公室（以下简称"教材办"）、中国中医药出版社在国家中医药管理局领导下，在教育部高等学校中医学类、中药学类、中西医结合类专业教学指导委员会及全国中医药行业高等教育规划教材专家指导委员会指导下，对全国中医药行业高等教育"十三五"规划教材进行综合评价，研究制定《全国中医药行业高等教育"十四五"规划教材建设方案》，并全面组织实施。鉴于全国中医药行业主管部门主持编写的全国高等中医药院校规划教材目前已出版十版，为体现其系统性和传承性，本套教材称为第十一版。

本套教材建设，坚持问题导向、目标导向、需求导向，结合"十三五"规划教材综合评价中发现的问题和收集的意见建议，对教材建设知识体系、结构安排等进行系统整体优化，进一步加强顶层设计和组织管理，坚持立德树人根本任务，力求构建适应中医药教育教学改革需求的教材体系，更好地服务院校人才培养和学科专业建设，促进中医药教育创新发展。

本套教材建设过程中，教材办聘请中医学、中药学、针灸推拿学三个专业的权威专家组成编审专家组，参与主编确定，提出指导意见，审查编写质量。特别是对核心示范教材建设加强了组织管理，成立了专门评价专家组，全程指导教材建设，确保教材质量。

本套教材具有以下特点：

1.坚持立德树人，融入课程思政内容

将党的二十大精神进教材，把立德树人贯穿教材建设全过程、各方面，体现课程思政建设新要求，发挥中医药文化育人优势，促进中医药人文教育与专业教育有机融合，指导学生树立正确世界观、人生观、价值观，帮助学生立大志、明大德、成大才、担大任，坚定信念信心，努力成为堪当民族复兴重任的时代新人。

2.优化知识结构，强化中医思维培养

在"十三五"规划教材知识架构基础上，进一步整合优化学科知识结构体系，减少不同学科教材间相同知识内容交叉重复，增强教材知识结构的系统性、完整性。强化中医思维培养，突出中医思维在教材编写中的主导作用，注重中医经典内容编写，在《内经》《伤寒论》等经典课程中更加突出重点，同时更加强化经典与临床的融合，增强中医经典的临床运用，帮助学生筑牢中医经典基础，逐步形成中医思维。

3.突出"三基五性"，注重内容严谨准确

坚持"以本为本"，更加突出教材的"三基五性"，即基本知识、基本理论、基本技能，思想性、科学性、先进性、启发性、适用性。注重名词术语统一，概念准确，表述科学严谨，知识点结合完备，内容精炼完整。教材编写综合考虑学科的分化、交叉，既充分体现不同学科自身特点，又注意各学科之间的有机衔接；注重理论与临床实践结合，与医师规范化培训、医师资格考试接轨。

4.强化精品意识，建设行业示范教材

遴选行业权威专家，吸纳一线优秀教师，组建经验丰富、专业精湛、治学严谨、作风扎实的高水平编写团队，将精品意识和质量意识贯穿教材建设始终，严格编审把关，确保教材编写质量。特别是对32门核心示范教材建设，更加强调知识体系架构建设，紧密结合国家精品课程、一流学科、一流专业建设，提高编写标准和要求，着力推出一批高质量的核心示范教材。

5.加强数字化建设，丰富拓展教材内容

为适应新型出版业态，充分借助现代信息技术，在纸质教材基础上，强化数字化教材开发建设，对全国中医药行业教育云平台"医开讲"进行了升级改造，融入了更多更实用的数字化教学素材，如精品视频、复习思考题、AR/VR等，对纸质教材内容进行拓展和延伸，更好地服务教师线上教学和学生线下自主学习，满足中医药教育教学需要。

本套教材的建设，凝聚了全国中医药行业高等教育工作者的集体智慧，体现了中医药行业齐心协力、求真务实、精益求精的工作作风，谨此向有关单位和个人致以衷心的感谢！

尽管所有组织者与编写者竭尽心智，精益求精，本套教材仍有进一步提升空间，敬请广大师生提出宝贵意见和建议，以便不断修订完善。

国家中医药管理局教材办公室

中国中医药出版社有限公司

2023年6月

编写说明

全国中医药行业高等教育"十四五"规划教材《医学生物学》已经出版十个版次，中间历经多次修改，质量稳步提高。85份对上一版《医学生物学》的教材评价问卷报告显示：《医学生物学》的平均得分为85.24，近5年教学中使用的《医学生物学》教材版本中，本教材占比41.67%，还有上升的空间。超过90%的调查对象认为本教材名词术语统一，概念准确，表述科学严谨，能正确阐述本学科的理论和概念。但也存在一些问题，如认为对近几年研究的热点介绍不够、希望增加相关研究技术和临床应用实例，以深化和扩展理论知识，等等。

在国家中医药管理局教材办公室和全国中医药高等教育学会教材建设研究会的指导下，我们组织23所中、西医高等院校编写了全国中医药行业高等教育"十四五"规划教材《医学生物学》。本教材以上一版为基础，继承了原教材的特色和优势，如教材以插入框形式增加知识拓展和知识链接的内容、教材后面附有彩色光镜照片和电镜照片等，结合教材评价报告中指出的不足之处及对新时期教材内容改革要求的认识，我们在以下几个方面做了较大改动。

1. 不再单独设立生物技术章节，而是在各章中插入与该章内容相关的研究手段、方法技术和临床应用实例，使理论传授、实验研究、实践应用三者有机地结合，使学生们能更好地把握知识的来龙去脉，掌握具体技术的使用方法和应用范畴，提升学生们的科研思维能力和实践水平，为将来的科学研究和临床工作打下基础。

2. 删除了上一版中的部分内容，如阴阳整体论、药用植物资源、人类和环境、环境污染与健康等。这样做不但可以把宝贵的课堂时间留给本学科的重点，还能避免学科之间出现"串门"的现象。毕竟学科之间的联系贯通不可能通过条目的罗列实现，而是体现在具体知识的理解、研究和应用方面，是思维的联系，而非概念的联系。

3. 增加了生物信息学的内容。生物学发展到今天，研究手段不断更新，新知识迅速增多，尤其是计算机的应用，为海量数据的储存、筛选、处理和计算提供了强有力的工具。此外，人工智能的出现更使我们在处理复杂问题时如虎添翼。帮助学生学会运用生物信息手段，从整体上分析和解决生物学和医学问题，已经成为现代医学和生物学教育的重要内容。

4. 注重思政教育。本教材除了在知识拓展及知识链接中侧重选择思政相关内容外，还通过理论知识的发现、研究过程及生命科学的客观性、科学性，将思政教育有机地融入本课程的知识体系，培养学生尊重生命、崇尚科学、关注社会的品质。

本教材适用于高等医药院校各专业，包括中西医临床医学、中医学、中药学、针灸推拿学、中医骨伤科学、护理学、临床医学、药学、生物技术等，也可作为高等医药院校教师和从事医药研究的科研人员的参考用书。

参加本教材编写和审核的 26 名专家皆从事教学工作多年，分别来自华东、华中、华北、东北、西南、东南六大区的 23 所高等院校。相较于上一版教材，本版增加了 5 所参编学校和 5 名参编人员，在地域分布、教学内容、课程设置方面更具代表性。

本教材具体编写分工如下：詹秀琴负责全书章节的编排和内容决定，第一章由李军、詹秀琴编写，第二章由王晓玲编写，第三章由顾海编写，第四章由熊俊、李景云、谢晓蓉编写，第五章由黄雅丽、董秀编写，第六章由朱振洪编写，第七章由张凯编写，第八章由邹颉、胡秀华编写，第九章由陈巧云编写，第十章由陈琳、董超编写，第十一章由张小莉编写，第十二章由宋强、李云峰编写，第十三章由吴静编写，第十四章由成细华编写，第十五章由付雯、许勇编写，第十六章由武冬璐、田原编写，钱民怡负责文后的参考文献和英中文对照索引的编排。各章完成后进行了两轮交叉审稿，最后由许勇、詹秀琴统稿，詹秀琴总统稿。本教材配套的融合出版数字化资源由负责各章节文字教材的教师提供，由许勇、詹秀琴统审，许勇终审。

本教材的出版得到了国家中医药管理局教材办公室、中国中医药出版社的鼎力支持，也得到了南京中医药大学及各参编单位领导的大力支持，在此一并表示衷心感谢。

生物学是一门知识更新较快的学科，在健康成为人类关注焦点的当今社会，医学生物学的发展尤为突出。高等中医药院校医学生物学的教学能为学生打下坚实的学科基础，其教材内容、教学方式都需不断探索、提高，本规划教材每 5 年修订一次正是基于发展的理念和要求。由于编者自身的学术水平和教学经验也处于不断提升过程之中，教材内容的选择、编辑和文字的运用肯定会有不足之处，诚恳欢迎广大读者提出宝贵意见，以便再版时修订提高。

《医学生物学》编委会

2023 年 6 月

目　录

生物学（biology）又称生命科学（life science），是研究生命现象、本质及其发生、发展规律的一门科学。生命现象包括生物体建立在新陈代谢基础上的生殖、生长、发育、分化、应激、衰老、死亡、遗传、变异和进化等生命特征。

生物学是近年来发展最迅速的科学之一，20 世纪后期它在自然科学领域中的地位得到了不断的提高，并逐渐成为一个综合性的大学科群，即生命科学。随着自然科学的快速发展，生命科学研究成果日新月异。遗传密码的破译、蛋白质的人工合成、基因工程和克隆技术的发展、人类基因组的测定和后基因组计划（功能基因组研究、进化基因组研究等）的启动等，使生命科学必将成为 21 世纪自然科学中最具活力的主导学科之一。

生物学研究范围的广泛性、研究方法的先进性、研究方向的多样性是任何一门学科所不及的。从宏观生态学上探讨各种环境因子对生物体的影响，到微观的分子生物学对人类基因特征的揭示和基因功能的确认，无不显示出生命科学取得的辉煌成就。

第一节 生物学形成和发展

一、19 世纪以前生命科学的发展概况

该时期生命科学大体处于对生命现象的描述和初步的实验观察阶段，亦有部分学者通过对生命现象进行分析和推理，逐步建立起比较严密的生命科学体系。

1628 年，英国生物学家哈维（Harvey）发现了血液循环。1665 年，英国物理学家胡克（Hooke）应用自制的简陋显微镜观察植物的木栓组织，发现其由许多小室组成，并将小室称为细胞（cell）。他是细胞的发现者和命名者，并于 1665 年出版了《显微图像》，从而揭开了微观世界的神秘面纱，使细胞成为当时研究的热门课题。1735 年，瑞典植物学家林奈（Linnaeus）对植物种类进行了系统的分类，整理出版了《自然系统》，创立了生物分类的等级和"双名法"，奠定了生物分类学基础，这种分类及命名法一直被生物科学界沿用至今。

二、19 世纪生命科学的蓬勃发展

到了 19 世纪，对各种生命现象的研究，已经从观察、描述深入到分析、综合与理论概括阶段。

1838～1839 年施莱登（Schleiden）和施万（Schwann）综合了有关细胞方面的知识，最早提出了细胞学说主要论点，指出细胞是一切生物体构造和功能的基本单位。1859 年，达尔文

（Darwin）完成了巨著《物种起源》，他通过综合当时生物学的主要研究成就，并结合自身对世界各地生物的观察，提出了进化论。1865 年孟德尔（Mendel）发表了《植物杂交试验》，揭示了生物遗传的基本规律。1900 年，孟德尔的分离定律和自由组合定律被重新发现，奠定了现代遗传学的基础。

三、20 世纪生命科学的崭新面貌

20 世纪以来，生物化学、生物物理学等分科的建立与发展，以及一些新技术的引入与创立，极大地促进了现代生命科学的建立与飞速发展。

1953 年，美国人沃森（Watson）和英国人克里克（Crick）在《Nature》杂志上发表了"核酸的分子结构"一文，提出了 DNA 的双螺旋结构，这是生命科学发展中新的里程碑。1958 年，Crick 又提出了信息传递的中心法则。1961 年，Monod 和 Jacob 提出乳糖操纵子模型用以探讨基因调控原理。1965 年，中国科学院生物化学研究所和北京大学的科研人员在世界上首次合成了具有生物活性的由 51 个氨基酸残基构成的牛胰岛素，标志着在人类探索生命的奥秘中迈出了重要的一步。1966 年，生物界通用的 64 个遗传密码的破译，更使人类在解开生命之谜的征途中取得了重大突破，并从分子水平上证实了生物界各类型间的进化关联性，为基因工程的发展提供了理论基础。1979 年，美国哈佛大学一研究组将小鼠胰岛素基因转入大肠杆菌，得到表达并合成了胰岛素。1981 年，Brinster 和 Palmiter 将构建好的基因注射到正常的小鼠受精卵中，得到了 6 只带外源基因的、比原来的小鼠大 1 倍左右的转基因巨鼠，展示了基因注射的潜力。1981 年，中国科学院上海生物化学研究所、上海细胞生物学研究所和北京大学等单位首次人工合成了酵母丙氨酸转移核糖核酸。

1997 年，英国生物学家威尔默特（Wilmut）将一只雌性绵羊的乳腺细胞的细胞核移植到另一只雌性绵羊的去核卵细胞中，从而成功地克隆出世界上第一只哺乳动物——名为 Dolly 的小羊，这成为震撼世界的生命科学领域的重大突破。其后，克隆牛、克隆鼠、克隆猴等纷纷诞生。生命科学领域的克隆技术为人类社会带来了巨大影响。1999 年，美国马里兰州基因组研究所的科学家们发现，只需 300 个左右的基因即可构成一个最简单的生命。这意味着在可以预见的将来，人类也许可以在实验室中设计并创造出人造生命体。深入探究生命本质问题、按照人类的意愿有计划地改造生物已经成为这个时期生命科学研究的显著特征。

1986 年，美国诺贝尔奖获得者 Dulbecco 首先提出了对人类基因组进行全长测序的主张，即人类基因组计划（human genome project，HGP）。HGP 被誉为 20 世纪科学史上三个里程碑之一。1990 年美国政府批准该计划，后来，英、日、法、德、中 5 国的科学家正式加入该计划，2000 年 6 月，人类基因组框架已经测序完成。2001 年 2 月，美国 Celera 公司在《Science》、国际人类基因组织在《Nature》上分别发表了人类基因组测序的数据。该计划的顺利实施使人类在分子层次上全面地认识自我成为可能，对深入研究人类本身乃至推动整个生命科学的发展具有极其重要的意义。

由于生命科学的研究涉及不同的层次和较多的领域，其复杂程度是可想而知的，越来越多的问题需要进一步探索解决。在深入探索生命奥秘的过程中，将可能出现自然科学的重大突破。国际上普遍认为，21 世纪将是生命科学的世纪，生物学将成为自然科学的带头学科。

四、21 世纪生命科学的进展

进入 21 世纪，生命科学出现了全新的研究领域，包括生物信息学、理论生物学、计算基因

组学、天体生物学、合成生物学等。随着人类基因组计划的完成和后基因组计划——功能基因组研究的启动，系统生物学、表观遗传学和转录组学的发展，干细胞研究、基因工程药物的研发、RNA 干扰技术的应用，生命科学已彻底由简单描述式的科学转为定量描述和预测的科学，人类将从基因组整体水平对基因表达和调控的活动规律进行科学阐述。未来一些严重疾病，包括癌症、艾滋病等将来得到有效治疗，人类生活质量不断提高、衰老过程减慢、平均寿命延长。

第二节 生物的多样性与分类系统

生物多样性（biodiversity 或 biological diversity）是指在一定时间和一定地区所有生物（动物、植物、微生物）与环境形成的生态复合体以及与此相关的各种生态过程的总和。它包括遗传多样性（genetic diversity）、物种多样性（species diversity）和生态系统多样性（ecosystem diversity）三个层次，其中物种的多样性是生物多样性的关键，它既体现了生物之间及环境之间的复杂关系，又体现了生物资源的丰富性。

一、物种的概念和命名方法

（一）物种的概念

物种（species），简称"种"，是生物分类学研究的基本单元与核心，是互交繁殖的相同生物形成的自然群体，与其他物种在生殖上相互隔离，并在自然界占据一定的生态地位。一直以来，物种概念的定义备受关注，不同研究方向的生物学家提出 24 种不同或至少有分歧的物种概念，根据其不同的物种概念，物种的界定和物种的数量会出现很大的差异。随着科学的发展以及人们对自然界认识的深入，物种的概念得以不断发展，可以综合表述为：物种是自然分布在一定的区域、具有共同基因组成（由此具有共同的祖先，相似的外形、内部结构、生理、行为及发育等生物学特征）以及能够自然生殖出有生殖力的后代的全部生物个体，具有相对的独立性和稳定性。

（二）物种的命名方法

物种是一个生殖的群体，不同的物种之间存在着生殖隔离，而物种内部也会产生因地理上充分隔离后所形成的形态上有一定差别的群体，称为**亚种**（subspecies）。国际上对生物的学名（scientific name）统一规定了命名原则，即瑞典博物学家林奈（Linnaeus C.）所创建的双名法（binomial nomenclature），即物种的学名由两个拉丁字或拉丁化的文字组成，称为"双名法"。

属名在前，种名在后。属名是名词，第一个字母需大写；种名是形容词，是限制属名的，故小写。在种名之后还应加上定名者的姓氏或其缩写。例如中药白头翁的原植物是毛茛科（Ranuculaceae）植物白头翁的根，白头翁的学名是 *Pulsatilla chinensis*（Beg.）Regel。种和属的学名后常附命名人姓氏，以标明来源，便于查找文献。亚种的命名采用"三名法"，即在物种学名之后再加上拉丁文字母的亚种本名组成。

二、生物的分类

（一）生物的分界和分类等级

1. 生物分界概况 生物分界是把地球上的所有生物按照形态、结构、生理功能、分布、生态等特点而划分成一个个比较接近的各种生物类型集体的过程。在我国，从甲骨文的记载中，就可见到对动物和植物的划分；在西方，古希腊 Aristotle 首次把生物分为动物和植物两大界。林奈也把生物分为两界。1886 年，德国生物学家海克尔（E. Haeckel）提出三界学说：植物界、动物界和原生生物界。原生生物界包含单细胞的生物、一些简单多细胞动物和植物。到了 19 世纪，随着电镜技术和分子生物学的发展，魏特克（Whittaker R. H.）提出了五界分类系统，即原核生物界、原生生物界、真菌界、植物界和动物界。五界分类系统忽略了病毒类等非细胞生命类型的分类归属问题，把原生生物界列为一个中间阶段，削弱了原核与真核两个基本阶段的对比性。故 20 世纪 70 年代由我国学者陈世骧及国外一些学者提出三总界六界系统，它包括原核生物总界（内含细菌界和蓝藻界）、真核生物总界（内含植物界、真菌界和动物界）和非细胞生物总界（内含病毒界）。

2. 分类等级　生物分类是研究生物的一种基本方法。现行的**自然分类系统**（natural classification system），主要是以生物的相似性和差异性（包括形态结构和生理功能等）为基础，参考地理学、生态学等学科的证据，把生物划分为种和属等不同的等级，并对每一类群的形态结构和生理功能等特征进行科学的描述，以厘清不同类群之间的亲缘关系和进化关系。分类的基本单位是种。了解和保护生物的多样性，都需要对生物进行分类。

分类系统是阶元系统，按生物之间的异同程度与亲缘关系的远近分为 7 个主要级别：界（kingdom）、门（phylum）、纲（class）、目（order）、科（family）、属（genus）、种（species）。现以人为例，列出其分类系统：

动物界　Kingdom Animalia

脊索动物门　Phylum Chordata

脊索动物亚门　Subphylum Veretebrata

哺乳纲　Class Mammalia

真兽亚纲　Subclass Eutheria

灵长目　Order Primates

类人猿亚目　Suborder Anthropoiea

人科　Family Homonidae

人属　Genus *Homo*

人种　Species *Homo Sapiens*

随着研究的进展，分类层次不断增加，单元上下可以附加次生单元，如总纲（超纲）、亚纲、次纲、总目（超目）、亚目、次目、总科（超科）、亚科等。此外，还可增设新的单元，如股、群、族、组等，其中最常设的是族，介于亚科和属之间。

（二）生物界的主要类群

1. 原核生物总界（Superkingdom Procaryota）

（1）蓝藻界（Kingdom Cyanophyta）　是一类自养型原核生物，单细胞，群体或丝状体。如地木耳（Lichens）、发菜（*Nostoc commune* var. *flagelliorme*）。

（2）细菌界（Kingdom Mycomonera）　是一类不含光合色素、个体微小、异养型生活方式的原核生物。如乳酸杆菌（Lacticacid bacteria）。

2. 真核生物总界（Superkingdom Eucaryota）

（1）植物界（Kingdom Plantae）　包括了光能自养型真核生物的类型。全世界现存的植物可分为四大门类：低等植物，包含藻类植物门，如衣藻（Chlamydomonas）；高等植物，包含苔藓植物门，如葫芦藓（*Funaria hygrometrica*）；蕨类植物门，如桫椤（*Alsophila spinulosa*）；种子植物门，如胡萝卜（*Daucus carota*）。

（2）真菌界（Kingdom Fungi）　是一类营腐生生活的异养型真核生物，生殖方式主要以孢子繁殖为主。药用真菌在我国历代本草中都有记载，如茯苓（*Poria cocos*）、灵芝（*Ganoderma lucidum*）、猪苓（*Polyporus umbellatus*）等，至今仍应用不衰。

（3）动物界（Kingdom Animalia）　包含所有异养型生活方式的生物，它们大多数以摄食为主，体内有消化道的真核生物。如亚洲野猪（*Sus scrofa*）、羊（*Caprinae*）。

3. 非细胞生物总界（Superkingdom Acytonia）

病毒界（Kingdom Archetista）　是一类非细胞形态的微生物，没有完整的酶系统和细胞器，也没有胞内膜和细胞核。如人类免疫缺陷病毒（human immunodeficiency virus，HIV）。

第三节　生命的基本特征

一、生物大分子是生命的物质基础

生命的物质基础是蛋白质、核酸等大分子，生物体的绝大多数生命活动，最终直接地体现为核酸、蛋白质等生物大分子的特殊功能运动和相互作用。构成生命大分子物质的全部化学元素，在自然界广泛地存在。这不仅说明了生命物质世界的同一性，也充分地说明了整个自然物质世界的统一性。因此，它必然受到物理学和化学的一些法则的制约，也遵循它们的一般规律。

二、细胞是生物体结构功能的基本单位

千姿百态的有机自然界中分布着成千上万种生物。这些形态各异的动物和植物，其基本结构是相同的，即它们都是由细胞构成的。

细胞（cell）既是生物有机体结构的基本单位，又是生物有机体功能的基本单位，因而各种生物的基本构造和生命过程具有共同性。另外，细胞有其发生发展过程，因此各种生物的发育规律也具有共同性。即便是以病毒（virus）、类病毒（viroid）和朊病毒（prion）等前细胞形态形式存在的生命类型，也唯有借助于其宿主细胞，才能进行其生命活动，完成生活史。

细胞学说的创立，无可辩驳地说明了有机自然界的统一性，明确了光怪陆离、复杂多样的有机自然界是有共同的结构和功能基础的。

三、新陈代谢是生命的基本运动形式

新陈代谢（metabolism）是指组成生命的各种物质无时无刻不在与其周围环境进行着物质交换，同时也伴随着能量的转换，使生命不断得以自我更新。这是生命现象最本质的特征之一。

新陈代谢包括同化作用和异化作用两个方面。**同化作用**（assimilation）指生命有机体从外界环境摄取营养物质以构建自身的能量储存过程，又称合成代谢（anabolism）。**异化作用**（disassimilation）是伴之以能量释放的自身物质分解过程，又称分解代谢（catabolism）。这不仅是高度一致的生命基本运动形式，而且也是其区别于非生命自然界的根本标志。

四、生长发育是生物体由量变到质变的表现形式

生长（growth）是生物体或者细胞从小到大的过程。在新陈代谢过程中，当同化作用大于异化

作用时，生物体或者细胞的重量和体积增加，包括细胞分裂、细胞数目增多、生物体积增大，这就是生长。例如，新生婴儿细胞数目仅有约 $2×10^{12}$ 个，到成年时则细胞数可达 $6×10^{13}$ 个左右。

发育（development）是一个有机体从其生命开始到成熟的变化，是生物有机体的自我构建和自我组织的过程。如高等动物的发育从受精卵开始，以后逐渐分化，由同质的细胞分化出异质的细胞，再分别组成不同的组织和器官，最后形成一个完整的个体，并经过幼年、成年和老年等几个不同的阶段性变化，最终衰老和死亡，这就是有机体的**个体发育**（ontogenesis）。

如果将生长看作为一种"量变"的积累，那么个体发育则可相应地理解成一种"质变"的必然。生长和发育是最普遍地存在于整个生物界的共同生命现象。

五、生殖是生命现象无限延续的根本途径

生殖（reproduction）是生物体通过特定的方式产生子代个体，从而使生命得以延续的过程。生殖是一切生物体最重要的属性之一。

生殖方式有两种，即无性生殖和有性生殖。

无性生殖（asexual reproduction）是以原先的细胞或生物个体作为模板，复制出多个与原来模板完全相同的细胞或生物个体的生殖方式。其主要特点是在生殖中通常没有遗传物质重组的发生，子代继承的遗传信息与亲代基本相同。由同一个祖先无性生殖繁衍而成、在遗传上基本相同的后裔个体群，称为无性繁殖系或克隆。

有性生殖（sexual reproduction）是两个亲体的生殖细胞结合成一个细胞，然后由它发育成新个体的生殖方式。在有性生殖过程中，由于发生了生殖细胞的结合及其遗传物质的重组，这样所产生的后代个体在遗传上就会存在一定的差异。

六、遗传和变异是决定和影响生命现象的中枢

遗传（heredity）是生命有机体在生殖过程中所表现出来的亲子代之间的相似现象。遗传是高度稳定的，但这种稳定性只是相对的。亲子之间仅仅是相似，而不会完全相同。这是由于亲代遗传物质的重新组合、环境变化的影响或者遗传物质本身的突变而形成的。

世界上没有绝对相同的两个个体，这种同种生物世代之间或同代不同个体之间出现性状差异的现象，称为变异（variation）。

遗传与变异是生命科学中的一个基本规律，在探讨生长、发育、分类、进化甚至生理或生态时都会涉及遗传变异的某些原理，也都借助遗传变异的一些理论去阐明有关的问题。

七、生物与环境的统一是自然界的基本法则

生物是自然环境的产物，也是环境的一部分；生物一方面适应环境，另一方面又改造环境，从而构成了环境（environment）。生物界尽管是形形色色、多种多样的，但是每种生物都是在一定环境条件下生活，每种生物的个体或群体都和它们周围的环境紧密联系着，与环境构成一个统一整体。如果我们破坏这个统一，就将给人类带来难以估量的严重后果，并贻害子孙后代。生物与生存环境的相互作用和协调统一，是生命自然界的基本法则。

八、生物进化是生命活动的全部历史

"进化"一词来源于拉丁文 *evolutio*，原义为"展开"，一般用以指事物的逐渐变化、发展，由一种状态过渡到另一种状态。1762 年，瑞士学者邦尼特最先将此词应用于生物学中。

生命现象是地球物质运动的特殊形式，表现生命现象的所有生物是生命历史长期演化的结果。**生物进化**（evolution）是指生命从无到有、从少到多、从简单到复杂、从低级到高级的发展过程，亦即生命活动的全部历史。生物进化的根本目的是适应环境能力的不断增强，"适者生存"。

第四节　生物学与医学的关系

医学生物学（medical biology）是研究人类生命现象、本质和发生发展规律的科学，是研究生物学中与医学有密切关系的基本理论和基础知识的科学。医学生物学在研究生命的基本结构、功能、发生、发展及其探索生命的奥秘，以及研究一般生命现象和规律的同时，特别注意联系与医学有关的生物学问题，因此有别于普通生物学。

医学生物学是一门综合性很强的科学，它既建立在生命科学的主要成就之上，又是基础医学和临床医学各学科的基础，也是整个医学科学的基础。

从自然科学的发展历程看，医学的发展一直遵循着生物医学模式，是随着生命科学的进展而不断发展的。生物学理论概念的建立对医学发展起到了重要的推动作用。例如，了解生物膜的结构和功能，对于掌握膜抗原、膜受体等是必须的，甚至对于认识癌变机理也是有价值的。对溶酶体的研究使人们认识了溶酶体贮积病。对人体细胞染色体进行检查，不仅可以对人类染色体病进行准确诊断，还可用于产前诊断，可作为计划生育、优生的一种可靠的检查技术。关于细胞周期的研究和认识，对解决临床医学面临的一些问题，特别是对肿瘤的防治具有重要的实践意义。分子遗传学的研究更使人类找到基因诊断（包括植入前的基因诊断）、基因治疗和根治遗传病的途径。此外，生物学研究中阐明的一些生命本质，如生长和发育、分化、生殖、遗传与变异等正不断地影响和推动着医学的发展。

一、生长发育与医学

生长和发育是生物体从幼小到成熟、衰老直至死亡的演变过程，是生命的基本特征之一。生物体的生长是在新陈代谢、自我更新的基础上，通过"环境 - 基因 - 神经 - 免疫 - 内分泌调节"共同作用的结果。认识这一生命现象及其本质，有助于了解临床上相关疾病的发病机制，探讨有效的治疗措施；有助于探究衰老、特别是早老性痴呆的发生机制，促进临床医学上抗衰老以及衰老机制的研究等，以满足人们"延年益寿"的愿望。

生物体发育过程中，死亡既是积极的、主动的，也是消极的、被动的。过去科学家比较侧重于死亡的消极面，近年来对死亡的研究则较多地侧重于它的积极意义，并将其应用于临床实践中。例如，在胚胎发育过程中一些细胞的主动死亡机制失控会导致发育畸形；通过启动肿瘤细胞的"主动"死亡机制来杀死肿瘤细胞，可达到治疗的目的。

二、分化与医学

细胞分化（differentiation）是指在生物发育过程中，由受精卵产生的同质的细胞逐渐形成在形态、结构和功能等方面差异显著的异质细胞，进而形成具有不同结构、执行不同功能的组织、器官的过程。细胞从低分化状态到高分化状态是一个连续的过程，但在每一个过程中，许多组织都保留了一些分化程度较低的干细胞，这些干细胞暂时处于静止状态，必要时可通过分裂、分化成为高分化细胞。肿瘤的发生是由于控制分化的调控基因的结构与功能发生变异，导致组织细胞去分化、分化障碍或分化异常的结果。通过对分化机制的认识，不仅有助于了解肿瘤的发生机理，而且有助于设计治疗肿瘤的药物；疾病状态下，组织的变性、坏死，使细胞数量减少，功能下降，还可通过诱导干细胞分化、分裂，补充组织细胞以达到治疗的目的。

三、干细胞与医学

干细胞（stem cell）是一类尚未分化且具有无限或较长期自我更新潜能的细胞，在一定条件下，它可通过细胞分化、分裂产生 1 种以上类型的特化细胞。因此，干细胞的研究与应用将使临床医学不断取得新的突破。在再生医学中，有望利用成体干细胞进行创伤修复和疾病的细胞治疗。利用干细胞可在体外高度增殖和多向分化的潜能，人们可在体外定向培植具有正常功能的特定的组织、器官，以替换、修复受损组织或器官，这将使严重危害人类的神经系统、心血管系统的疾病、恶性肿瘤、糖尿病及自身免疫性疾病的临床治疗取得突破性进展。

四、基因组计划与医学

2003 年 4 月 14 日，科学家们在华盛顿宣布，通过美、英、日、法、德和中国科学家 13 年的共同努力，人类基因组的排序工作已经绘制完成，这标志着被誉为 20 世纪科学史上三个里程碑之一的"人类基因组计划"的结束，完成了人类 23 对染色体上的 32 亿碱基对的测序，构建了人类基因组详细的遗传图、物理图、转录图和序列图，确定了人类 DNA 的全部核苷酸序列并定位了已知的全部基因，为"后基因组计划"——疾病基因组学、比较基因组学、药物基因组学、环境基因组学等的研究和应用以及为人类揭示疾病的发生、发展规律、寻找有效治疗和预防措施等奠定了坚实的基础。

知识链接

全外显子组测序

外显子组（exome）是个体基因组 DNA 上所有外显子的总和。人类外显子组序列占人类整个基因组序列 1%，估计 85%的人类致病突变部位位于该序列上。

全外显子组测序（whole exome sequencing，WES）是对各种疾病患者的外显子组进行测序分析的方法。WES 技术具有高灵敏度、能发现外显子区绝大部分疾病相关变异以及仅需要对约 1% 的基因组进行测序等技术特性，目前在遗传疾病研究、基础科研、临床诊断和健康筛查等方向上得到了日益广泛的应用。

截至 2013 年 1 月，已有超过 150 种孟德尔遗传病的致病基因通过全外显子组测序被鉴定出来，现在每年还有许多致病基因通过该方法陆续被鉴定出来。

五、生殖与医学

生命现象的基本特征之一就是生物能通过生殖产生新的后代，使生命得以延续，以维持其种族的存在和发展。在人类，生殖是通过两性的精卵结合而实现的。任何阻断精子和卵子的形成、成熟、结合和受精卵发育的步骤都可以使生殖过程受阻。借助于对这些机制的了解，可以实施避孕，也可以治疗不孕、不育。

六、生物学与中药学

目前，生命科学的新理论和新技术在中药学的研究中得到广泛应用。例如，在中药材鉴定中应用 DNA 分子标记技术、基因芯片技术、生物免疫——蛋白质免疫技术等；在中药药理学和中药毒理学研究中常用核酸分子杂交技术、聚合酶链反应、DNA 克隆技术、转基因技术、细胞培养技术、单克隆抗体技术等。

七、生物学与中西医结合医学

国内外不少学者通过引入现代生命科学的一些基本理论和基本知识，进行中医理论和临床的研究。20 世纪 70 年代，张亭栋等用砒霜（三氧化二砷）、20 世纪 80 年代王振义等用全反型维甲酸治疗早幼粒细胞白血病（APL）；20 世纪 90 年代陈竺、陈赛娟、王振义等工作显示，全反型维甲酸和三氧化二砷均可治疗 APL，若联合用药，可进一步提高 APL 治疗成功率，让自然病程只有几周的最凶险的急性白血病中 85%～90% 的患者能够基本治愈，5 年不复发。

思考题

1. 什么是生物学？什么是医学生物学？
2. 生命具有哪些重要的基本特征？
3. 试述生物学与医学的关系。
4. 医学生为什么要学习医学生物学？
5. 以人为例写出生物分类等级。

第二章
生命的基本单位和物质基础

细胞（cell）是生物体结构和功能的基本单位，除病毒之外的所有生物均由细胞组成，且病毒的生命活动也必须在细胞中才能体现。细胞分为原核细胞和真核细胞两大类，细胞的大小、形态、结构与特定的功能相关联。不同种类细胞的化学组成极为相似，都由无机化合物和有机化合物组成。有机化合物包括有机小分子和有机大分子，有机小分子构成蛋白质、核酸和多糖等生物大分子。

第一节　生命的基本单位

一、原核细胞和真核细胞

根据细胞的进化程度以及结构的复杂程度，细胞可分为原核细胞和真核细胞两大类。

（一）原核细胞

原核细胞（prokaryotic cell）体积较小，结构简单。细胞核无核膜、核仁，遗传物质仅由一条裸露的环状双链 DNA 分子构成，通常不与蛋白质结合形成染色体。细胞质中仅有核糖体，无膜性细胞器、细胞骨架等复杂结构。

因没有典型的核结构，细胞被称为原核细胞，核结构被称为原核或拟核。由原核细胞构成的生物称为原核生物，包括支原体、衣原体、细菌、蓝绿藻和立克次体等单细胞个体。

（二）真核细胞

真核细胞（eukaryotic cell）具有双层核膜包被的细胞核，核膜将遗传物质 DNA 与细胞质隔开，形成了真正的核结构。一般认为，真核细胞是由原核细胞进化而来，两者的基本结构相同，比如均具有细胞膜、细胞质、遗传物质 DNA 及参与蛋白质合成的核糖体，细胞都能通过分裂方式进行增殖等。但真核细胞有许多原核细胞不具有的细胞器，如内质网、高尔基复合体、溶酶体、过氧化物酶体、核膜、线粒体、小泡等膜相结构，以及中心体、微管、微丝、中间纤维、核仁、染色体和核基质等非膜相结构（图 2-1）。

由真核细胞构成的生物称为真核生物，包括原生生物、真菌和动植物。

（三）原核细胞与真核细胞的区别

原核细胞与真核细胞有类似的基本特征，都有细胞膜、细胞质及遗传物质。然而在结构和功

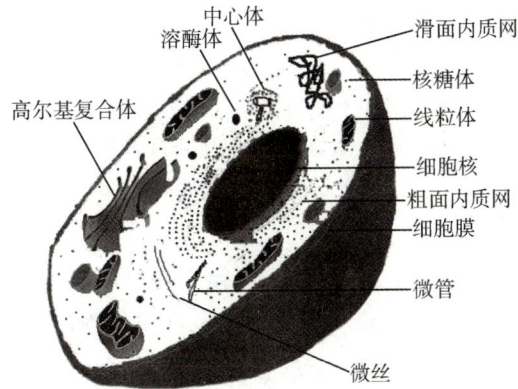

图 2-1　真核细胞模式图

能上，两者存在着显著的差异，主要区别在于：真核细胞具有核膜包被的核、各种膜性细胞器形成的内膜系统、由蛋白质构成的细胞骨架系统及 DNA 与组蛋白等蛋白质共同组成的染色体；真核细胞进行有丝分裂及减数分裂（表 2-1）。

表 2-1　原核细胞与真核细胞比较

特征	原核细胞	真核细胞
细胞大小	较小，1～10μm	较大，10～100μm
细胞核	无核膜和核仁	有核膜和核仁
核糖体	70S（50S+30S）	80S（60S+40S）
细胞骨架	无	有
内膜系统	无	有
DNA	环状，无组蛋白与之结合，1 条	线性，与组蛋白结合形成染色体，两条或以上
细胞分裂	无丝分裂	有丝分裂，减数分裂

二、细胞的大小、形态和数量

在不同生物体或同一生物体内，细胞之间的大小差异很大。动物细胞一般直径在 10～100μm 之间（彩图 2-1）。在人体，卵细胞最大，直径可达 100μm；最小的如小淋巴细胞直径只有 4～5μm。鸵鸟卵细胞是最大的细胞，直径可达 12cm。支原体是目前发现的最小的细胞，直径仅 0.1μm。

细胞的形态多种多样，往往与细胞所处的位置以及执行的功能相关。游离的细胞大多呈球形或椭圆形（彩图 2-2），如人的红细胞、白细胞。神经细胞一般有一个轴突和多个树突，轴突可长达数厘米，最长可达一米以上，这与神经细胞的传导功能相适应（彩图 2-3）。组织细胞受相邻细胞的制约常呈扁平形（彩图 2-4）、立方形（彩图 2-5）、圆柱状（彩图 2-6）、长圆柱状（彩图 2-7）、扁平多凸起（彩图 2-8）、蝌蚪状（彩图 2-9）、长梭形、星形等。

根据机体的复杂程度，组成多细胞生物的细胞数目差异也极大。如藻类仅由 4 个到数十个细胞组成，高等动植物则由高达数万亿个功能与形态结构不同的细胞组成，如成年的人体大约有 10^{13} 个细胞。功能相关的细胞群构成机体的组织，几种功能不同的组织按照特定的方式组成器官，进而形成系统和个体。

三、细胞观察相关的显微镜技术

显微镜是观察细胞的主要工具，根据光源不同，分为光学显微镜和电子显微镜。随着各学科领域技术的交叉融合，研发的显微镜种类繁多，下面仅介绍最基本、最常用的显微镜。

（一）普通光学显微镜

光学显微镜（light microscope）简称光镜，是利用光线照明，将微小物体形成放大影像的仪器。它的主要结构：①光学放大系统（两组玻璃透镜，目镜与物镜）。②照明系统（光源、反光镜、聚光镜及各种滤光片）。③机械和支架系统（底座、载物台、镜臂、粗细调节螺旋）。

分辨率（resolution）是指显微镜或人眼在 25cm 的明视距离处，能分辨被检物体微细结构最小间隔的能力。

普通的光学显微镜的分辨率（R）可以通过下列公式计算：

$$R = 0.61\lambda/n \cdot \sin\theta$$

n：聚光镜和物镜之间介质的折射率，空气为 1，油为 1.5。

θ：标本对物镜镜口张角的半角，$\sin\theta$ 的最大值为 1。

λ：照明光源的波长。

例如，自然光的平均波长为 0.5μm，代入公式则：

$R = 0.61 \times 0.5\mu m/1.5 = 0.2\mu m$

因此，普通光学显微镜的最高分辨率为 0.2μm。

光学显微镜样品制备简单，一般经过固定剂（乙醇、甲醛等）固定，包埋剂（石蜡）包埋，然后切成薄片，根据所要观察细胞的组分，选择不同的染料染色后即可观察。

通常将光镜下所见物体的结构称作**显微结构**（microscopic structure）。

（二）电子显微镜

电子显微镜（electron microscope）简称电镜，是利用电子束和电子透镜代替光束和光学透镜，使物质的细微结构在非常高的放大倍数下成像的电子光学仪器。它的主要结构包括电子照明系统、电磁透镜成像系统、真空系统、记录系统和电源系统（图 2-2）。在电镜中，照明系统为电子束，电磁场作为透镜，对电子散射过程中产生的信号进行显微成像，荧光屏用来观察样品的镜像。目前，电镜被广泛应用于细胞或分子的超微结构观察、微生物病原学鉴定及临床病理诊断等领域。

电子显微镜种类较多，常用的有透射电子显微镜（transmission electron microscope）、扫描电子显微镜（scanning electron microscope）两类。

1. 透射电镜 1932 年，Ruska 发明了以电子束为光源的透射电镜，电子束的波长要比可见光和紫外光短得多，可看清细胞内小于 0.2μm 的细微结构（亚显微结构，又称为超微结构）。然而电子束的穿透力很弱，因此用于电镜的标本在固定后，须用超薄切片机制成厚度为 50nm 左右的超薄切片。切片经重金属盐染色后放入透射电镜电磁场内，荧光屏成像，因透射电镜的分辨率为 0.1~0.2nm，可将结构放大至实物的几万倍至几十万倍，甚至近百万倍，故可观察到细胞的膜性结构和非膜性结构的细微之处。

2. 扫描电镜 问世于 20 世纪 60 年代，用来观察细胞或组织的表面结构。扫描电镜的工作原理是用一束极细的电子束（一次电子）扫描样品，在样品表面激发出二次电子，二次电子的多少与电子束入射角有关。二次电子信号被收集、转换、放大，在电视荧光屏上同步扫描呈现标本表面的立体构象。为了使标本表面发射出二次电子，标本在固定、脱水后，要喷涂上一层重金属微粒，以增加二次电子信号。目前，扫描电镜的分辨率为 3～10nm，人眼能够区别荧光屏上两个相距 0.2mm 的光点，因此扫描电镜的最大有效放大倍率可达 $0.2 \times 10^6 nm/10nm = 20000$ 倍。

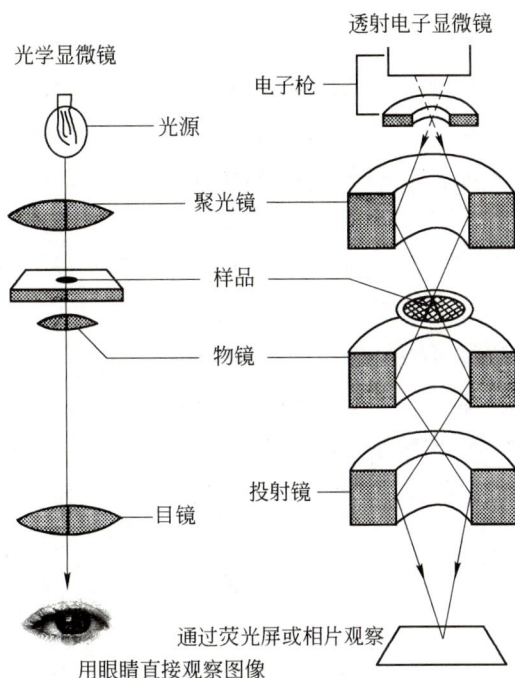

图 2-1 光学显微镜和透射电子显微镜比较

第二节 生命的物质基础

细胞内的生命物质称为**原生质**（protoplasm）。不同细胞的化合物组成虽有差异，但是其元素组成基本相同。原生质的化学元素有几十种，C、H、O、N、S、P、Ca、Mg、K、Na、Cl 这 11 种元素约占细胞总质量的 99.9% 以上，称为常量元素或宏量元素。这些元素中，C、H、O、N 含量最多，约占细胞总质量的 95%。此外，其他的元素含量较少或很少，但也非常重要，如 Fe、Mn、Zn、Cu、B、Mo 等，称为微量元素，这些元素再构成有机化合物或无机化合物。

一、无机化合物

细胞中的无机化合物主要包括水和无机盐。

（一）水

细胞中水的含量最高，通常占细胞总量的 70%～80%。细胞中的水以游离水和结合水两种形式存在，游离水和结合水之间可以相互转化。其中游离水占 95% 以上，可自由流动，是细胞代谢反应的良好溶剂，并能参与细胞内的生物化学反应，也参与细胞的物质运输，还可以为细胞提供液体内环境；结合水则是以氢键和蛋白质结合的水分子，约占细胞全部水的 4.5%，是构成细胞结构的重要组成部分。

(二) 无机盐

无机盐在细胞中的含量较少，仅占 1%～1.5%，大多以离子形式存在。其中含量较多的阳离子有 Na^+、K^+、Ca^{2+}、Mg^{2+}、Fe^{2+}、Fe^{3+} 等，阴离子则以 Cl^-、SO_4^{2-}、PO_4^{3-}、HCO_3^- 等较多。这些离子在细胞中有重要的功能，有的游离于水中，维持细胞内外液的渗透压以及 pH 值，以保障细胞正常的生理活动；有的直接与蛋白质或脂类等物质结合，组成具有一定功能的蛋白质（如血红蛋白）或类脂（如磷脂）；很多无机离子还是酶的辅助因子，如多种激酶常需 Mg^{2+} 的参与；还有一些微量元素，如 Zn、I 等，对于维持细胞的正常生命活动都是必不可少的。

二、有机化合物

细胞中的有机化合物包括有机小分子和生物大分子。

有机小分子是相对分子量在 $10^2 \sim 10^3$ 范围内的含碳化合物，如核苷酸（nucleotide）、氨基酸（amino acid）、单糖（monosaccharide）及脂肪酸（fatty acid）等。生物大分子由有机小分子构成，相对分子量为 $10^4 \sim 10^6$，如核酸（nucleic acid）、蛋白质（protein）、多糖（polysaccharide）及脂质等。生物大分子常常以复合分子的形式存在，如核蛋白、脂蛋白、糖蛋白与糖脂等，它们组成细胞的基本结构体系。

(一) 糖类

细胞中的糖类主要由 C、H、O 三种元素组成，其通式为 $(CH_2O)_n$，又称碳水化合物。根据能否水解及水解程度，糖类分为单糖、低聚糖和多糖。

单糖是不能再被水解的最小糖单位，如依据分子中所含碳原子数目命名的丙糖、丁糖、戊糖和己糖等。自然界已发现的单糖主要是戊糖和己糖。戊糖中核糖和脱氧核糖是核糖核苷酸和脱氧核糖核苷酸的组成成分（图2-3）。己糖中的葡萄糖是细胞内的主要供能物质，也是构成多糖的主要单体。

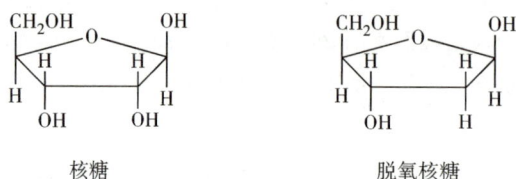

核糖　　　　　　　　脱氧核糖

图2-3　核糖和脱氧核糖的结构简式

低聚糖又称寡糖，含 2～10 个单糖分子。低聚糖在细胞膜表面常见，含有几个至几十个单糖分子，是细胞膜的化学成分之一，对细胞膜的功能起着重要的作用。

多糖是由几十、几百、几千甚至更多的单糖分子通过糖苷键连接而成，是构成生物体的重要成分之一，如人体内的糖原、肝素。多糖依据分子中糖类化学成分的不同，可分为简单糖和复合糖。简单糖完全由单糖组成，包括由同一种单糖组成的同多糖和由不同单糖组成的杂多糖。复合糖分子中除糖外还含有其他非糖成分，如蛋白、脂类，在细胞的构造和生物信息的传递过程中发挥着重要作用。

（二）脂类

脂类是脂肪和类脂的总称，是一大类不溶于水而易溶于有机溶剂的化合物。

脂肪，即甘油三酯，是由 1 分子甘油和 3 分子脂肪酸所构成的中性脂。脂肪酸分子结构包括疏水的长烃链和亲水的羧基两部分，通式为 $CH_3(CH_2)_nCOOH$。根据烃链中是否含双键，脂肪酸分为饱和脂肪酸和不饱和脂肪酸。人体细胞不能合成亚油酸、亚麻酸和花生四烯酸等不饱和脂肪酸，只能从膳食中摄取。饱和脂肪酸参与构成细胞的能量物质——脂肪，也是生物膜中磷脂的主要成分。

类脂包括磷脂、糖脂、胆固醇及胆固醇酯等成分，构成细胞膜的基本结构，参与细胞间识别、细胞信号转导等活动，与生物特异性等有关。胆固醇还是人体合成性激素、维生素 D 等重要物质的前体。

（三）氨基酸与蛋白质

氨基酸是组成蛋白质的基本单位，主要由 C、H、O、N 四种元素组成。除脯氨酸外，每个氨基酸分子中都含有一个羧基（–COOH）、一个氨基（–NH_2）和一条侧链（–R）（图 2-4）。细胞内组成蛋白质的氨基酸主要有 20 种，它们的差别主要是 R 侧链不同，R 侧链决定了氨基酸的化学性质。氨基酸通过一个氨基酸的羧基与另一个氨基酸的氨基之间脱水缩合形成肽键，循环往复首尾相连，构成多肽链（图 2-5）。

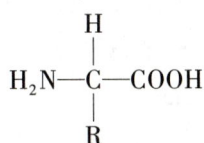

图 2-4 氨基酸的结构简式

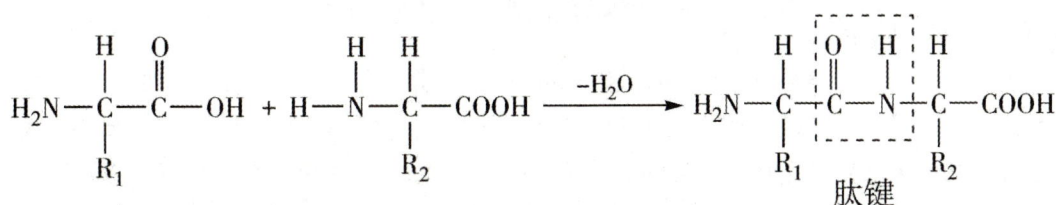

图 2-5 肽键的形成

蛋白质是构成细胞的主要成分，占细胞干重的一半以上，一个蛋白质分子含有一条或几条多肽链。多肽链上氨基酸的组成是蛋白质的结构基础，但蛋白质不只是氨基酸的简单堆砌，而是以独特的三维构象形式存在。

1. 蛋白质的结构 蛋白质具有复杂的空间结构，可分为以下四类。

（1）蛋白质的一级结构（primary structure） 是指多肽链中氨基酸的种类、数量和排列顺序。各种蛋白质中氨基酸的排列顺序是由基因上遗传密码的排列顺序所决定的。一级结构是蛋白质的最基本结构，是决定蛋白质空间构象的基础。肽键是蛋白质一级结构的主键，另外有些肽链的一级结构还包括二硫键。

遗传密码突变会影响蛋白质的一级结构，如镰状红细胞型贫血症，即是因构成血红蛋白的 β 珠蛋白链第 6 位氨基酸谷氨酸被缬氨酸替代，引起 β 珠蛋白链一级结构改变而发病的。

（2）蛋白质的二级结构（secondary structure）　是指多肽链中主链原子的局部空间排布。二级结构是在一级结构的基础上，主链内氨基酸残基之间氢键相互作用的结果。二级结构主要有 α 螺旋和 β 折叠两种形式。

在 α 螺旋中，多肽链沿着螺旋轨道盘旋上升，3.6 个氨基酸残基盘旋一周，多为右手螺旋。相邻的、走向相同的多肽链之间或者一条多肽链来回折叠，使某多肽链片段与其相邻的反向片段之间均可形成 β 折叠（图 2-6）。

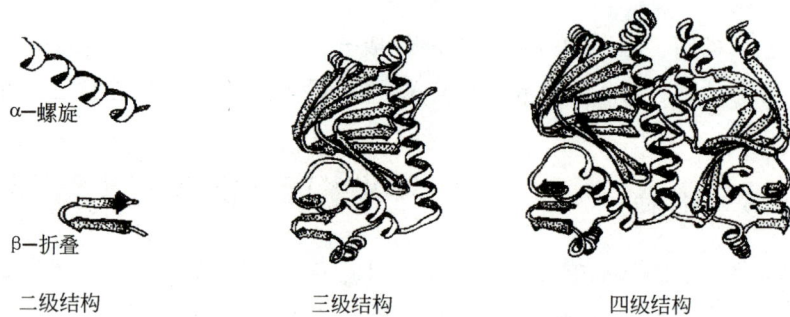

图 2-6　蛋白质的高级结构

朊蛋白疾病即由蛋白质二级结构错误折叠而诱发。哺乳动物正常的朊蛋白（prion protein）主要由 α 螺旋组成，当发生错误折叠，α 螺旋转变成 β 折叠时，则成为致病型朊蛋白，后者溶解度低，且抗蛋白酶水解，从而引起大脑神经细胞代谢异常。

（3）蛋白质的三级结构（tertiary structure）　是指多肽链在二级结构的基础上，进一步盘曲或折叠形成具有一定规律的三维空间结构。三级结构的形成主要依靠氨基酸残基侧链间的相互作用（图 2-6），作用方式有氢键、离子键、疏水键等。只由一条多肽链构成的蛋白质，具有三级结构即可表现出生物学活性。

（4）蛋白质的四级结构（quarternary structure）　是指具有两条或两条以上独立三级结构的多肽链间通过次级键相互组合而形成的空间结构（图 2-6）。在具有四级结构的蛋白质中，每一条具有三级结构的多肽链称为亚基（subunit），缺少一个亚基或亚基单独存在都不具有活性。四级结构实际上是指亚基的空间排布以及亚基之间的相互作用。维系蛋白质四级结构的是氢键、离子键、疏水键等非共价键。在一定的条件下，四级结构的蛋白质可分离为其组成的亚基，而亚基本身构象仍可不变。以血红蛋白（hemoglobin，Hb）为例，正常成人 Hb 分子的四个亚基为两条 α 链和两条 β 链，每一亚基都具有独立的三级结构，各亚基间以多种次级键联系，使整个分子呈球形。

2. 蛋白质的功能　蛋白质是生命的物质基础，它不仅是细胞、组织的结构成分，而且参与机体的一切生命活动，其功能主要有：①构成生物体的结构物质，如膜蛋白、胶原蛋白、角蛋白；②酶的催化功能；③转运功能，如血红蛋白、载铁蛋白等；④运动功能，如肌动蛋白、肌球蛋白、动力蛋白等；⑤免疫球蛋白的防御功能；⑥调控功能，如某些调控基因表达的蛋白；⑦其他功能：如营养功能、识别功能、凝血功能等。

（四）核苷酸和核酸

核苷酸是组成核酸的基本单位，由一分子含氮碱基、一分子戊糖（核糖或脱氧核糖）和一分子磷酸组成。碱基和戊糖通过糖苷键相连形成的化合物称为核苷，核苷中戊糖 5′ 位碳上的羟基和磷酸上的氢脱水结合形成的化合物，称为核苷酸，其连接键为磷酸酯键（图 2-7）。

细胞中的含氮碱基主要有 5 种：腺嘌呤（A）、鸟嘌呤（G）、胞嘧啶（C）、胸腺嘧啶（T）和尿嘧啶（U）。根据碱基和戊糖不同，可以形成八种核苷酸：腺苷酸（AMP）、胞苷酸（CMP）、鸟苷酸（GMP）和尿苷酸（UMP）以及脱氧腺苷酸（dAMP）、脱氧胸苷酸（dTMP）、脱氧鸟苷酸（dGMP）和脱氧胞苷酸（dCMP）。

核酸（nucleic acid）分为脱氧核糖核酸（deoxyribonucleic acid，DNA）和核糖核酸（ribonucleic acid，RNA）两类。DNA 储存着全部的遗传信息，RNA 则与信息的表达相关，所以核酸又称为信息大分子。

1. **DNA 的分子结构与功能**　组成 DNA 的核苷酸有四种，分别是 dAMP、dTMP、dGMP 和 dCMP。这四种核苷酸通过磷酸二酯键聚合形成 DNA，磷酸二酯键一端连着脱氧核糖基团中的 3′ 位碳，另一端连着脱氧核糖基团中的 5′ 位碳。Watson 和 Crick 于 1953 年提出了 DNA 分子的双螺旋结构模型。这个模型的主要内容包括：DNA 分子是由两条相互平行、走向相反的多核苷酸链组成，其中一条链的方向是 3′→5′，另一条链的方向是 5′→3′；脱氧核糖和磷酸构成链的骨架，脱氧核糖位于外侧，碱基在内侧；内侧的碱基通过氢键形成互补的碱基对（A＝T，C≡G）；相邻碱基对旋转 36°，间距 0.34nm，一个螺旋包含 10 个碱基对，旋转 360°，螺距为 3.4nm（图 2-8）。DNA 携带遗传信息，并通过基因表达控制细胞活动；通过细胞分裂前的 DNA 复制，后代细胞能得到亲代细胞的遗传信息。

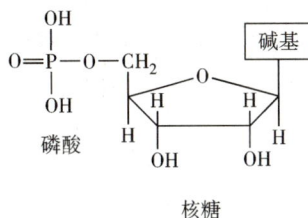

图 2-7　核苷酸的结构简式

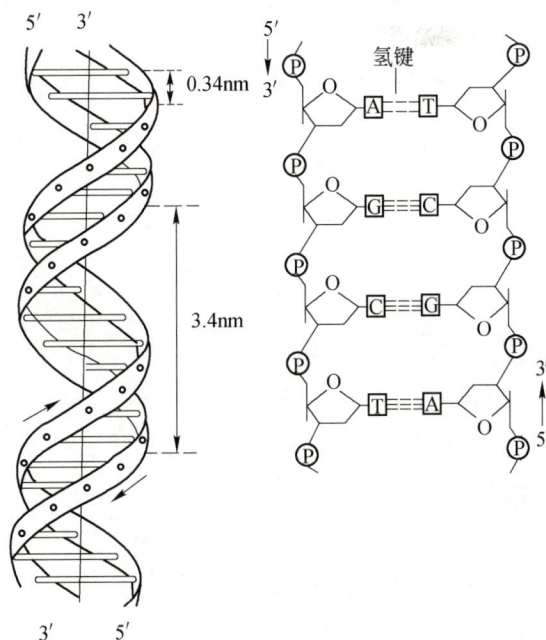

图 2-8　DNA 双螺旋结构模型

2. **RNA 的分子结构与功能**　RNA 也是通过 3′，5′- 磷酸二酯键连接而成的，同样由四种核苷酸组成，分别为 AMP、CMP、GMP 和 UMP。所有的 RNA 都是以 DNA 为模板、按照碱基互补配对原则转录而来的单链结构。信使 RNA（messenger RNA，mRNA）是蛋白质合成的模板，转运 RNA（transfer RNA，tRNA）是氨基酸的转运工具，核糖体 RNA（ribosomal RNA，rRNA）是蛋白质合成的细胞器——核糖体的组成部分。这三种 RNA 的功能主要和蛋白质合成相关。此外，真核细胞中还有微小 RNA（microRNA，miRNA）和小核 RNA（smallnuclearRNA，snRNA）等多种类型的 RNA，它们不参与蛋白质合成，而是直接参与调节细胞的活动。

思考题

1. 简述蛋白质的二级结构。
2. 试述 DNA 分子的双螺旋结构模型的主要内容。
3. 试比较原核细胞与真核细胞的异同。

第三章

细胞膜

细胞膜是构成细胞的基本结构之一。细胞膜最基本的功能是维持细胞内微环境的相对稳定，并与外界环境不断地进行物质交换、能量和信息的传递。细胞膜的出现是由非细胞形态的生物进化成细胞形态的生物的重要标志之一。

通常所讲的**细胞膜**（cell membrane），亦称细胞质膜（plasma membrane）（电镜图 1），是指包绕在细胞最外层，主要由类脂、蛋白质和糖类 3 种有机类物质以复合物的形式构成的结构。

真核细胞除具有细胞质膜外，其内部还有各种构成细胞器的膜，称为细胞内膜。所以在真核细胞中，细胞质膜和细胞内膜统称为**生物膜**。生物膜都具有相似的化学组成和基本结构，其在电子显微镜下观察的结果都是一种具有"暗–明–暗"三层结构的膜，称为**单位膜**（unit membrane）。

第一节 细胞膜的化学组成

在各种不同类型的细胞中，细胞膜的化学组成基本相同，都是由类脂、蛋白质和糖类三类有机物组成，并且 3 种物质常以复合物的形式存在（图 3-1）。但在各种不同种类细胞的膜中、同一细胞的不同细胞器以及同一细胞器的不同膜层中，其比例相差很大。除有机类物质外，在膜的内、外两侧还含有水和金属离子等无机物。

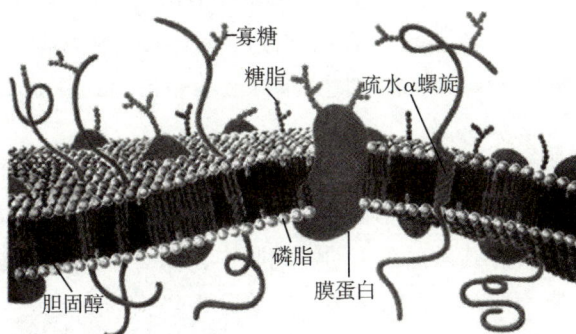

图 3-1　细胞膜的化学组成

一、细胞膜类脂

细胞膜类脂是脂肪的衍生物，简称膜脂，是细胞膜的基本组成成分，细胞膜类脂约占整个细胞膜干重的 50%。

（一）组成

细胞膜类脂主要包括磷脂、糖脂和胆固醇3种。

1. 磷脂 磷脂（phospholipids）是膜脂的主体，占整个膜脂含量的70%左右，是一种兼性或双性分子，一端亲水，一端疏水。这种结构使得磷脂分子在水溶液中能自动排成脂质的双分子层或球形。在细胞膜中，磷脂分子形成脂双层结构，构成了整个细胞膜的结构基础。磷脂是一种含有磷酸基团的类脂，基本结构包括脂肪酸、醇、磷酸和碱基。根据构成磷脂的醇的种类不同，可将构成细胞膜的磷脂分为甘油磷脂和鞘醇磷脂两大类。

（1）种类 甘油磷脂是一类组成中含有甘油（丙三醇）的磷脂。基本组成包括脂肪酸、甘油、磷酸和碱基。根据组成中碱基的不同，常见的磷脂有脑磷脂（磷脂酰乙醇胺，PE）、磷脂酰丝氨酸（PS）、卵磷脂（磷脂酰胆碱，PC）和磷脂酰肌醇（PI）。通常，细胞膜中含量最高的磷脂是磷脂酰胆碱，其次是磷脂酰乙醇胺。各种甘油磷脂的结构见图3-2。

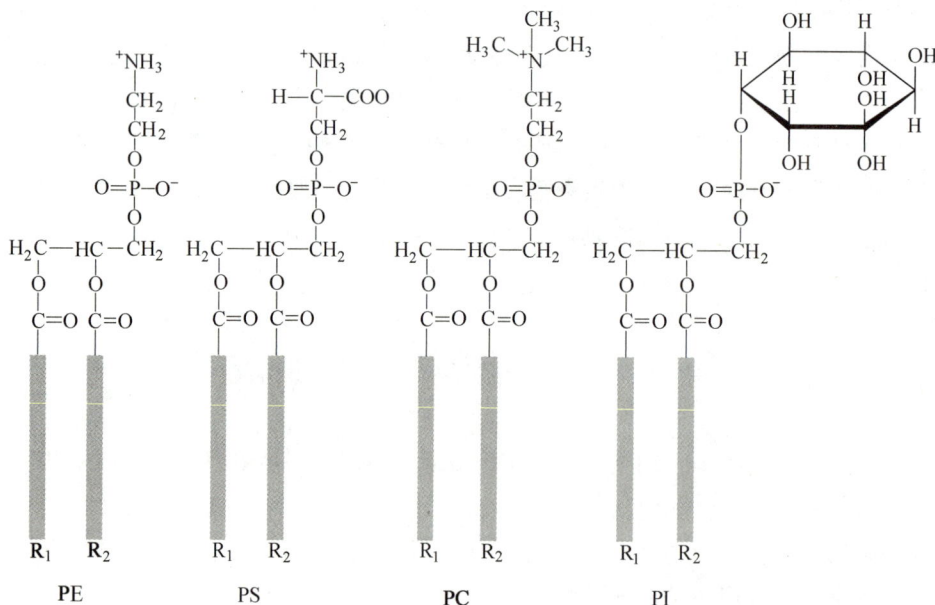

图 3-2 甘油磷脂结构图

从左向右依次为：脑磷脂（磷脂酰乙醇胺，PE）、磷脂酰丝胺酸（PS）、
卵磷脂（磷脂酰胆碱，PC）和磷脂酰肌醇（PI）。图中 R1、R2 表示疏水脂肪酸链

鞘醇磷脂，简称鞘磷脂，因在脑和神经细胞膜中特别丰富，故又称神经醇磷脂（SM）。它是以鞘氨醇（sphingoine）为骨架，取代了甘油磷脂当中的甘油，与一条脂肪酸链组成疏水尾部，亲水头部也含胆碱与磷酸结合。其只存在于动物细胞中，原核细胞和植物细胞中没有鞘磷脂。

（2）结构 以甘油磷脂为例。磷脂的结构可简单分为"头"和"尾"两部分。"头"部含碱基、磷酸和甘油基团，是亲水的部分，带不同电荷，在生理 pH 条件下，PS 和 PI 的头部基团总体带负电，而 PC 和 PE 的头部基团呈中性。各种磷脂头部基团的大小、形状、电荷的不同与磷脂和蛋白质的相互作用有关。磷脂分子的疏水端是两条长短不一的烃链，称为"尾"部，一般含有16~20个偶数碳原子。其中一条烃链常含有一个或数个双键，双键的存在造成这条不饱和链有一定角度的扭转。磷脂烃链的长度和饱和度的不同可以影响磷脂的相互位置，进而影响膜的流动性。

在水溶液中，亲水的"头"部分别朝向细胞的内外表面，而疏水的"尾"部则埋藏在双分子层中。磷脂分子一般都具有两条"尾"部，而存在于线粒体内膜上的心磷脂则含有四条"尾"部。

2. 胆固醇 胆固醇（cholesterol）是一种固醇类的脂类，也是一种两性分子。其仅存在于真核细胞膜上，含量一般不超过膜脂的 1/3。在某些动物细胞质膜中，其含量可占膜脂的 50%，而植物细胞膜中含量较少，酵母细胞膜中是麦角固醇。

胆固醇分子的结构包括羟基基团组成的极性头部、非极性的类固醇环结构和一个非极性的碳氢尾部三部分（图3-3）。胆固醇分子是扁平环状的，一般插在磷脂分子之间，其"头"部以亲水羟基与磷脂分子的"头"部靠近，而"尾"部呈游离状插在磷脂分子疏水尾部中间，对磷脂的脂肪酸尾部的运动具有干扰作用。所以，胆固醇对调节膜的流动性、加强膜的稳定性有重要作用。

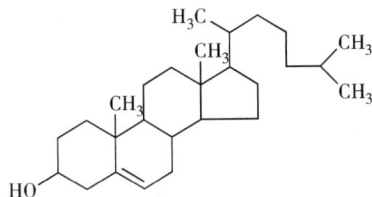

图 3-3 胆固醇的结构

3. 糖脂 糖脂（glycolipid）是一种含糖而不含磷酸的类脂，普遍存在于原核和真核细胞的质膜上，其含量占膜脂总量的 5% 以下；在神经细胞膜上糖脂含量较高，占 5%～10%。糖脂也是一种两性分子，其结构与鞘磷脂（SM）很相似，只是由一个或多个糖残基代替了磷脂酰胆碱而与鞘氨醇的羟基结合，位于细胞的外表层，是由外层脂肪分子与糖基结合而成。糖基暴露于细胞外表面，主要与膜受体有关。

（二）类脂的作用

不同类型的膜含有不同类型的脂分子，赋予膜不同的特性。由于膜结构的多样性，估计某些生物膜含有 100 多种不同化学性质的磷脂。虽然膜脂的结构较为简单，但是它们对膜的生物学功能具有重要的影响。膜脂的主要功能是构成膜的基本骨架，阻止水溶性物质的进入，并可作为膜表面的受体。有些膜脂能够影响膜蛋白的活性。常见膜脂的功能见表3-1。

表 3-1 常见膜脂的功能

脂	存在的膜	功能
磷脂酰胆碱（PC）	存在于大多数膜中	形成脂双层，起界膜的作用，防止水溶性物质的自由扩散
磷脂酰乙醇胺（PE）	存在于大多数膜中	形成脂双层，起界膜的作用，防止水溶性物质的自由扩散
磷脂酰丝氨酸（PS）	存在于大多数膜中	形成脂双层，起界膜的作用，防止水溶性物质的自由扩散
磷脂酰肌醇（PI）	存在于大多数膜中	三磷酸肌醇的供体
心磷脂	线粒体内膜	参与细胞色素 C 的释放，调节 ATP 合酶功能
鞘磷脂	大多数动物细胞，特别是神经元	屏障作用，可激活某些酶
糖脂	动植物细胞膜	细胞表面抗原，受体
胆固醇	大多数动物细胞	降低膜的通透性，调节膜的流动性

二、细胞膜蛋白

如果说，膜脂是构成膜的基本结构框架，那么生物膜的特定功能则主要是由膜上的蛋白质决定的。膜蛋白占膜含量的 40%～50%，有 50 余种。在不同细胞中，膜蛋白的种类及含量有很大差异，含量从 25% 到 75%。一般来说，功能越复杂的膜，其上的蛋白质种类越多。据估计，核基因组编码的蛋白质中，约 30% 为膜蛋白。

（一）种类

由于膜蛋白种类多、功能复杂，对膜蛋白没有固定的分类标准，通常可根据膜蛋白与脂双层分子的关系，将膜上的蛋白分为外周蛋白、内嵌蛋白和脂锚定蛋白。

1. 外周蛋白（peripheral protein）　　又称附着蛋白（attachment protein），一般占膜蛋白含量的 20%～30%。主要附着在质膜的内、外表面（图3-4），是一种以 α 螺旋为主的球形蛋白，常以非共价键和离子键与膜脂的亲水基团或膜内嵌蛋白的亲水部分相连接，结合力较弱，因此只要通过改变溶液的离子强度，甚至提高温度就可以将其从膜上分离下来，而膜结构并不被破坏。但实际上，有时外周蛋白与内嵌蛋白是难以区分的，因为许多膜蛋白是由多亚基组成的，其中有的亚基插入在脂双层中，有的亚基则是外周蛋白。

外周蛋白在细胞的收缩、细胞运动、细胞分裂、细胞的吞饮、吞噬作用等方面发挥作用；在线粒体内膜上，可作为电子传递体（如细胞色素 C）。在质膜的外表面，外周蛋白通常是作为胞外基质的一部分；而在质膜的胞质面，可形成纤维网络样的膜"骨架"，提高细胞膜的机械支持力，并为内嵌蛋白提供锚定位点。

2. 内嵌蛋白　　又称镶嵌蛋白、整合蛋白（integral protein）或跨膜蛋白，其含量占整个膜蛋白含量的 70%～80%。内嵌蛋白也是一种兼性分子，既具有亲水部分，又具有疏水部分。内嵌蛋白的疏水部分埋在脂双层中，以疏水氨基酸与膜脂的疏水端共价结合，结合较紧密，故从膜上分离较外周蛋白困难；内嵌蛋白的亲水部分暴露于膜内、外表面，因而能与相对分子质量较小的水溶性物质（如激素）相互作用。内嵌蛋白可从膜的一侧（内侧、外侧）嵌入，也可整个嵌入在膜的内部；或采取跨膜的方式（图3-4）。实际上，整合蛋白几乎都是完全穿过脂双层的蛋白质。跨膜蛋白根据跨膜次数的多少，可进一步细分为单次跨膜、多次跨膜、多亚基跨膜等。跨膜蛋白多为 α 螺旋，也有 β 折叠，如线粒体外膜和细菌质膜的孔蛋白就是 β 折叠。

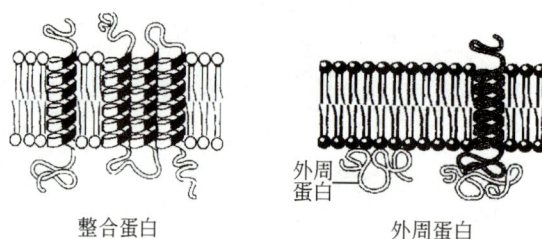

外周蛋白

整合蛋白　　　　　　　　　　　外周蛋白

图 3-4　膜外周蛋白和整合蛋白

内嵌蛋白通常作为膜上的酶，如核苷酸酶，也可作为细胞膜进行物质转运过程中的各种载体蛋白或离子泵，或充当信息传递过程中的各种受体蛋白，也可形成膜表面的各种抗原或抗体。

3. 脂锚定蛋白（lipid-anchored protein）　　又称脂连接蛋白（lipid-linked protein），通过共价键的方式同脂分子结合，位于脂双层的外侧。主要有两种结合方式：第一种脂锚定蛋白是蛋白质直接通过与脂双层中的碳氢链形成共价键进行锚定的。目前至少发现两种蛋白（Src 和 Ras）是通过这种方式被锚定在质膜的细胞质面，提示这种锚定方式与细胞从正常状态向恶性转化有关。第二种是通过与糖的连接被锚定在膜脂上的蛋白质。主要是通过短的寡糖与包埋在脂双层外层中的甘油磷脂酰肌醇（GPI）相连而被锚定在质膜的外侧。这类脂锚定蛋白通常是膜受体、酶和细胞黏附分子。

（二）功能

细胞质膜的许多重要的生物学功能大多是由膜蛋白来执行的，例如：作为运输蛋白，转运特殊的分子和离子进出细胞，如各种载体蛋白；作为催化相关反应的酶，催化相关的代谢反应，如腺苷酸环化酶，催化 ATP 水解为 cAMP 作为连接蛋白；起连接作用，如整合蛋白作为膜表面的受体；起信号接收和转导作用等，如分布于肺、肝脏、肾脏、心脏、结肠等组织细胞膜表面的血管紧张素转化酶 2（ACE2），已被确定为严重急性呼吸系统综合征冠状病毒 2（SARS-CoV-2）的功能宿主受体，该病毒是造成 2019 年全球冠状病毒疾病大流行（COVID-19）的罪魁祸首。

三、细胞膜糖类

真核细胞质膜含有糖类，糖含量的多少依细胞的不同而异，一般占膜重量的 2%～10%。细胞质膜上的糖类（membrane carbohydrate）都位于质膜的外表面，内膜系统中的糖类则位于内膜的内表面。

（一）细胞膜糖的种类

自然界存在的单糖及其衍生物有 200 多种，但存在于膜上的糖类只有其中的 9 种，而在动物细胞质膜上的主要有 7 种，即 D-葡萄糖（D-glucose）、D-半乳糖（D-galactose）、D-甘露糖（D-mannose）、L-岩藻糖（L-fucose）、N-乙酰半乳糖胺（N-acetyl-D-galactosamine）、N-乙酰葡萄糖胺（N-acetyl-D-glucosamine）、唾液酸（sialic acid）。真核细胞质膜中的糖类通过共价键与膜上的脂类和蛋白质连接，以糖脂或糖蛋白复合物的形式存在于细胞质膜外表面。质膜 90% 以上的糖类与蛋白质连接形成糖蛋白，其他的糖则与膜脂结合形成糖脂。

（二）细胞被

细胞外表的糖链与该细胞分泌出来的糖蛋白等黏附在一起，形成一层厚约 200nm 的外被，称**细胞被**（cell coat）或糖萼（glycocalyx）。如小肠上皮细胞表面的细胞被可使细胞免受肠道内消化酶的侵袭。

（三）细胞膜糖的作用

细胞膜糖在细胞的生命活动中具有多方面重要作用。

1. 保护作用 膜糖可以提高膜的稳定性，防止细胞的机械性损伤，保护细胞免受体内消化酶的作用和增强膜蛋白对细胞外基质中蛋白酶的抗性，抵抗细菌的侵袭等。

2. 识别外来信号 糖蛋白或糖脂中的糖基可以作为某些细菌和病毒感染时的识别和结合位点。如神经细胞膜中所具有的糖脂——神经节苷脂即可作为受体识别破伤风毒素、霍乱毒素等细菌毒素或促甲状腺素、5-羟色胺等激素。

3. 细胞膜的黏合作用 膜糖有助于正常细胞之间的黏着。癌细胞因其表面糖蛋白与正常细胞相比减少或缺失，从而较正常细胞易于转移和扩散。

4. 膜抗原的分子基础 如决定人 ABO 血型的膜抗原的分子基础，即是红细胞质膜上糖蛋白中的糖链。A 型血的人体内有一种将 N-乙酰半乳糖胺加在糖链末端的酶，其红细胞膜表面的糖链末端是 N-乙酰半乳糖胺；B 型血的人体内有一种将半乳糖加在糖链末端的酶，其红细胞膜表面的糖链末端是半乳糖；AB 血型的人体内同时具有以上两种酶，故其红细胞膜表面的糖链末端同时具有 N-乙酰半乳糖胺和半乳糖；O 型血的人则缺乏上述两种酶，其红细胞膜表面的糖链末端是岩藻糖。

又如组织相容性抗原（histocompatibility antigens），即器官移植时诱发排斥反应的抗原，是决定受者与供者组织相容性的抗原。人类白细胞上的组织相容性抗原被称为人白细胞抗原（human leucocytic antigen，HLA），是白细胞膜上的跨膜糖蛋白，由轻、重两条多肽链通过非共价键连接而成。现已知的组织相容性抗原有 140 多种，可形成不同的组织型，除同卵双生子外，每个人的组织型都不相同。

第二节　细胞膜的分子结构模型及基本特性

一、细胞膜的分子结构模型

在光学显微镜发现细胞后的几百年里，人们都没有见过细胞膜的真实结构。这一方面是因为光学显微镜的分辨率还不够高，另一方面也是受到细胞膜结构的影响。直到 1959 年人们才第一次在电子显微镜下看到红细胞膜的超微结构。但在此之前，对细胞膜结构的研究已经历了几十年时间。

1959 年，J. D. Robertson 用超薄切片技术获得了清晰的细胞膜照片，显示"暗-明-暗"三层结构，它由厚约 3.5nm 的双层脂分子和内外表面各厚约 2nm 的蛋白质构成，共厚约 7.5nm，膜蛋白是单层肽链以 β 折叠形式存在，通过静电作用与磷脂分子极性端相结合，从而形成"蛋白质-磷脂-蛋白质"的三层结构。这就是所谓的"单位膜"模型（unit-membrane model）。单位膜模型的不足之处在于把膜的结构描写成静止不变的，因而不能很好地解释膜的动态变化和各种重要的功能。

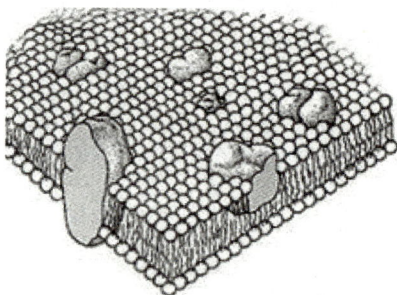

图 3-5　质膜的液态镶嵌结构模型

1972 年，桑格（Singer）和尼克森（Nicholson）根据免疫荧光技术、冰冻蚀刻技术的研究结果，在"单位膜"模型的基础上提出"液态镶嵌"模型（fluid-mosaic model）（图 3-5）。该模型的要点是：①膜脂形成双分子层。磷脂分子以疏水性尾部相对，极性头部朝向水相，组成生物膜骨架。②膜的两侧分布（膜脂、膜蛋白）不对称（不对称性）。③细胞膜是个动态的结构，膜脂、膜蛋白有各种方式的运动（流动性）。液态镶嵌模型比较合理地解释了膜中所发生的生理现象，特别是它以动态的观点分析膜中各种化学组分的相互关系，因此受到了人们的广泛关注，是目前被普遍接受的一种模型。

二、细胞膜的特性

"液态镶嵌"模型指出了细胞膜具有两个基本特性，即不对称性和流动性。

（一）细胞膜的不对称性

细胞膜的不对称性是指质膜的内外两层的组分和功能有明显的差异。膜脂、膜蛋白和复合糖在膜上均呈不对称分布，导致膜功能的不对称性和方向性，即膜内外两层的流动性不同，使物质传递有一定方向，信号的接受和传递也有一定方向等。

（二）细胞膜的流动性

细胞膜的流动性是其基本特征之一，也是细胞进行生命活动的必要条件。根据液态镶嵌模型，细胞膜是一种动态的结构。膜上的各种成分都处于运动变化之中，如此，才使细胞膜具有信号转导和物质运输等基本功能。

膜的流动性主要体现在膜脂分子上。在生理条件下，细胞膜的脂质为液晶态，当温度下降至某一点时，液晶态转变为晶态；温度上升，晶态又变为液晶态。膜的这种状态改变称为相变（phase transition），引起相变的临界温度称为相变温度。

第三节　细胞膜与物质运输

细胞膜是防止细胞外物质自由进入细胞的屏障，它保证了细胞内环境的相对稳定，使各种生化反应能够有序运行。但是细胞必须与周围环境发生信息、物质与能量的交换，才能完成特定的生理功能。因此，细胞必须具备一套物质转运体系，用来获得所需物质和排出代谢废物。

细胞膜是一种特殊的选择性差异透性膜。一般来说，脂溶性大，分子量小，不带电荷的物质易通过细胞膜，反之，则不易透过细胞膜。根据物质进出细胞的形式，细胞膜的物质转运可分为跨膜运输和膜泡运输两大类。

一、跨膜运输

跨膜运输是物质直接通过细胞膜的一种运输形式，包括被动运输和主动运输两种方式，一般是小分子和离子的转运方式，也称穿膜运输。

1. 被动运输（passive transport）　是物质从高浓度向低浓度的方向通过细胞膜、不消耗能量的运输方式。包括简单扩散和促进扩散两种方式。

（1）简单扩散（simple diffusion）　是分子量小且不带电荷的脂溶性物质顺浓度梯度直接通过质膜的方式，也叫自由扩散。

在简单扩散的跨膜运动中，跨膜运输物质的通透性主要取决于分子大小和分子的极性。主要运输的物质如 O_2、CO_2、H_2O 及维生素（Vitamin）A、B、E 等。

通过简单扩散方式运输的物质，在进行转运时通常有如下规律：脂溶性越高通透性越大，水溶性越高通透性越小；非极性分子比极性分子容易透过；小分子比大分子容易透过。

（2）促进扩散（facilitated diffusion）　是物质顺浓度梯度，不需消耗能量，但需膜上的特异蛋白协助才能完成运输过程的方式，也称协助扩散、帮助扩散或易化扩散。各种极性分子和无机离子，如葡萄糖、氨基酸、核苷酸以及一些金属离子的运输通常是采用促进扩散的方式。

促进扩散与简单扩散都属于被动运输，物质在运输过程中都是从高浓度往低浓度进行转运，因此都不需要外界提供能量。但促进扩散与简单扩散最大的区别就是促进扩散需要膜蛋白的协助。细胞膜上存在两类主要的转运蛋白，即**载体蛋白**（carrier protein）和**通道蛋白**（channel protein）。

载体蛋白又称作载体（carrier）、通透酶（permease）和转运器（transporter），能够与被转运物质结合，通过自身构象的变化，将与它结合的物质转移到膜的另一侧。

通道蛋白（channel proteins）是一种横跨质膜的亲水性通道，允许适当大小的分子和带电荷的离子顺浓度梯度通过，如水通道和各种离子通道。膜上充当通道的蛋白共有 100 多种，按照其开放的连续性，可分为持续开放通道和间断开放通道两类。

如存在于某些革兰阴性菌胞膜上或线粒体外膜上的通道蛋白（孔蛋白）即属于持续开放通道。其始终处于开放状态，起到分子筛的作用，可以允许符合其孔径大小的水分子和一些离子通过。

间断开放通道的通道蛋白不是一直处于开放状态，其通道的开闭受到一定因素的影响。影响通道开关的因素通常是细胞外的一些化学物质、电荷或外界的刺激等，故间断开放通道又可分为配体门通道、电位门通道和压力激活通道等。

①**配体门通道**（ligand-gated channel）：膜表面受体与细胞外的特定物质（配体，ligand）结合，引起通道蛋白发生构象变化，结果使"门"打开，引起细胞内外物质（特别是一些离子）流动的一种通道蛋白，又称离子通道型受体。

如乙酰胆碱（ACh）受体，是由 4 种不同的亚单位（α、β、γ、δ）组成的五聚体蛋白质（$\alpha_2\beta\gamma\delta$），总分子量约为 290kD；亚单位通过氢键等非共价键形成一个梅花状通道结构，而其中的两个 α 亚单位正是同两分子 ACh 相结合的部位。这种结合可引起通道的开放，使胞膜外高浓度的 Na^+ 内流，同时也能使膜内高浓度的 K^+ 外流，结果使原来存在于膜两侧的静息电位近于消失，于是完成了 ACh 这种化学信号的跨膜传递。

②**电位门通道**（voltage-gated channel）：是对细胞内外特异离子浓度发生变化，或对其他刺激引起膜电位变化时，致使其构象变化，结果使"门"打开，引起细胞内外物质流动的一种通道蛋白。常以选择性通过的离子而命名，如 Na^+、K^+、Ca^{2+} 通道等。

③**压力激活通道**：如存在于人内耳听觉毛细胞上的一种阳离子通道，可检测到声波的震动，而引起其通道的开放。

通过促进扩散方式运输的物质，在进行转运时通常有以下特点：有高度的选择性；有饱和现象；需一定的浓度梯度；运输过程通过膜蛋白的变构而实现；比自由扩散转运速率高。

2. 主动运输（active transport） 是物质运输需要借助细胞膜上的特异性载体蛋白参与、并消耗代谢能、由低浓度通过膜向高浓度逆浓度梯度或电化学梯度的物质运输方式。在动物细胞中，根据其利用能量的方式，可分为直接利用能量（ATP）的主动运输和间接利用能量（ATP）的主动运输两种基本类型。

（1）直接利用能量（ATP）的主动运输——离子泵（ionic pump） 是一种细胞膜上具有 ATP 水解酶活性的蛋白质，能直接利用水解 ATP 产生的能量将离子从低浓度向高浓度转移。

在细胞膜的两侧存在很大的离子浓度差，特别是阳离子的浓度。这种离子浓度差对细胞的正常生命活动具有多方面的意义。而这种浓度差的形成和维持，都与细胞膜上的离子泵有着密切的关系。细胞膜上常见的离子泵有 Na^+-K^+ 泵、H^+ 泵、Ca^{2+} 泵等。

（2）间接利用能量（ATP）的主动运输——伴随运输（co-transport） 物质跨膜运动所需要的能量来自膜两侧的离子浓度梯度。动物细胞主要是 Na^+ 梯度，植物和细菌主要是 H^+ 梯度，而维持这种离子浓度梯度或电化学梯度则是通过 Na^+-K^+ 泵或 H^+ 泵消耗 ATP 所实现的，是一种由 Na^+-K^+ 泵或 H^+ 泵与载体蛋白协同作用、ATP 间接提供能量完成的主动运输方式。根据所运输物质的方向与离子顺电化学梯度转移方向的关系，伴随运输可以分为同向伴随运输和异向伴随运输。

（3）主动运输的特点 逆离子浓度梯度或逆电化学梯度运输；需要能量（ATP 或膜两侧离子浓度梯度或电化学梯度）；需载体蛋白。

二、膜泡运输

蛋白质等大分子和颗粒性不能直接跨过细胞膜进行运输，必须通过膜的一系列膜泡融合来完成的运输方式。在转运过程中，物质包裹在脂双层膜形成的囊泡中，因此称膜泡运输。通过膜下微丝（肌动蛋白）控制膜的运动，使膜产生凹（内吞）、凸（外吐），发生入胞、出胞作用。该种运输方式可同时转运一种或一种以上数量不等的大分子和颗粒性物质，因此也称为批量运输（bulk transport）。

1. 入胞作用（内吞作用）　指通过细胞质膜内陷形成囊泡（内吞泡）将外界物质裹进并输入细胞的过程。根据被吞入物质是否具有专一性，可分为受体介导的特异性内吞作用和非特异性内吞作用。

受体介导的内吞作用（receptor-mediated endocytosis），是被转运的物质与细胞膜上特异性受体相结合后诱发的内吞作用。首先是大分子物质（配体）与细胞表面受体相结合处的质膜部位在网格蛋白参与下形成有被小窝（coated pits），然后深陷的有被小窝脱离质膜形成有被小泡（coated vesicles），这是大多数动物细胞从胞外摄取特定大分子的有效途径，与非特异性的内吞作用相比，可使细胞对特殊大分子的摄取效率提高 1000 多倍。如动物细胞对胆固醇的摄取，肝细胞摄入转铁蛋白，巨噬细胞对病毒、细菌和衰老细胞的摄取等，都是通过受体介导的内吞作用进行的。

非特异性内吞作用根据内吞物质的大小，又可分为吞饮作用和吞噬作用。

（1）*吞饮作用（pinocytosis）*　液体或微小颗粒的入泡作用称为吞饮作用。广泛存在于人类白细胞、肝细胞、小肠上皮细胞、肾细胞等。

（2）*吞噬作用（phagocytosis）*　指较大颗粒物质的入泡作用。吞噬作用可以吞噬一些颗粒化的物质（微生物）、衰老死亡的细胞碎片等。吞噬作用只限于少数特化的细胞，如巨噬细胞、单核细胞和多形核白细胞等。这些细胞广泛分布于组织和血液中，起着防御和保护的作用。

2. 出胞作用（胞吐作用）　指细胞内合成的多肽物质或分泌物质运出细胞外的过程。内膜系统形成的分泌泡或其他膜泡，与细胞膜融合形成许多小孔，分泌物由此孔排出，可分为组成型胞吐途径和调节型胞吐途径两种。

（1）*组成型胞吐途径（constitutive exocytosis pathway）*　在没有其他分拣信号的情况下，所有真核细胞都有一种从高尔基体到质膜的自主性、连续性分泌途径。通过该途径，新合成的囊泡的蛋白和脂类可以不断地更新质膜，保证了细胞分裂前质膜的生长；同时，囊泡内的可溶性蛋白分泌到细胞外，有的成为质膜外周蛋白，有的形成胞外基质组分，有的作为营养成分或信号分子扩散到胞液等。

（2）*调节型胞吐途径（regulated exocytosis pathway）*　真核细胞中，有些特化的分泌细胞可以将产生的分泌物，如激素、黏液或消化酶等，存储在分泌泡中，当受到胞外信号刺激时，分泌泡与质膜融合，将内含物释放出去。

第四节　细胞膜受体与细胞识别

一、细胞膜受体

细胞膜受体（membrane receptor）是细胞表面特异的，能够选择性地与胞外化学信号分子结合，并将此转变成内信号，以此诱导某种生理效应或调节某种代谢活动的生物大分子。

根据信号转导机制和受体蛋白类型的不同，膜受体分属三大家族：G 蛋白偶联的受体、离子通道偶联的受体、酶偶联的受体。

1. G 蛋白偶联的受体（G protein-linked receptor）　　是一类配体-受体复合物与靶蛋白（酶或离子通道）的作用要通过与 G 蛋白的偶联、在细胞内产生第二信使，从而进行跨膜信号转导的膜受体。

2. 离子通道偶联的受体（ion-channel-linked receptor）　　是一类自身为离子通道的受体。这种离子通道的开启和关闭取决于该通道型受体与配体的结合状态，这类受体既是膜受体又是离子通道，由多个亚基共同围成离子通道，每个亚基是由单一多肽链反复多次穿过细胞膜形成，当受体与配体结合可直接导致通道开放，使 Na^+、K^+、Ca^{2+} 等产生跨膜流动，进行信息转导，无须中间步骤。这类受体主要存在于肌肉、神经等细胞，在神经冲动的快速传递中起作用。

3. 酶偶联型受体　　又称催化性受体，当胞外配体与受体结合后，即激活受体胞内段的酶活性。通常包括五类：①受体酪氨酸激酶；②受体丝氨酸/苏氨酸激酶；③受体酪氨酸磷酸酯酶；④受体鸟苷酸环化酶；⑤酪氨酸蛋白激酶联系的受体。

二、细胞识别

细胞识别（cell recognition）是细胞通过其表面的受体与胞外的信号分子特异性地作用，从而导致胞内一系列生理生化变化，最终表现为细胞整体的生物学效应的过程。

早在 20 世纪初，威尔逊（Wilson）就将自然界最简单的多细胞生物——海绵，机械性地分散为单个细胞。当把两种颜色不同的海绵单个细胞体外混合培养时，两种海绵细胞会各自聚集在一起，后来发现高等动物细胞也同样有这种现象。

细胞识别的机理比较复杂，各类细胞的识别也不完全相同。不过，人们普遍认为参与识别作用的主要分子基础是细胞表面的糖链。据估计，糖链结构的多样性超过了多肽链及核苷酸链，有足够大的贮存和识别信息的容量。上述两种海绵细胞能够同种细胞重新聚合，与海绵细胞表面两种糖蛋白有关。一种被称为聚合因子（aggregation factor），另一种是该因子的受体。在 Ca^{2+} 的作用下，聚合因子通过自身的聚合作用而将海绵细胞聚合在一起。分析海绵细胞的聚合因子后发现，不同细胞之间聚合因子氨基酸组成相似，但糖的组成则不同。只有同种海绵细胞表面的受体和聚合因子间才能互相结合。

第五节　细胞膜与疾病

细胞膜是细胞与环境间的界膜，是维持细胞内环境稳定、调节细胞正常生命活动的重要结构基础。它在细胞内外物质运输、细胞间识别、细胞免疫、信息传递和代谢调节等各种生命代谢活动中起着重要作用。因此，膜结构的任何成分改变和功能异常，都有可能导致细胞发生病理变化，乃至机体的功能紊乱，从而引起疾病。

一、膜转运系统异常与疾病

膜上存在许多与物质转运有关的转运蛋白（载体蛋白、通道蛋白、离子泵等），当这些蛋白结构发生缺陷或功能异常时，都会引起物质转运发生障碍，产生相应的遗传性膜转运异常的疾病，如胱氨酸尿症、家族性高胆固醇血症等。

胱氨酸尿症是一种肾小管的遗传性缺陷病，系常染色体隐性遗传。患者由于肾小管对胱氨酸重吸收减少，导致尿中含量增加，胱氨酸于酸性尿中很少溶解，当它的浓度超过其溶解度时就发生沉淀，形成结晶或结石。它的病因是由于膜上载体蛋白的基因发生突变，导致载体蛋白功能部分的一个氨基酸改变，使转运功能降低，从而造成氨基酸的吸收障碍，是细胞膜上载体蛋白的先天性缺陷。

家族性高胆固醇血症（familial hypercholesterolemia，FH）是一种最为常见且最为严重的常染色体显性遗传病。Goldstein 和 Brown 首先发现，FH 的病理基础是低密度脂蛋白受体（low density lipoprotein receptor，LDL-R）基因突变，引起细胞膜表面的 LDL-R 数量减少或结构异常，导致肝脏对血循环低密度脂蛋白清除障碍，并在组织内过度淤积。这些人血液中的胆固醇比正常人高 6 倍以上，常在 20 岁以前出现动脉硬化，死于冠心病（coronary artery disease，CAD）。病情轻的患者，LDL 受体也只有正常人的 60% 左右，大约在 40 岁以前出现冠心病。

二、膜受体异常与疾病

膜受体数量增减和结构上的缺陷以及特异性、结合力的异常改变，都可引起疾病。学者们常常将此类疾病称为受体病（receptor disease）。有的是受体先天异常，属于遗传病，如 LDL 受体缺损与家族性高胆固醇血症；有的是由后天因素引起的受体异常性疾病，如重症肌无力。参见第六章内容"细胞信号转导异常与疾病"。

思考题

1. 细胞膜的主要功能包括哪些？
2. 什么是细胞膜的"液态镶嵌模型"？其基本要点包括哪些？
3. 影响细胞膜脂流动性的因素主要有哪些？
4. 主动运输包括哪些方式？各有何特点？
5. 从"物质运输方向、能量需求、是否需要载体、主要运输哪些物质"等几方面来比较简单扩散、促进扩散和主动运输。
6. 利用本章所学的知识，谈谈你对细胞膜异常与疾病之间关系的认识。

真核细胞的**细胞质**（cytoplasm）是指细胞膜以内除细胞核以外的一切半透明、胶状、颗粒状物质的总称。它包括细胞质基质、细胞器和内含物。**细胞质基质**（cytoplasmic matrix）也称胞质溶胶，为细胞质内除去有形成分以外的可溶性的胶状物质，能为各种生化反应提供适宜的环境和维持细胞内环境的稳定性，细胞的生命活动离不开细胞质的作用。在细胞质中，有各种重要的细胞器分布于细胞基质中，**细胞器**（organelle）是分布于细胞质内、具有一定形态、在细胞生理活动中执行一定功能的结构。它包括内质网、高尔基复合体、溶酶体、过氧化物酶体、线粒体、核糖体、细胞骨架等，各种细胞器均执行各自的重要功能，是细胞代谢的关键结构。**内含物**（inclusion）为细胞质内除细胞器以外的有形成分，这些物质有的是细胞的代谢产物，有的是贮存的营养物质，如糖原、脂滴、色素、蛋白质结晶等（彩图4-1）。因此，细胞质是细胞代谢的中心。

第一节　细胞的内膜系统

细胞的**内膜系统**（endomembrane system）是细胞质内在结构和功能乃至发生上具有相互联系的膜性结构的统称，包括内质网、高尔基复合体、溶酶体、过氧化物酶体以及各种膜性小泡等。这些膜性细胞器都是封闭的区室，区室之间为细胞质溶胶。内膜系统是细胞进化过程中膜性结构高度分化和特化的产物，它的出现使细胞的结构复杂化，为细胞生命活动提供了丰富的膜表面，使细胞的功能活动区域化，生化反应互不干扰，大大提高了细胞的代谢活动效率。同时，各细胞器间以及细胞器与胞质间又彼此相互依存、高度协调地进行各种细胞内的代谢过程及生命活动。

一、内质网

内质网在细胞内膜系统中占有中心地位，占细胞内膜系统的50%左右，广泛存在于除哺乳动物红细胞以外的所有真核细胞的细胞质内。

（一）内质网的形态结构与类型

内质网（endoplasmic reticulum，ER）是由一层单位膜围成的小管、小泡和扁囊互相分枝吻合连通成三维网状膜系统。内质网膜与核膜外膜相连续，内质网腔与内外核膜之间的腔相通。

根据内质网膜外表面有无核糖体颗粒附着，将内质网分为粗面内质网和滑面内质网两大类（图4-1）。

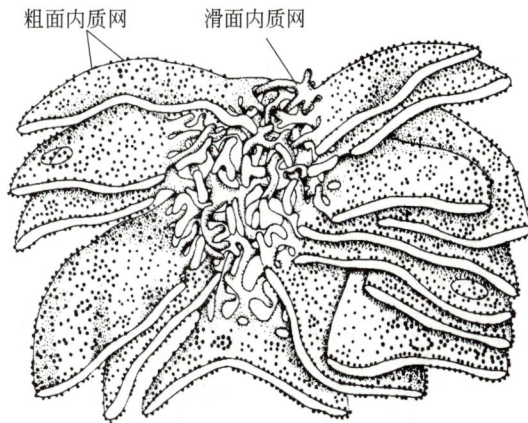

图 4-1 内质网立体结构图

1. 粗面内质网 粗面内质网（rough endoplasmic reticulum，RER）因其膜外表面有大量颗粒状核糖体附着而命名，粗面内质网多为互相连通的扁囊状，也有少数的小泡和小管。粗面内质网的形态在不同类型的细胞中有所不同。例如，胰腺外分泌细胞的粗面内质网由许多扁囊平行排列，软骨细胞的粗面内质网则为不规则的囊泡（电镜图 2～电镜图 4）。

2. 滑面内质网 滑面内质网（smooth endoplasmic reticulum，SER）膜表面光滑，无核糖体颗粒附着。滑面内质网的结构常由分支小管和小泡构成，很少有扁囊状。如汗腺细胞、皮脂腺细胞以及分泌甾类激素的细胞滑面内质网比较丰富（电镜图 2、电镜图 5）。

两种类型的内质网在不同细胞中的分布有所不同。在胰腺外分泌细胞中，全部为粗面内质网；在肌细胞中，全部为滑面内质网称为肌质网（sarcoplasmic reticulum）。在肾上腺皮质细胞中两种类型并存。

（二）内质网的化学组成

内质网膜化学成分是由脂类和蛋白质组成。脂类约占 1/3，蛋白质约占 2/3，滑面内质网的脂类要比粗面内质网多一些。

内质网膜含有大量的酶类，其中葡萄糖-6-磷酸酶是内质网膜的标志酶。此外，内质网也含有参与解毒的各种酶系及脂类合成的酶系。

（三）内质网的功能

1. 粗面内质网的功能 主要负责蛋白质的合成、修饰和加工、分选与转运。

（1）粗面内质网与蛋白质合成 粗面内质网合成的蛋白质主要为分泌蛋白、溶酶体蛋白、膜蛋白、驻留蛋白等。合成的蛋白质是如何进入粗面内质网腔或被整合到粗面内质网膜中？在这方面研究得比较深入、颇受支持的是 1975 年提出的信号肽假说（signal hypothesis）。该假说认为：①来自细胞核的 mRNA 带有合成蛋白质的密码，它进入细胞质以后与若干核糖体结合，成为多聚核糖体，进行蛋白质合成活动。核糖体首先由 mRNA 上特定的信号密码翻译合成一短肽——信号肽（signal peptide），它由 15～30 个疏水氨基酸组成。②在细胞基质中存在着信号肽识别颗粒（signal recognition particle，SRP），SRP 既能识别露出核糖体之外的信号肽，又能识别粗面内质网膜上的 SRP 受体。③当 SRP 与信号肽识别并结合形成 SRP-信号肽-核糖体复合物时，核糖体的蛋白质合成暂时终止。结合的 SRP-信号肽-核糖体复合物由 SRP 介导引向粗面内质网膜上的 SRP 受体，并与之结合，核糖体则以大亚基附着于内质网膜上。④SRP 与 SRP 受体的结合是临时性的，当核糖体附着于内质网膜上之后，SRP 便离去。⑤核糖体的信号肽经由内质网膜插入膜腔内，而先前处于暂停状态的蛋白质活动合成又恢复。进入内质网腔的信号肽，由位于内质网膜内表面的信号肽酶切掉，与之相连的合成中的肽链继续进入内质网腔，直至肽链合成终止。⑥核糖体在分离因子的作用下，脱离内质网重新加入下一个核糖体循环（图 4-2）。

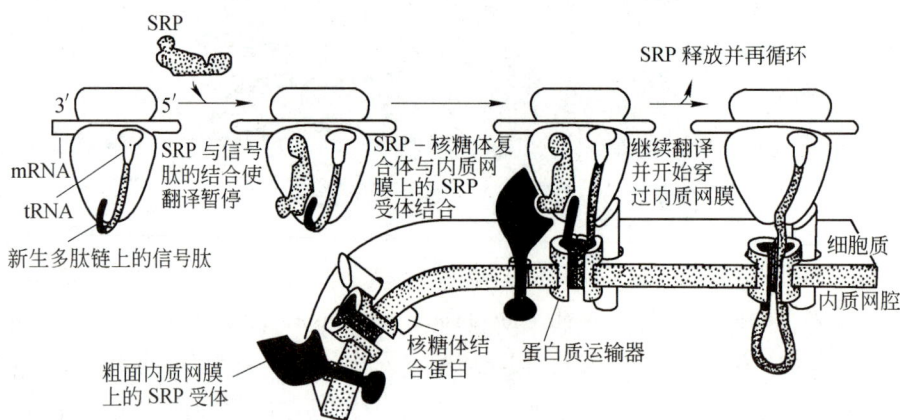

图 4-2　信号肽假说示意图

（2）粗面内质网与蛋白质糖基化　在糖基转移酶催化下，寡聚糖链与蛋白质的氨基酸残基共价连接的过程称为蛋白质糖基化。大多数分泌蛋白和膜嵌入蛋白是糖蛋白，蛋白质的糖基化主要在高尔基复合体中进行，粗面内质网腔内也进行部分糖基化。粗面内质网腔中进行的糖基化主要是 N-连接糖基化，即寡聚糖链与蛋白质的天冬酰胺残基侧链上的 $-NH_2$ 连接。

（3）粗面内质网与分泌蛋白质运输　在粗面内质网核糖体上合成的分泌蛋白大多数经由高尔基复合体排出细胞。由核糖体合成的分泌蛋白进入内质网腔之后，经过折叠和糖基化作用，又被包裹于由内质网分离下来的小泡之内，再经由高尔基复合体，变为浓缩泡，之后再由浓缩泡发育成分泌囊泡而被排出细胞外，这是分泌蛋白质常见的排出途径。另一种途径是含有分泌蛋白质的小泡由内质网脱离后直接形成浓缩泡，再由浓缩泡发育成分泌囊泡而被排出。

2. 滑面内质网的功能　不同类型细胞中滑面内质网的功能各有不同。

（1）脂质和固醇的合成与运输　合成脂类和固醇激素是滑面内质网最明显的功能，可合成甘油三酯、磷脂和胆固醇等。除线粒体特有的两种磷脂，细胞所需的全部膜脂几乎都在内质网合成。在肾上腺皮质细胞、睾丸间质细胞、卵巢黄体细胞等分泌类固醇激素的细胞中，滑面内质网非常发达。滑面内质网还具有脂类运输的作用，如小肠上皮细胞的滑面内质网可以合成脂肪，并与蛋白质结合生成脂蛋白，通过高尔基复合体加工转运出胞。

（2）糖原的分解　在肝细胞内的滑面内质网膜上含有 6-磷酸葡萄糖酶，该酶可将肝糖原降解产生的 6-磷酸葡萄糖分解为磷酸和葡萄糖，然后将葡萄糖释放到血液中。

（3）解毒作用　肝细胞的解毒作用，主要是通过滑面内质网膜上的氧化酶系对药物和毒物进行氧化和羟化反应，使药物转化或消除其毒性，并且易于排出体外。

（4）肌肉的收缩　滑面内质网在肌肉细胞中特化为肌质网，肌质网的作用是调节肌细胞中 Ca^{2+} 的浓度而参与肌肉收缩。

（四）内质网的病理变化

内质网是比较敏感的细胞器，在各种因素如缺氧、射线、化学毒物和病毒等作用下，会发生病理变化，如内质网肿胀、肥大和某些物质的累积。

　　肿胀是粗面内质网发生的最普遍的病理变化，内质网腔扩大并形成空泡，继而核糖体从内质网膜上脱落下来，这是粗面内质网蛋白质合成受阻的形态学标志。可见于病毒性肝炎和四氯化碳引起的肝细胞中毒。

　　当某些感染因子刺激某些特定细胞时，会引起这些细胞的内质网变得肥大，这反映了内质网具有抗感染作用。例如，当 B 淋巴细胞受到抗原物质（如病菌）刺激时，可转变成浆细胞，此时，浆细胞内的内质网肥大，免疫球蛋白的分泌增加。巨噬细胞的内质网肥大，表现为溶解酶的合成增强。细胞在药物的作用下常会出现内质网的代偿性肥大，对药物进行解毒或降解。

二、高尔基复合体

　　高尔基复合体是 1898 年 C. Golgi 应用银染等方法首次在猫和猫头鹰的神经细胞中观察到的一种网状结构，命名为内网器（internalreticular apparatus），见彩图 4-2。后来在很多动植物细胞中都发现了这种结构，并称之为高尔基体（Golgi body）或高尔基器（Golgi apparatus）。20 世纪 50 年代，电镜技术证实高尔基体是一组复合结构，故改称为高尔基复合体。

　　高尔基复合体（Golgi complex）普遍存在于真核细胞中，是细胞内一种固有的细胞器，它在细胞的蛋白质加工和分泌过程中有着重要的作用。

（一）高尔基复合体的形态结构

　　在电镜下，高尔基复合体是由扁平囊、小囊泡和大囊泡所组成的一种膜性结构，其显著特征是重叠的扁平囊堆积在一起构成了高尔基复合体的主体结构。高尔基复合体具有极性，扁平囊呈弓形，扁平囊凸面朝向细胞核或内质网为顺面，也称形成面（forming face），扁平囊凹面朝向细胞膜为反面，也称成熟面（mature face）（图 4-3）（电镜图 6、电镜图 7）。

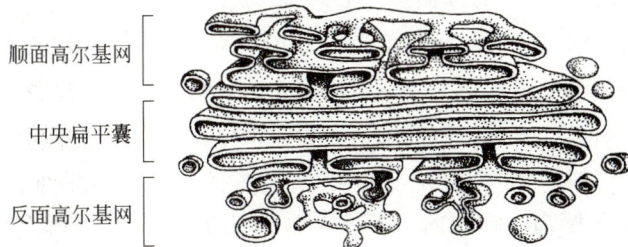

图 4-3　高尔基复合体模式图

　　1. 顺面高尔基网（cis Golgi network，CGN）　在扁平囊的顺面，常可见到许多直径为 40～80nm 的小泡，称高尔基复合体**小囊泡**（vesicle），是由附近粗面内质网"芽生"而来，也称运输小泡（transfervesicle），载有内质网合成的蛋白质和脂类，通过膜融合将内含物转运到扁平囊中，并不断补充扁平囊的膜结构。

　　2. 中央扁平囊（cisternae）　为高尔基复合体中最富特征性的一种结构。扁平囊一般有 3～8 个平行排列在一起，相邻扁平囊相连通。目前认为，高尔基扁平囊片层至少可分为三个区隔，每个区隔含有不同的酶，主要进行蛋白质的糖基化修饰、糖脂形成及多糖合成。

　　3. 反面高尔基网（trans Golgi network，TGN）　在扁平囊的反面，常有直径为 100～150nm 的大泡，称高尔基复合体**大囊泡**（vacuole），主要的功能是对蛋白质进行修饰、分选、包装，最后将其从高尔基复合体中输出。大囊泡是由扁平囊的末端或局部膨大形成，并带着扁平囊所形成的物质离去，在分泌细胞中，这种大囊泡又称分泌泡或浓缩泡，随着分泌物被排到细胞外，大囊泡的膜渗入细胞膜，因而细胞膜得到补充和更新。可见内质网、小囊泡、扁平囊、大囊泡和细胞膜之间存在着一种膜移动的动态平衡。

高尔基复合体的形态结构、数量、分布状态在不同细胞中有很大差异，这与细胞的生理功能有关。如分泌细胞有典型的扁平囊、小囊泡和大囊泡三种基本形态结构，分布在细胞核的附近并趋于细胞的一极并且数量多；但在肿瘤细胞和培养细胞则仅有少量的扁平囊结构。

（二）高尔基复合体的化学组成

从大鼠肝细胞分离的高尔基复合体约含 60% 的蛋白质和 40% 的脂类。应用蛋白质凝胶电泳分析结果显示，高尔基复合体与内质网含有某些共同的蛋白质，但高尔基复合体的蛋白质含量比内质网膜少。高尔基复合体脂类含量介于内质网膜和细胞膜之间，说明高尔基复合体是一种过渡型的细胞器。

高尔基复合体含有多种酶，如催化糖及蛋白质生物合成的糖基转移酶、催化糖脂合成的磺基-糖基转移酶以及催化磷脂合成的转移酶、磷脂酶等，其中糖基转移酶被认为是高尔基复合体的特征性酶。

（三）高尔基复合体的功能

高尔基复合体的主要功能是参与细胞的分泌活动，对来源于内质网合成的蛋白质进行糖基化等加工修饰，并将各种蛋白产物进行分选和运输。

1. 糖蛋白的加工与修饰　蛋白质糖基化有 N-连接糖基化和 O-连接糖基化。N-连接的糖基化发生在粗面内质网中，O-连接的糖基化主要或全部发生在高尔基复合体内。O-连接糖基化是寡糖与蛋白质的酪氨酸、丝氨酸和苏氨酸残基侧链的羟基基团共价结合，形成 O-连接的寡糖蛋白。在内质网腔内合成的 N-连接的寡糖蛋白必须在高尔基复合体内进一步的加工修饰，由此形成的糖蛋白的寡糖链在结构上呈现多样化差异。因此，高尔基复合体在蛋白质糖基化中起着重要的修饰加工作用。糖基化的作用有利于高尔基复合体的分类和包装，保证糖蛋白从粗面内质网向高尔基复合体膜囊单方向进行转移；糖基化还会帮助蛋白质在成熟过程中折叠成正确的构象；蛋白质经过糖基化后稳定性增加。

2. 蛋白质的其他加工修饰　细胞内核糖体所合成的蛋白质，大多数还须经过加工修饰后才具有生物活性。如人类的胰岛素，在内质网中是以胰岛素原的形式存在，包括 A、B 肽链和起连接作用的 C 肽，当被转运到高尔基复合体后，C 肽被切除，A、B 肽链通过二硫键连接，成为具有生物活性的胰岛素。

3. 高尔基复合体与蛋白质的分选和运输　高尔基复合体的层状扁平囊结构具有不同的生化区隔，对蛋白质的寡糖链按顺序修饰，这种顺序修饰有利于糖蛋白的分选，使粗面内质网合成的蛋白质成为分泌蛋白、跨膜蛋白、溶酶体蛋白。

粗面内质网合成的分泌蛋白质运输到内质网腔，经过折叠和糖基化，由运输小泡把合成的蛋白质运送到高尔基复合体，在高尔基复合体进行浓缩、加工形成分泌颗粒，最后与细胞膜融合，把分泌物排到细胞外，可见高尔基复合体在细胞分泌活动中，起着重要的加工修饰和转运作用。

4. 高尔基复合体参与溶酶体的形成　溶酶体是从反面高尔基复合体以出芽方式形成的。溶酶体的酶都是糖蛋白，这些酶在粗面内质网核糖体上合成并形成 N-连接的糖蛋白，而后移入内质网腔内，通过运输小泡转运到高尔基复合体内进行加工修饰。在高尔基复合体顺面膜囊内寡糖链上的甘露糖残基磷酸化形成6-磷酸-甘露糖（M-6-P），M-6-P是溶酶体水解酶分选的重要识别信号。在高尔基复合体的反面膜囊内有识别M-6-P的受体，能特异地与溶酶体酶糖链末端的M-6-P结合，引导溶酶体酶聚集以出芽方式与高尔基复合体分开形成溶酶体。

高尔基复合体是一个结构复杂和高度组织化的细胞器。每一个部分都有其独特的结构和酶系统，它们在高尔基复合体的功能活动中起着不同的作用。

（四）高尔基复合体的病理变化

高尔基复合体在各种病理条件下会发生不同程度的形态和数量变化。如肥大或萎缩。高尔基复合体肥大见于功能亢进或代偿性功能亢进的情况，如大鼠实验性肾上腺皮质再生过程中，在垂体前叶分泌促肾上腺皮质激素的细胞内，高尔基复合体显著肥大，而当再生将完毕时，促肾上腺皮质激素水平下降，高尔基复合体又恢复正常大小。高尔基复合体的萎缩、破坏和消失，常见于中毒等病理情况下的肝细胞，这是脂蛋白合成及分泌功能障碍所致。

三、溶酶体

溶酶体几乎存在于所有的动物细胞中，只有极少数的细胞例外，如哺乳动物成熟红细胞。**溶酶体**（Lysosome）是细胞内消化的主要场所，内含多种酸性水解酶，能分解各种内源性或外源性物质，被称为细胞内的消化器官。

（一）溶酶体的结构和化学组成

1. 溶酶体的形态结构　溶酶体是由一层约6nm的单位膜围成的球形或卵圆形囊状结构，大小不一，常见直径在$0.2\sim0.8\mu m$之间，内含物的电子密度较高，故着色深，因此，易与其他泡状细胞器区别（电镜图1）。溶酶体含有丰富的酸性水解酶。特别是所有的溶酶体中均含酸性磷酸酶，因而将酸性磷酸酶作为溶酶体的标志酶。在不同的细胞中，溶酶体的数量和形态有很大差异，即使在同一种细胞内，溶酶体的大小、形态也有很大区别。

2. 溶酶体的酶　溶酶体中含有60余种酸性水解酶，这些酶能将蛋白质、多糖、脂类和核酸等水解为小分子物质。不同类型细胞内溶酶体酶的种类和比例不同。即使在同一细胞内不同的溶酶体中，酶的种类和数量也不相同。但溶酶体内所有酶的最适pH值均为5.0，pH值大于7.0时溶酶体酶失去活性。

3. 溶酶体的膜　溶酶体膜上有多种载体蛋白，可将消化后的产物向外转运。溶酶体膜上含有一种特殊的转运蛋白——质子泵（proton pump），将H^+泵入溶酶体内，从而维持腔内的酸性pH值。构成溶酶体膜的蛋白质是高度糖基化的，保护溶酶体膜免受溶酶体内蛋白酶的消化。

（二）溶酶体的类型

根据溶酶体的形成过程和功能状态可将溶酶体分为初级溶酶体、次级溶酶体和残余小体。

1. 初级溶酶体（primary lysosome）　是由高尔基复合体扁平囊边缘膨大而分离出来的囊泡状结构，不含作用底物，仅含水解酶，一般体积较小，直径为$0.25\sim0.50\mu m$。

2. 次级溶酶体（secondary lysosome）　是由初级溶酶体和将被水解的各种吞噬底物融合形成的，其中含有消化酶、作用底物和消化产物。细胞中所见的溶酶体大多数属于次级溶酶体。根据底物的来源和性质不同，次级溶酶体又可分为异噬性溶酶体（heterophagolysosome）和自噬性溶酶体（autophagolysosome）。

异噬性溶酶体的作用底物来源于细胞外，包括细菌、异物及坏死组织碎片等。细胞首先以内吞方式将外源物质摄入细胞内，形成吞噬体或吞饮泡，然后与初级溶酶体融合形成异噬性溶酶体。

自噬性溶酶体是指作用底物来源于细胞内，如细胞内的衰老和崩解的细胞器以及细胞质中过量贮存的糖原颗粒等。这些物质可被细胞本身的膜如内质网膜包围，形成自噬体（autophagosome），自噬体与初级溶酶体融合而形成自噬性溶酶体。

3. 残余小体（residual body） 在次级溶酶体到达末期阶段时，还残留一些未被消化和分解的物质，并保留在溶酶体内，形成残余小体。在电镜下残余小体呈现为电子密度较高、色调较深的物质。常见的残余小体有脂褐质、多泡体、髓样结构和含铁小体等。这些残余小体有的能将其残余物通过胞吐作用排出细胞外，有的则长期存留在细胞内不被排出，如神经细胞、肝细胞、心肌细胞等的残余小体不被释放，仍蓄积在细胞质中形成脂褐质。

（三）溶酶体的功能

1. 消化作用

（1）自噬作用 溶酶体消化细胞自身衰亡或损伤的各种细胞器的过程称**自噬作用**（autophagy）。细胞内衰老或损伤的细胞器，首先被来自滑面内质网或高尔基复合体的膜所包围，形成自噬体，并与初级溶酶体的膜融合，形成自噬性溶酶体并完成消化作用（图4-4）。溶酶体对细胞内衰老破损的细胞器进行消化分解，可供细胞再利用，对细胞结构的更新具有十分积极的意义。

（2）异噬作用 溶酶体对细胞外源性异物的消化过程称为**异噬作用**（heterophagy）。这些异物包括作为营养成分的大分子颗粒，以及细菌、病毒等。异物经吞噬作用进入细胞，形成吞噬体（phagosome）；或经胞饮作用形成吞饮泡（pinosome）。吞噬体或吞饮泡进入细胞后，其膜与初级溶酶体膜相融合，成为次级溶酶体，异物在次级溶酶体中被水解酶消化分解成小分子，透过溶酶体膜扩散到细胞基质中供细胞利用，不能被消化的成分仍然留在吞噬性溶酶体内形成残余小体。

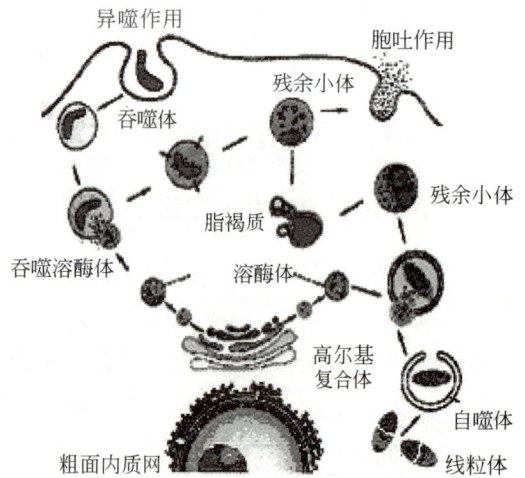

图4-4 溶酶体的消化作用过程示意图

（3）粒溶作用 溶酶体分解胞内剩余的分泌颗粒的作用称**粒溶作用**（granulolysis）或分泌自噬（crinophagy）。如母鼠在哺乳期，乳腺细胞机能旺盛，细胞中分泌颗粒丰富，一旦停止授乳，这种细胞内多余的分泌颗粒即与初级溶酶体融合而被分解、重新利用。

2. 自溶作用 在一定条件下，溶酶体膜破裂，水解酶溢出致使细胞本身被消化分解，这一过程称为细胞的**自溶作用**（autocytolysis）。如两栖类蛙的变态发育过程中，蝌蚪尾部逐渐退化消失，这是尾部细胞自溶作用的结果。高等动物死亡后消化道黏膜很快就腐败，也是溶酶体膜破裂的结果。

3. 溶酶体参与机体的某些生理活动 某些情况下溶酶体可通过胞吐方式，将溶酶体酶释放到细胞之外，消化细胞外物质，这种现象体现在受精过程和骨质更新方面。例如，溶酶体能协助精子与卵细胞受精，精子头部的顶体（acrosome）实际上是一种特化的溶酶体，顶体内含有透明质酸酶、酸性磷酸酶及蛋白水解酶等多种水解酶类。当精子与卵细胞的外被接触后，顶体膜与精子的质膜融合并形成孔道，此时顶体内的水解酶可通过孔道释放出来，消化分解掉卵细胞的外被滤泡细胞，并协助精子穿过卵细胞各层膜的屏障而顺畅进入卵内实现受精。在骨骼发育过程中，破坏骨质的破骨细胞与造骨的成骨细胞共同担负骨组织的连续改建过程，其中破骨细胞的溶酶体放出来的酶参与陈旧骨基质的吸收、消除，是骨质更新的一个重要步骤。

（四）溶酶体与疾病

溶酶体异常与许多疾病的发生有着密切的关系。

1. 先天性溶酶体病 溶酶体中酸性水解酶的合成是由基因决定的，若基因缺陷可引起酶蛋白合成障碍，缺乏某种溶酶体酶，导致相应的作用底物不能被分解而积累于溶酶体内，造成溶酶体过载，从而引起各种病理变化。这种先天性代谢病称为溶酶体积累病，现已发现有 40 多种先天性溶酶体病是由于溶酶体缺乏某些酶而引起的。例如，Ⅱ 型糖原累积病（glycogen storage disease type Ⅱ）是人类最早发现的先天性代谢病，这种病是由于患者的常染色体隐性基因缺陷，不能合成 α-葡萄糖苷酶，致使糖原无法被分解而大量积累于溶酶体内，造成代谢障碍，此种情况可出现于患者肝、肾、心肌及骨骼肌中，严重损伤这些器官的功能，此病多见于婴儿，症状为肌无力、进行性心力衰竭等，病孩一般在 2 周岁内死亡。**台-萨氏病**（Tay-Sachs disease）又称黑蒙性先天愚病，是由于患者神经细胞溶酶体内缺少 β-氨基己糖苷酶 A，致使神经节苷脂无法降解而积累在溶酶体中，患者表现为渐进性失明、痴呆和瘫痪。

2. 溶酶体与矽肺 矽肺是工业上的一种职业病，其形成原因主要是溶酶体的自溶作用。当人体的肺吸入空气中的矽尘颗粒（二氧化硅）后，矽尘颗粒便被肺部的巨噬细胞吞噬形成吞噬小体，吞噬小体与初级溶酶体融合形成次级溶酶体，二氧化硅在次级溶酶体内形成硅酸分子，与溶酶体膜结合而破坏溶酶体膜的稳定性，造成大量水解酶和硅酸流入细胞质内，引起巨噬细胞死亡。由死亡细胞释放的二氧化硅再被正常巨噬细胞吞噬，如此反复，巨噬细胞的不断死亡诱导成纤维细胞的增生并分泌大量胶原物质，而使吞入二氧化硅的部位出现胶原纤维结节，导致肺的弹性降低，肺功能受到损害。克矽平类药物能治疗矽肺，治病机制是该药中的聚 α-乙烯吡啶氧化物能与硅酸分子结合，代替了硅分子与溶酶体膜的结合，从而保护了溶酶体膜不发生破裂。

四、过氧化物酶体

过氧化物酶体（peroxisome）又称**微体**（microbody），普遍存在于高等动物和人体细胞内，常见于哺乳动物的肝细胞和肾细胞中，内含氧化酶和过氧化氢酶，是真核细胞中的一种细胞器。

（一）过氧化物酶体的形态结构和化学组成

过氧化物酶体是由一层单位膜包裹的球形或卵圆形小体，直径约 0.5μm，小体中央常含有电子密度较高、呈规则结晶状的结构，称**类核体**（nucleoid）。类核体为尿酸氧化酶的结晶。人类和鸟类的过氧化物酶体不含尿酸氧化酶，故没有类核体。在哺乳动物中，只有在肝细胞和肾细胞中可观察到典型的过氧化物酶体。如大鼠每个肝细胞中有 70～100 个过氧化物酶体。

过氧化物酶体中含有 40 多种酶，如尿酸氧化酶、D-氨基酸氧化酶，以及过氧化氢酶等。每个过氧化物酶体所含氧化酶的种类和比例不同，但是过氧化氢酶则存在于所有细胞的过氧化物酶体中，所以过氧化氢酶可视为过氧化物酶体的标志酶。

（二）过氧化物酶体的功能

各种过氧化物酶体的功能有所不同，但氧化多种作用底物，催化过氧化氢生成并使其分解的功能却是共同的。在氧化底物的过程中，氧化酶能使氧还原成为过氧化氢，而过氧化氢酶能把过氧化氢还原成水。过氧化物酶体可使相应作用底物以氧为受氢体，通过两步反应将底物氧化，过氧化氢为中间产物，其最终被过氧化氢酶分解。

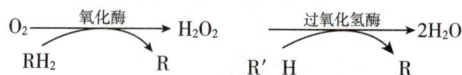

$$O_2 \xrightarrow[RH_2]{\text{氧化酶}} H_2O_2 \xrightarrow[R'H'_2]{\text{过氧化氢酶}} 2H_2O$$
R   R

第一步反应中，氧化酶的作用底物（RH_2）如尿酸、L-氨基酸、D-氨基酸等作为供氢体而被氧化、产生中间产物 H_2O_2。H_2O_2 对细胞有毒害作用，故第二步由过氧化氢酶分解 H_2O_2 而解毒，反应过程中供氢体（$R'H'_2$）为甲醇、乙醇、亚硝酸盐或甲酸盐等小分子。因此，过量饮酒造成的酒精中毒，约有一半是经过过氧化物酶体的氧化分解来解毒的。所以过氧化物酶体在肝、肾细胞内主要的功能是防止产生过量的过氧化氢，以免引起细胞中毒，对细胞起着保护作用。

五、膜流

细胞内膜性结构的细胞器彼此有一定的联系，并可相互转变。如内质网的膜与核膜相连，高尔基复合体的膜与内质网膜又有密切联系。活细胞的膜系统处于一种积极的动态平衡状态，也就是说，细胞的膜性成分可以更新、可以相互转移。这种细胞膜性结构中膜性成分的相互移位和转移的现象称为**膜流**（membrane flow）。细胞通过膜流进行物质分配和运输。例如，某种膜嵌入蛋白（如膜受体）最初以特定的方式插入内质网膜，通过膜流也就是内质网以"芽生"方式产生小囊泡，使嵌有该膜受体的膜片转移至高尔基复合体，然后经高尔基复合体形成分泌泡，在完成分泌时将其并入质膜，成为质膜的受体蛋白。相反，细胞通过吞噬、吞饮作用也可将质膜的一部分带进细胞内，当与溶酶体融合时成为内膜系统的一部分。膜流现象不仅在物质运输上发挥作用，而且说明细胞膜和内膜系统一直处于运动和变化状态，膜性细胞器的膜成分不断得到补充和更新，以维持细胞的生存和代谢。

第二节　核糖体

核糖体（ribosome）是核糖核蛋白体的简称，又称核蛋白体，是由核糖体 RNA（rRNA）和蛋白质组成的一种非膜性的细胞器，它是细胞中蛋白质合成的中心场所。除了病毒和哺乳动物的成熟红细胞等极个别的高度分化的细胞外，核糖体存在于一切细胞内。此外，线粒体和叶绿体中也存在着核糖体。

一、核糖体的类型和化学组成

生物体内含有两种基本类型的核糖体：一种是 70S（S 为沉降系数单位）的核糖体，存在于原核细胞和真核细胞的线粒体与叶绿体内；另一种是 80S 的核糖体，存在于真核细胞。核糖体均由大小不同的两个亚基组成。核糖体大小亚基在细胞内一般以游离状态存在，只有当小亚基与mRNA 结合后，大亚基才与小亚基结合，形成完整的核糖体。

在真核细胞和原核细胞中，核糖体的主要化学成分都是蛋白质和 rRNA，但是各自 rRNA 分子的长度、蛋白质数量以及所形成的大小亚基是不相同的（表 4-1）。rRNA 约占核糖体的 60%，蛋白质约占 40%。蛋白质分子主要分布在核糖体的表面,而 rRNA 则位于内部,二者靠非共价键结合在一起。

表 4-1 真核细胞与原核细胞核糖体成分比较

核糖体类型	大小	亚基	rRNA	蛋白质（种）
真核细胞	80S	大亚基 60S	28S+5.8S+5S	49
		小亚基 40S	18S	33
原核细胞	70S	大亚基 50S	23S+5S	34
		小亚基 30S	16S	21

二、核糖体的结构

在电镜下,核糖体呈颗粒状(电镜图 2~电镜图 4),直径为 15~25nm,由大、小两个亚基构成。对肝核糖体做负染色显示,大亚基略呈半圆形,直径约为 23nm,在一侧伸出三个突起,中央为一凹陷;小亚基呈长条形,在约 1/3 长度处有一细的缢痕,将小亚基分为大小两个区域。当大小亚基结合在一起成核糖体时,其凹陷部位彼此对应,从而形成一个隧道,为蛋白质翻译时 mRNA 的穿行通路。此外,在大亚基中还有一垂直于该隧道的通道,在蛋白质合成时,新合成的肽链由此通道穿出,可保护新生肽链免受蛋白水解酶的降解。

三、核糖体的功能

(一) 核糖体在细胞内的分布

细胞质中的核糖体可以游离于细胞质基质中,称为游离核糖体(free ribosome),也可附着在内质网膜或核膜的外表面,称为附着核糖体(attached ribosome)。无论是附着的或游离的核糖体,在蛋白质合成过程中,都常常是几个甚至几十个集结在一起参加活动,由 mRNA 细丝将它们串联在一起,这样的一个功能单位称为**多聚核糖体**(polyribosome),是蛋白质合成的标志。多聚核糖体中核糖体的数目是由 mRNA 分子的长度与它所合成的蛋白质分子的大小来决定的。蛋白质分子越大,所需多聚核糖体的核糖体数目就越多,串连它们的 mRNA 分子就越长。

游离核糖体主要合成结构蛋白质(内源性蛋白质),多分布在细胞质基质中或供细胞本身生长代谢所需要;附着核糖体主要合成输出蛋白质(分泌蛋白质)和膜蛋白,分泌蛋白质可从细胞中分泌出去,如抗体、酶原和蛋白质类激素。

(二) 蛋白质的生物合成

核糖体是细胞内合成蛋白质的细胞器,当核糖体沿着 mRNA 分子链移动时,就按 mRNA 上的遗传密码,将 tRNA 运来的各个氨基酸连接成多肽链,最终完成蛋白质的合成。

蛋白质的生物合成机制十分复杂,涉及 mRNA、tRNA、rRNA 及一系列酶、蛋白质因子(起始因子、延长因子、释放因子),此外,还要有能量物质 ATP 和 GTP,整个过程分为四个阶段,即氨酰-tRNA 的合成、肽链合成的起始、肽链的延长以及肽链的终止与释放。第一阶段在细胞质完成,后三个阶段在核糖体上进行。

核糖体合成蛋白质的功能与其上的六个活性部位有着密切的关系。①供体部位:又称 P 位或肽酰基部位,位于大亚基上,是肽酰-tRNA 结合的位置。②受体部位:又称 A 位或氨酰基部位,位于大亚基上，是接受氨酰-tRNA 的部位。③E 部位：位于大亚基上，是 tRNA 脱离核糖体的部位。④T 因子位：是肽基转移酶位，位于大亚基上，其作用是催化氨基酸与氨基酸间形成肽键。⑤G 因子位：是 GTP 酶位，位于大亚基上，能分解 GTP 分子并将肽酰-tRNA 由 A 位移到 P 位。⑥与 mRNA 的结合位点：位于小亚基上。

1. 氨酰-tRNA 的合成　由于 mRNA 上的密码子不能直接识别氨基酸，所以作为蛋白质合成原料的氨基酸只有与相应的 tRNA 结合形成氨酰-tRNA 复合物后运输到核糖体，才能通过 tRNA 反密码子环上的反密码子解读 mRNA 上的相应密码子。氨酰-tRNA 的合成是在特异的氨酰-tRNA 合成酶的作用下完成的，这种酶能激活氨基酸，使之与 tRNA 结合，这个过程需要消耗 ATP 以提供能量。

2. 肽链合成的起始　游离于细胞质中的小亚基在 3 种起始因子（IF）的参与下形成起始复合物。mRNA 上的起始密码子 AUG 可为特定的 tRNA 的反密码子所识别，这种特定的 tRNA 在原核生物中可携带甲酰甲硫氨酸，而在真核生物中则携带甲硫氨酸。这样就形成由小亚基、起始因子、mRNA 和甲酰甲硫氨酸 tRNA（或甲硫氨酸 tRNA）所构成的起始复合物。在这之后，50S 的大亚基与起始复合物中的 30S 亚基结合，形成 70S 的完整核糖体与 mRNA 的起始复合物。同时，GTP 水解释放 3 种起始因子。

3. 肽链的延伸　①氨酰-tRNA 进入 A 位：在多肽链合成起始时，甲酰甲硫氨酰-tRNA 已结合到 P 位，A 位尚空闲。A 部位暴露出的 mRNA 上的三联体密码子，决定第二个氨酰-tRNA 的种类。核糖体所接纳的第二个氨酰-tRNA 是以与延伸因子（EF）和 GTP 形成的复合物的形式存在的，在延伸因子的作用下将相应的氨酰-tRNA 安置到 A 部位，到位后 GTP 水解，EF 连同结合在一起的 GDP 离开核糖体。此时，P 部位和 A 部位均被相应的氨酰-tRNA 所占据。②肽链的形成：在核糖体上肽基转移酶作用下把 P 部位的氨酰-tRNA 的羧基与 A 部位的第二个氨酰-tRNA 的氨基酸的氨基结合，形成肽键。肽键形成后，P 部位上的氨酰-tRNA 卸下氨基酸而成为无负载的 tRNA，这时 A 位点上的 tRNA 负载的是一个二肽。③移位和肽链的延伸：在移位酶和 GTP 的参与下核糖体沿着 mRNA5′ 到 3′ 的方向相对移动一个三联体密码子的距离。二肽酰-tRNA 从 A 部位移到 P 部位，空载的转运 RNA 从 P 部位移到 E 部位，并从核糖体 E 部位脱离下来，A 位点被空出。新空出的 A 位点再接纳下一个新来的氨酰-tRNA，肽链以同样的方式不断延伸。

4. 肽链合成的终止及释放　当 A 部位出现 mRNA 上三个终止密码（UAA、UAG 和 UGA）中的任何一个时，它不能被任何氨酰-tRNA 所识别。终止因子识别 mRNA 分子上出现在核糖体 A 部位上的终止密码子，并与之结合，并活化肽基转移酶，使肽链从 tRNA 上水解下来，tRNA 离开核糖体，核糖体此时也与 mRNA 分离，并解离为大、小两个亚基，多肽链停止了增长。合成后的多肽链在终止因子作用下从核糖体上释放出来，被释放出来的多肽链按照各自的遗传特定方式加工，折叠成为一定空间结构的蛋白质分子。

以上叙述的仅是单个核糖体上蛋白质合成的情况，其实细胞内蛋白质的生物合成是由多聚核糖体合成的。当一个个核糖体先后从同一个 mRNA 的起始密码子开始移动，一直到终止密码子为止时，就可合成一条条相同的多肽链，这样可提高蛋白质的合成效率。

（三）蛋白质的加工修饰

细胞内核糖体所合成的蛋白质，大多数还需经过加工修饰后才具有生物活性，如某些酶蛋白，刚合成时是不具催化活性的酶原分子，当经过加工修饰后才成为具有催化活性的酶。另一些蛋白质如胰岛素为一种蛋白激素，刚合成时不具活性，为胰岛素原，当经修饰去掉一部分肽段后，才形成有活性的胰岛素分子。

四、核糖体的病理变化

由于细胞的功能状态不同，核糖体的单体和多聚体总是处于不断结合与分解的动态变化平衡之中。若附着在粗面内质网上的核糖体异常脱落，导致游离于胞质中的核糖体数目增多，且其中的多聚核糖体更多地解聚为单个核糖体，这是粗面内质网蛋白质合成受阻的形态学标志，可见于病毒性肝炎和四氯化碳引起的肝细胞中毒。

核糖体的化学组成是 rRNA 和核糖体蛋白。近年研究认为，若核糖体蛋白基因发生突变或异常表达，使核糖体的数量增多或功能异常，往往会导致人类某些遗传病和肿瘤的发生。

第三节 线粒体

线粒体（mitochondrion）是细胞内能量转换的重要细胞器，它为细胞的生命活动提供所需的能量。除了哺乳动物的成熟红细胞以外，所有的真核细胞都具有线粒体。

一、线粒体的形态结构

（一）线粒体的形态和大小

光镜下线粒体的形态是多种多样的，最常见的基本形态是粒状或线状（彩图 4-3）。线粒体形态常与细胞的种类及生理状态有关。在高度分化的细胞中，线粒体具有独特的外形，如在胰实质细胞中，它们形如指环，围绕着类脂小滴，而在哺乳类精子尾部，它们则排列成一个螺旋。细胞处于低渗环境下，线粒体膨胀如泡，呈颗粒状，在高渗环境下，线粒体又伸长为线状。线粒体的大小也不一致，一般直径为 $0.5\sim1.0\mu m$，长度为 $3\mu m$ 左右，但由于细胞的类型和生理状态不同也有变化，如骨骼肌细胞中，有时可出现巨大线粒体，长达 $8\sim10\mu m$。在各种不同类型细胞、不同生理状态、不同渗透压、不同 pH 值和温度变化的条件下，线粒体的形态和大小是多变和可塑的。

（二）线粒体的数量和分布

一个细胞中线粒体的数量可因细胞种类不同而相差很大，如哺乳动物的肝细胞中约 2000 个，肾细胞中约 300 个，精子中约 25 个。一般来说，生理活动旺盛的细胞线粒体数目较多，反之较少，动物细胞比植物细胞的线粒体多。

线粒体在细胞内的分布因细胞的类型和生理活动状态不同而异，通常是均匀地、无规则地分布在细胞质内，但更具特点的是线粒体分布在需能较多的区域，如在横纹肌细胞中，线粒体沿肌原纤维规则排列，分泌细胞的线粒体被包围在粗面内质网中，处于分裂中的细胞，线粒体集中在纺锤丝的周围，当细胞分裂终了时，线粒体又均分到两个子细胞中。

二、线粒体的超微结构

在电镜下，线粒体是由两层单位膜围成的封闭的囊状结构（电镜图 5、电镜图 8、电镜图 9），主要由外膜、内膜和基质三部分组成（图 4-5）。内外膜并不相连，外膜和内膜组成线粒体的支架。

（一）外膜

线粒体**外膜**（outer membrane）指包围在最外面的一层单位膜，厚度约 6nm。采用磷钨酸负

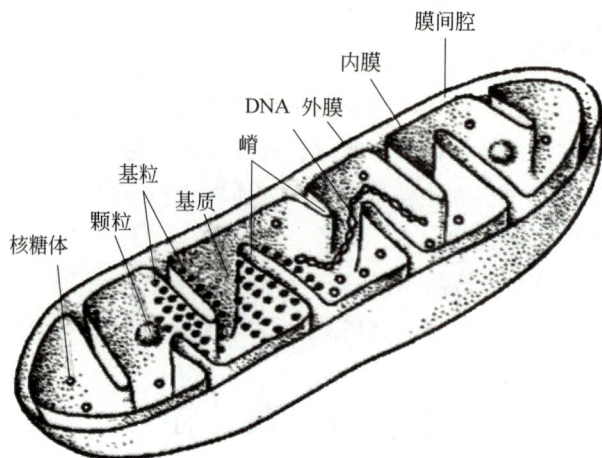

图 4-5　线粒体超微结构模式图

染时，可见膜上有排列整齐的筒状圆柱体，高 5～6nm，直径 6nm，筒状体中央有小孔，孔径 1～3nm，这些小孔便于分子量低于 1 万的小分子透过外膜。

（二）内膜

内膜（inner membrane）位于外膜的里面，厚度为 6～8nm，由一层单位膜组成。内膜对物质的通透性很低，严格控制分子和离子的通过。内、外膜之间的空隙称**外腔**（outerchamber）或**膜间腔**（intermembrane space），宽 6～8nm，其间充满液体。内膜皱褶向内突起形成线粒体**嵴**（crista），嵴间的空隙称**内腔**（innerchamber），里面充满了基质。

线粒体嵴是线粒体最富有标志性的结构，线粒体内膜特有的心磷脂在膜形成嵴状结构过程中发挥了关键作用。不同类型的细胞，嵴的形状和排列方式不同，嵴的形状有板层状嵴和小管状嵴两种。嵴的形成使得线粒体内膜的表面积大大增加，提高内膜代谢效率，因此，嵴的数量与细胞类型和生理状态密切相关，需能较多的细胞，不仅线粒体数量多，嵴的数目也多，如心肌细胞。

线粒体内膜和嵴的内表面有许多与其垂直的有柄小球体，称为**基本微粒**或**基粒**（elementary particle），也称 ATP 酶复合体，是偶联磷酸化的关键装置，它由头、柄和基片组成（图 4-6）。

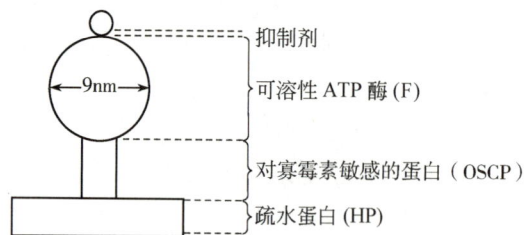

图 4-6　ATP 酶复合体结构

基粒的头部含有一种酶，即可溶性 ATP 酶（F_1），也称偶联因子 F_1，分子量为 36 万，它是氧化磷酸化最终合成 ATP 的关键酶。另外，在头部还有一个分子量为 1 万的多肽，称为 ATP 酶复合体的抑制剂，可能具有调节酶活性的功能。

基粒柄部是对寡霉素敏感的蛋白（OSCP），柄部的作用是调控质子通道，不仅起着连接头部与基片的作用，也是细胞呼吸过程中 O_2 与物质氧化产生的 H 合成水，把所释放的能量交给 ADP 生成 ATP 的中转站。

基片为疏水蛋白（HP 或 F_0），其功能可能是质子（H^+）的通道。

基粒是线粒体产生 ATP 的重要场所。每个线粒体上有 $10^4 \sim 10^5$ 个基粒。

线粒体内膜是完整而封闭的结构，对许多物质的通透性很低，仅允许 H_2O、CO_2、尿素、甘油等小分子自由通过。内膜上有许多特异性运输蛋白，各种代谢底物和产物均借助于内膜上的这些运输蛋白选择性地进行膜内外间的转移。

（三）基质

线粒体**基质**（matrix）是充满在嵴间腔中比较致密的物质，不同类型细胞线粒体基质的密度是不同的。其中含有与催化三羧酸循环、脂肪酸氧化、氨基酸分解和蛋白质合成等有关的酶系，还拥有一套完整的转录和翻译体系，包括 mtDNA、核糖体、tRNA、rRNA、DNA 聚合酶、氨基酸活化酶等。此外，还含有电子密度较高的基质颗粒（matricalgranule），是二价阳离子如 Ca^{2+}、Mg^{2+}、Fe^{2+} 等聚集的场所，具有调节线粒体内部离子环境的功能。

三、线粒体的主要功能

线粒体是细胞内能量产生的场所，它的主要功能是对能源物质的氧化和能量的转换。细胞生命活动中需要的能量，约 95% 来自线粒体，因此，线粒体被称为细胞的氧化中心和能量工厂。

（一）功能定位——酶的分布

线粒体含有多种复杂的酶系，这些酶有规律地分布于线粒体不同部位，决定其功能活动的场所，使各种代谢反应互不干扰、有条不紊地进行。线粒体内与氧化磷酸化有关的重要酶系主要分布在内膜和基质中，如丙酮酸脱氢酶系、三羧酸循环酶系、ATP 合成酶系、呼吸链酶系等。其中最复杂的是内膜上的呼吸链酶系，它是一组酶的复合体，这些酶和辅酶又分别按一定的方式组合为四种复合物，在电子传递过程中相互协调，组成两条呼吸链，即 NADH 和琥珀酸氧化呼吸链。

（二）细胞氧化与能量转换

细胞的一切生命活动，都要消耗能量。这些能量是依靠酶的催化将细胞内各种供能物质氧化、分解、释放出来的，这一过程叫**细胞氧化**（cellularoxidation），因为细胞氧化过程中，要消耗 O_2，放出 CO_2 和 H_2O，类似于人体的呼吸，所以也叫**细胞呼吸**（cellular respiration）。

以葡萄糖有氧氧化为例，细胞氧化的基本过程可分为四个阶段：糖酵解、乙酰辅酶 A 生成、三羧酸循环以及电子传递和氧化磷酸化偶联。其中，第一阶段糖酵解是在细胞质基质中进行，其余三个阶段均在线粒体内进行（图 4-7）。

1. 糖酵解　1 分子的葡萄糖（6C）在细胞质基质中糖酵解酶系的作用下，分解为 2 分子的丙酮酸（3C），消耗 2 个 ATP，化学合成 4 个 ATP，实际净生成两个 ATP 分子。脱下的 2 对 H 原子（$4H^+ + 4e^-$），由受氢体 NAD 携带，反应过程不需要氧，是无氧呼吸过程，故也称为无氧酵解。

2. 乙酰辅酶 A（乙酰 CoA）生成　丙酮酸进入线粒体后，在内膜丙酮酸脱氢酶系的作用下，进行脱氢脱羧并与辅酶 A 结合生成乙酰辅酶 A。在这个过程中，1 分子的丙酮酸经反应后，生成 1 个 CO_2，脱下 1 对 H（$2H^+ + 2e^-$），这对 H 仍由受氢体 NAD 传递。

3. 三羧酸循环　在线粒体基质中由三羧酸循环酶系催化完成。从乙酰辅酶 A 与草酰乙酸缩合成含有 3 个羧基的柠檬酸开始，进行一系列的氧化脱氢、脱羧后，又恢复转变为草酰乙酸，又与另一个乙酰辅酶 A 结合，再生成柠檬酸，称这样的循环为三羧酸循环或柠檬酸循环，它是供能物质彻底氧化的共同途径。1 分子乙酰 CoA 进行一次三羧酸循环产生 1 个 GTP，2 个 CO_2，脱下的 4 对 H（$8H^+ + 8e^-$），其中 3 对 H 以 NAD 为受氢体（3 个 NADH），另一对以 FAD 为受氢体（1 个 $FADH_2$），分别进入电子传递系统逐级传递。

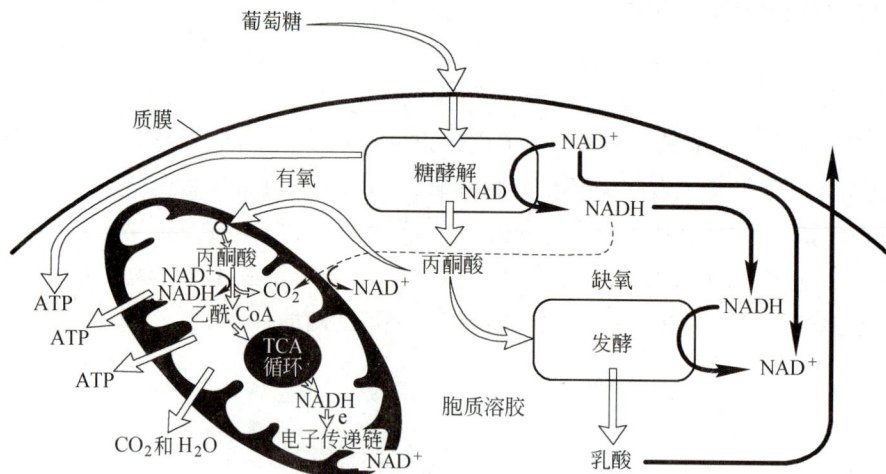

图 4-7　真核细胞线粒体中代谢反应图解

4. 电子传递和氧化磷酸化偶联　以上各阶段中脱下的氢原子（$H^+ e$）通过一系列内膜上的呼吸链酶系的逐级传递，最后与氧化合生成水，同时在电子传递中伴随着能量的释放和 ATP 的合成。

呼吸链（respiratory chain），又称电子传递呼吸链，是由一系列递氢体、递电子体依次排列组成的氧化还原体系。它由烟酰胺脱氢酶类、黄素脱氢酶类、铁硫蛋白类、辅酶 Q 类和细胞色素类（Cyta、a3、b、c、c1 等）组成。在氧化及电子传递过程中每一步释放的能量使 ADP 磷酸化形成 ATP，这一过程氧化和磷酸化相伴进行，所以称为氧化磷酸化偶联作用，简称为氧化磷酸化。在由 NADH 到分子氧的电子传递呼吸链中，有三个部位的自由能变化较大，是呼吸链中能量释放和 ATP 形成的偶联部位。

1 分子葡萄糖完全氧化成为 CO_2 和 H_2O 的过程中总共生成 30 或 32 分子 ATP，其中 2 分子 ATP 是在细胞质糖酵解过程中生成的，28 或 30 分子是在线粒体内形成的，其比值为 2∶28 或 2∶30，所以说线粒体是细胞氧化供能中心。

关于氧化磷酸化偶联的机制，目前比较流行的、广为人们接受的是米切尔（Mitchell）于 1961 年提出的化学渗透假说，其主要内容是：呼吸链的各组分在线粒体内膜中不对称分布，当电子在膜中迂回传递时，所释放的能量将质子（H^+）从内膜基质侧泵至膜间腔，从而使膜间腔的质子（H^+）浓度高于基质，因而在内膜的两侧形成了电化学质子梯度，在这个梯度的驱动下，质子穿过内膜上的 ATP 酶复合物流回到线粒体基质，其能量促使 ADP 与 Pi 合成 ATP。线粒体内膜中的电子传递呼吸链起着质子泵的作用，大量的 ATP 是在化学渗透偶联磷酸化过程中合成的。

四、线粒体的半自主性

线粒体基质中有环状的 DNA 分子，也有蛋白质合成系统以及自我繁殖所需的基本组分。但是，只有少数线粒体蛋白质是由线粒体 DNA 编码，在线粒体核糖体上合成的，而大多数线粒体蛋白质是由核 DNA 编码，在细胞质核糖体上合成后再运进线粒体的。所以线粒体蛋白质的生物合成是核-质两套遗传系统共同控制的结果。

（一）线粒体 DNA（mtDNA）

在真核细胞内，mtDNA 为双链环状分子，裸露而不与组蛋白结合。不同类型细胞的 mtDNA 分子大小不同，数目依细胞种类和线粒体大小不同而异，一个线粒体中可有一个至数个 DNA 分子。

人的 mtDNA 也为双链环状分子，含 16569 bp，共 37 个基因，包括 22 种 tRNA 基因、2 种 rRNA（12S 和 16S）基因和 13 种蛋白质编码基因。这些基因在 mtDNA 上排列紧密，基因之间几乎没有非编码的核苷酸。

mtDNA 可以自我复制，也是以半保留方式进行的，它的复制周期与线粒体增殖是平行的。线粒体的平均寿命只有 1 周左右，因此，无论是不断增殖的细胞还是高度分化的细胞，线粒体总是不断增殖，其 mtDNA 的合成总是活跃地进行，而且 mtDNA 合成的调节完全独立于核 DNA 合成的调节。mtDNA 这种复制特性有利于保证线粒体本身的 DNA 在生命过程中的延续性。

（二）线粒体的蛋白质合成体系

线粒体中不仅存在 DNA 分子，而且还含有进行蛋白质生物合成所必需的 mRNA、tRNA、rRNA。这三种 RNA 都由 mtDNA 编码，在线粒体中合成并用于线粒体蛋白质的合成。这些 RNA 分子在分子量、沉降系数、核苷酸组成等方面，都与核遗传系统不同。哺乳类线粒体内的核糖体近似于原核细胞的核糖体，其沉降系数为 70S，大亚基为 50S，小亚基为 30S。

线粒体的遗传密码与通用遗传密码不完全相同，就是不同种类生物的线粒体的遗传密码表之间也有差异。如哺乳动物线粒体遗传密码 UAG 编码色氨酸，而不是通用遗传密码中的终止密码。

由于 mtDNA 遗传信息量小，其编码的蛋白质为数不多，迄今为止，已知的人线粒体 DNA 编码的蛋白质有 13 种。包括 NADH 脱氢酶的 7 个亚单位、细胞色素 b 的 1 个亚单位、细胞色素 C 氧化酶的 3 个亚单位以及 ATP 酶复合体的两个亚单位。这些蛋白质是呼吸链和 ATP 酶的重要组分，在细胞氧化磷酸化活动中起关键作用。

（三）核 DNA 和 mtDNA 两套遗传系统的相互作用

线粒体所含遗传信息量很小，仅占核 DNA 的 1%，由 mtDNA 编码合成的蛋白质很少，人 mtDNA 编码的 13 种多肽，只构成线粒体极少数蛋白质的亚基，其他多数亚基和蛋白质是由核 DNA 编码，也就是说，线粒体蛋白质组分的构成是靠核基因和线粒体基因两套遗传系统编码的蛋白质相互作用的结果。例如，细胞色素 C 氧化酶是由 7 条多肽链组成的蛋白质，其中 4 条多肽链是由核基因编码，另外 3 条多肽链是由线粒体基因编码的。这说明细胞色素 C 氧化酶来自两个遗传系统的遗传信息，它们共同协作才能使该酶有正常的生理功能。

另一方面，线粒体 DNA 虽然能够进行自我复制、转录和翻译，但是 DNA 和 RNA 聚合酶、转录因子、氨基酸活化酶等 mtDNA 复制和基因表达的有关酶类，线粒体都不能合成，必须高度依赖于核遗传系统。换言之，离开了细胞核，mtDNA 就不能复制、转录和翻译，核糖体也不能组装，且 90% 以上的线粒体蛋白是核 DNA 编码，在细胞质的核糖体上合成，然后转移到线粒体中，所以线粒体的自主性是非常有限的，线粒体遗传系统是在细胞核遗传系统调控下发挥作用的。因此，线粒体只是一种半自主性的细胞器。

五、线粒体与疾病

线粒体是一个结构和生化功能复杂而敏感多变的细胞器，细胞内、外环境因素的改变，可引起线粒体结构和功能的异常，从而导致疾病的发生，因此，往往把线粒体作为对疾病诊断和测定环境因素的指标。同时线粒体的某些组分又可治疗一些疾病。所以说，线粒体与疾病的关系极为密切。

（一）线粒体与肿瘤的关系

肿瘤组织代谢上，一个明显的特点就是无氧糖酵解增强、糖的有氧氧化能力显著下降细胞内线粒体较相应组织为少，线粒体内嵴减少，电子传递链组分及 ATP 酶含量均减少。

（二）线粒体与药物

线粒体上的某些组分，可以治疗一些疾病。例如，细胞色素 C 为治疗组织缺氧的急救用药和辅助用药，如治疗一氧化碳中毒、新生儿窒息、高山缺氧、肺功能不全、心肌炎及心绞痛等；辅酶 Q 和辅酶 I（NAD^+）可用于治疗肌肉萎缩症、牙周病、高血压和肝脏疾病等。

有些药物作用机制，与线粒体有关。甲状腺功能减退患者补充的如甲状腺素能活化 Na^+-K^+-ATP 酶，加速 ATP 分解为 ADP 和 Pi，ADP 进入线粒体的数量增加，氧化磷酸化偶联作用加强。一些毒物的作用，主要是它们对线粒体功能的影响，如氰化物、一氧化碳可以使人中毒死亡，其主要作用机制是阻断呼吸链上的电子传递，停止产生 ATP，使细胞内生理活动受到破坏，最终导致细胞和个体死亡。

第四节　细胞骨架

在真核细胞的细胞质内有三类网状纤维结构，即微管、微丝、中间纤维，这三类网状纤维结构总称为**细胞骨架**（cytoskeleton）。细胞骨架在维持细胞形态、细胞运动、细胞分裂、信息传递以及能量转换等方面具有重要作用，细胞骨架还是各类细胞器的固定支架，如核糖体固定在纤维结构的交叉点上，而细胞内膜系统也得到它的支撑。细胞骨架的研究是当今细胞生物学中最活跃的领域之一。

一、微管

微管（microtubule，MT）普遍存在于真核细胞中，是细胞中具有一定功能的细胞器，同时也是鞭毛、纤毛、中心体等细胞器的主要成分。

（一）微管的超微结构及其化学成分

微管呈中空圆管状结构，外径为 22～25nm，内径约 15nm，在大多数细胞中，它们仅有几微米长，但在特化细胞，如中枢神经系统的运动神经元中，可长达几厘米。微管的主要化学成分是**微管蛋白**（tubulin），它有 α 和 β 两种球形亚单位，微管中的微管蛋白一般以 α 和 β 的异二聚体形式存在。异二聚体有与 GTP、GDP 分子作用的位点，是微管蛋白组装成微管的动力学基础；异二聚体另有两个位点，是与秋水仙素和长春花碱作用的位点，这两种药物均可抑制微管的聚合。

（二）微管的组装

α 和 β 微管蛋白首先形成异二聚体，异二聚体首尾相接（即 αβ→αβ→αβ→），组装成直径为 5nm 的原纤维，接着二聚体在其两端和侧面增加使之扩展成片状带，当片状带加宽至 13 根原纤维时，即合拢成一段微管。微管具有极性，α-微管蛋白端为负端（头），β-微管蛋白端为微管的正端（尾）（图4-8）。

体外实验表明，微管可以不停地聚合和解聚，处于组装和去组装的动态平衡中。目前较为流行的**微管"踏车"模型**（microtubule treadmilling model）认为：一定条件下，微管正端发生组装，使微管延长，而负端则通过去组装，使微管缩短。当一端组装的速度和另一端解聚的速度相同时，微管的长度保持稳定。细胞的微管是从**微管组织中心**（microtubule organizing center，MTOC）生长出来的，这个中心控制细胞质中微管的数量、位置及方向。细胞内的微管组织中心通常有中心体（粒）、基体、纺缍极。

微管的组装是一个耗能的过程。每个游离的微管蛋白二聚体有GTP和GDP分子的结合位点。带有GTP的微管蛋白之间结合牢固，形成GTP帽结构，促使微管组装延长；携带有GDP的微管蛋白结合不紧密，会解聚缩短。

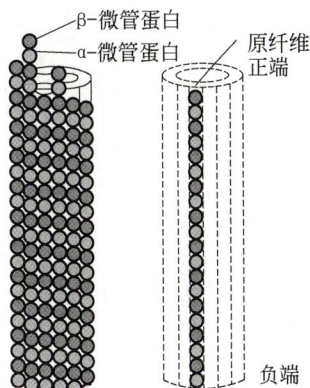

图4-8 微管的超微结构

在体外聚合实验中，许多因素可以影响聚合与解聚的反应平衡及反应速度。如秋水仙素与长春花碱引起微管蛋白解聚；紫杉醇可促进微管的聚合和稳定已经聚合的微管。温度超过20℃有利于组装，低于4℃引起分解；氧化氘（D_2O）能促进微管组装；Ca^{2+}浓度低时促进组装，浓度高时促使分解。

（三）微管的种类

细胞中的微管有单管、二联管和三联管3种类型。

单管的管壁由13条直径为4～5nm的原纤维集合而成，它们分散或成束于细胞质中，细胞中的大部分微管是单管微管，单管微管不稳定，极易解聚。

二联管由A和B两条管组成，A管有三条原纤维与B管共有。二联管比单管稳定，一般不易发生结构的改变。二联管存在于鞭毛和纤毛的杆状部分。

三联管由A、B、C三条管组成，其A与B、B与C各有3条原纤维共有，三联管不容易解聚，它存在于中心粒以及鞭毛、纤毛的基体之中。

（四）微管的功能

1. 维持细胞形态 在多数细胞中微管起一种机械支架作用，维持细胞形态，固定与支持细胞器的位置。

2. 参与细胞内物质运输及细胞器的位移 微管参与细胞内物质运输、参与细胞器的位移，如细胞核、线粒体位置的固定；内质网、高尔基复合体和其他小泡都需要微管的帮助完成位移；微管还是病毒、色素颗粒运输的轨道。这些任务主要由结合于微管上的马达完成。

马达蛋白有驱动蛋白和动力蛋白两种。驱动蛋白负责向正极即背离中心体方向进行运输，动力蛋白负责向负极即朝向中心体方向进行运输。

3. 参与染色体的运动，调节细胞分裂 微管是构成有丝分裂器的主要成分，可介导染色体的运动。

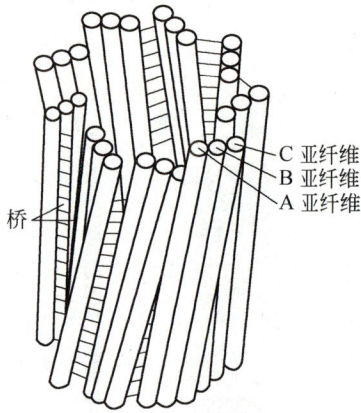

图 4-9　中心粒的超微结构

4. 构成纤毛、鞭毛和中心粒的主体结构，参与细胞运动

（1）中心粒　在光学显微镜下看到的中心体（centrosome）（彩图 4-4）实际上是一种复合体，由**中心粒**（centriole）和**中心球**（centrosphere）组成。电镜下中心粒是圆柱形小体，而且成对并彼此相互垂直排列，故又称双心体。中心球是存在于中心粒周围，具有较高电子密度的一些无定型基质。

中心粒的结构是九束三联管有规则地排列成环状，每九束环状结构之间是斜向排列，好似风车的旋翼，故称为**中心粒小轮**（centriole pin wheel）（图 4-9）。

中心粒的功能：①中心粒是动物细胞微管组织中心。②由于中心粒存在 ATP 酶，表明它与细胞的能量代谢有关，为细胞运动和染色体运动提供能量。③中心粒与细胞的有丝分裂有关。一般情况下，每个细胞只有一对中心粒。在细胞分裂前期，成对的中心粒进行自我复制变成两对，分别向细胞两极移动，与纺锤丝相连。在细胞分裂中期，中心粒之间的纺锤丝牵引染色体，导致染色体移动。因此，中心粒被认为是细胞分裂时的内部活动中心。

（2）鞭毛与纤毛　鞭毛（flagellum）、纤毛（cilia）是专司运动的细胞特化结构，它们由二联管有规则地排列、组合而成。鞭毛和纤毛是细胞质向表面突起而形成的形态细长的一类细胞器。通常将少而长的称鞭毛，约 150μm；短而多的称纤毛，5～10μm。它们的直径为 0.15～0.50μm。

纤毛器的基本结构包括：①纤毛，是细胞表面突出的细长柱状部分；②基体（basal body）是深入到细胞质中的部分，与中心粒结构相似的细胞器，从它发出纤毛或鞭毛。若在纤毛或鞭毛中部作一横切面，可见轴丝的中心有一对由中央鞘包围的微管，两条微管单独分开，它们之间有桥梁相连，称为中央微管。中央鞘的四周有 9 束二联管，其中有一条微管电子致密度高，称为 A 管；另一条为 B 管，电子密度低。A 管有两个短臂伸向邻近一对微管的 B 管，带有钩的为外臂，不带有的为内臂。这两个短臂称为动力蛋白臂（dynein arms），具有 ATP 酶活性，为纤毛或鞭毛的运动提供能量。二联管向中央微管的突起称为辐条，辐条的末端膨大部分称为辐条头。9 对二联管之间有管间联结丝，它通过内臂将 9 组二联管紧紧地扎为一体（图 4-10）。

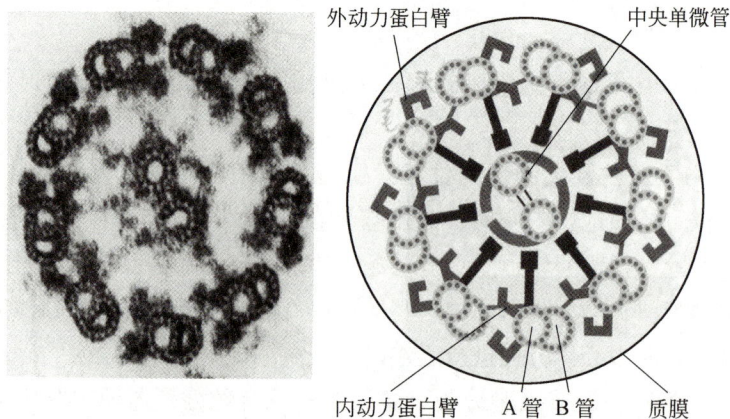

图 4-10　鞭毛和纤毛横切面模式图

关于鞭毛和纤毛的运动机制，目前认为是由于轴丝中二联管之间的相互滑动而产生的，而动力蛋白臂是微管滑动必不可少的结构，因为动力蛋白臂具有 ATP 酶活性，能水解 ATP，将化学能转化为机械能，为鞭毛和纤毛的运动提供能量。所以在鞭毛和纤毛的基体附近有许多线粒体分布，提供 ATP。

二、微丝

微丝普遍存在于各种真核细胞中，在具有运动功能或非对称性的细胞中尤为发达。在体外培养的上皮细胞和成纤维细胞基质中，可见到线状的微细纤维，即称微丝。它分散或成束状，或交织成网状存在于细胞中。微丝根据细胞周期和运动能量的需要改变其在细胞内的形态和空间位置，这说明微丝也是一个可变的结构，能根据所在细胞的不同需要而聚合或解聚。

（一）微丝的结构及化学组成

微丝（microfilament，MF）是一种实心的纤维状结构，是肌动蛋白的螺旋形聚合体。它们具有韧性，直径为 5~7nm。通常形成各种各样的纤维束、二维的网状结构或是三维的凝胶体。虽然细胞中各处都有肌动蛋白，但它们主要集中在细胞质膜下的皮层中。

微丝的主要化学成分是**肌动蛋白**（actin）。在细胞中肌动蛋白的存在方式有两种：一种是游离状态的球状肌动蛋白单体，称为 G-肌动蛋白；另一种是由 G-肌动蛋白聚合后形成的纤维状长链，又称 F-肌动蛋白。F-肌动蛋白构成微丝的主体。肌动蛋白分子具有明显的极性，分子的一端为正端，另一端为负端，它们首尾相接后形成的肌动蛋白丝也像微管一样在结构上有极性，有一个正端和一个负端。

（二）微丝的组装及影响因素

肌动蛋白丝可以在任何一端添加肌动蛋白单体而增长，不过在正端的速度要比在负端快。裸露的肌动蛋白丝就像不带结合蛋白的微管一样而呈固有的不稳定性，而且两端都可以去组装。游离的肌动蛋白单体带有一个紧密结合的 ATP，一旦肌动蛋白单体聚合到肌动蛋白丝上，它就水解成为 ADP，减弱了单体之间的结合力，也就降低了聚合体的稳定性。因此，核苷酸的水解促进了解聚，帮助细胞中已形成的微丝去组装。

在含有 ATP 和 Ca^{2+} 以及很低浓度 Na^+、K^+ 等阳离子的溶液中，微丝趋向于解聚或成球形肌动蛋白，而在 Mg^{2+} 和高浓度的 K^+ 或 Na^+ 的溶液中，球形肌动蛋白则组装成微丝。

细胞松弛素 B 是研究微丝的特异性药物。细胞松弛素 B 能解聚微丝，而使其功能丧失；当除去该药物后，解聚后的肌动蛋白又可以聚合成微丝，恢复其功能。

（三）微丝的主要功能

1. 细胞骨架　与微管共同组成细胞的支架，以维持细胞的形状。如细胞的特化结构微绒毛是靠微丝来支撑其形态的。

2. 细胞运动　微丝参与细胞的各种运动，如胞质流动、变形运动及细胞的吞噬活动等。

3. 肌肉收缩　肌动蛋白与肌球蛋白一起形成可收缩的结构，与肌肉收缩有关。动物的横纹肌有细肌丝和粗肌丝两种肌丝。细丝由肌动蛋白丝、肌钙蛋白复合物和原肌球蛋白组成。粗丝由肌球蛋白丝组成。一般认为是两种肌丝之间的相互滑动使横纹肌收缩。

4. 细胞分裂　在细胞分裂时，由肌动蛋白丝和肌球蛋白 II 组成的缢缩环的紧缩，使细胞缢成分裂沟，最后细胞一分为二。胞质分割结束时微丝解聚，缢缩环消失。

5. 细胞连接 构成细胞间的连接装置。

三、中间纤维

细胞骨架的第三种成分是**中间纤维**（intermediate filament，IF），是最复杂的一种骨架成分。构成中间纤维的基本蛋白质是由同一基因家族编码的，在不同的细胞和组织内进行表达。

（一）中间纤维的结构与化学组成

中间纤维是由中间丝蛋白组成的，直径介于微管与微丝之间，为 7～12nm 的绳状纤维。化学成分比微管和微丝复杂，性能及结构均比微管、微丝稳定，既不受秋水仙素类药物的作用，也不受细胞松弛素 B 的影响。

中间纤维蛋白家族很大，有多种不同的成员。每一种中间丝蛋白在分子量、等电点和氨基酸序列等方面存在明显不同，但它们的分子结构却非常相似。所有的中间丝蛋白单体都有共同的基本结构，即都由 311～314 个氨基酸构建成一个中央 α 螺旋杆状区，两侧是大小和化学性能不同的头部（N-端）和尾部（C-端）。因此，中间纤维外形及性质的差异几乎完全归因于两端区的多样性。

（二）中间纤维的组装

中间纤维的组装过程较复杂，有些中间纤维仅由一种单体蛋白组成，有些则由两种甚至三种不同的蛋白单体组装而成，但它们组装成中间纤维的过程都较相似，其过程如图 4-11 所示。

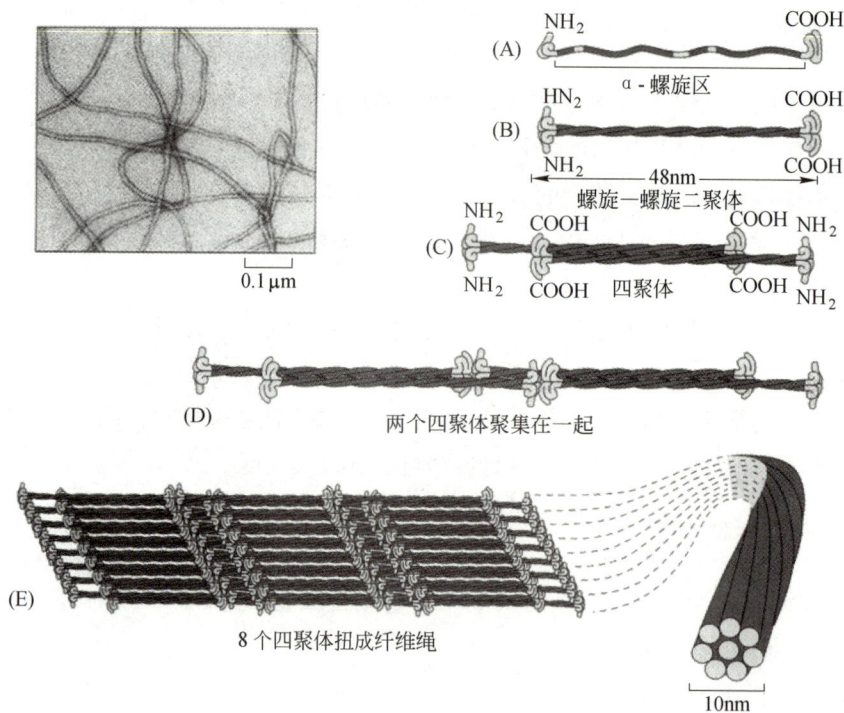

图 4-11 中间纤维的结构

1. 首先各型中间纤维的蛋白单体，以平行且相互对齐的方式形成双股超螺旋二聚体（图 4-11A、11B）。

2. 两个二聚体排列形成错开的四聚体（图 4-11C），四聚体是在水溶液中的最小稳定单位。

3. 每个四聚体首尾相连起来，形成**原纤维**（protofilament）（图 4-11D）。

4. 8 条原纤维再组装成螺旋状的绳状中间纤维丝，结果在横切面上可见到 32 条多肽，杆状中心区域作为纤维的核心，头尾部则突出纤维之外（图 4-11E）。

5. 超螺旋中 α–螺旋是反向平行的，因此是非极性的。

（三）中间纤维的类型

有一类中间纤维形成紧贴在核被膜内面的网筛状核纤层，其他类型在细胞质中伸展，使细胞具有固定机械强度，并通过一个细胞连接穿越细胞质到另一个细胞连接，使整个上皮组织具有机械应力。细胞质中的中间纤维丝可分为 5 种。

1. 角质蛋白纤维 角质蛋白纤维（keratin filament）只分布在上皮细胞或外胚层起源的细胞中。角质蛋白纤维可能有 30 种不同的角蛋白亚丝，其中包括头发、指甲等"硬"质角蛋白。这类纤维含有不同分子量的多肽角蛋白，在不同种类的细胞内，它们的排列不完全一致。

2. 波形蛋白纤维 波形蛋白纤维（vimentin filament）只分布在间质细胞和中胚层起源的细胞中如结缔组织中的细胞、红细胞以及淋巴管内皮细胞、成纤维细胞、软骨细胞等。同时无论何种细胞在体外培养时一般也会出现这种纤维。波形蛋白纤维很难溶解，在细胞中可能起支撑作用，实验证明它的分布常常终止于核膜或与核膜紧密相连。

3. 结蛋白纤维 结蛋白纤维（desmin filament）只分布在成熟肌肉细胞中，也称连接蛋白或肌间线蛋白纤维，常见于骨骼肌、心肌、平滑肌。

4. 胶质蛋白纤维 胶质蛋白纤维或胶质丝（glial filament）由胶质原纤维酸性蛋白（glial fibrillary acidic protein）构成，这种蛋白只在中枢神经系统的胶质细胞中表达。

5. 神经蛋白纤维 神经蛋白纤维或神经丝（neurofilament）由神经丝蛋白（neurofilament protein）构成，这种蛋白只在中枢和外周神经系统的神经细胞中表达。

（四）中间纤维的主要功能

1. 中间纤维对维持细胞核和细胞器在细胞内的特定空间位置，以及保持细胞特定形态均发挥了重要的机械性支架作用。

2. 中间纤维与微丝和微管共同发挥物质运输作用。如神经元中的神经纤维蛋白与微管相连，共同构成轴质运输中的慢速运动成分，并同时使轴突具有一定的机械强度。

3. 多种细胞在体外培养传代时，常常出现波形蛋白纤维增多，这一现象与机体肿瘤细胞在演变增殖过程中所表现的类似，说明它在细胞癌变调控中起一定作用。

4. 中间纤维蛋白可能与 DNA 复制与转录有关。

四、细胞骨架与疾病

（一）微管与疾病的关系

当细胞发生病变时，细胞骨架系统中的微管的数量和结构会发生明显的变化。

1. 遗传性疾病 微管与细胞病理的关系是十分显著的，有几种疾病已被报道属于微管遗传性疾病，如阿尔茨海默病（Alzheimer disease，AD），即早老年性痴呆病，在脑神经元细胞里发现有大量扭曲变形的微管，只有个别微管保持正常。

2. 急性肝炎　肝炎病患者肝细胞内部的微管数量明显增多，尤其是高尔基复合体区。这可能与肝细胞分泌血浆蛋白的功能增强有关。

3. 不运动纤毛综合征　是一种先天性纤毛异常，在婴儿表现为呼吸道疾病，在成年期表现为男性精子不育，这是因为患者的精子及呼吸道上皮细胞纤毛的轴丝中9束二联微管的动力蛋白臂先天缺失。

（二）微丝与疾病的关系

镰刀型红细胞贫血症（sicklemia）是一种典型的遗传性分子病，患者的血红蛋白β肽链上的单一谷氨酸被缬氨酸置换而发生异常，使患者体内缺氧，钙离子增加，ATP含量显著减少。这就引起肌动蛋白纤维发生变化，导致微丝发生改变，细胞膜变形，整个血红蛋白细胞盘状扭曲呈镰刀状。在炎症的修复过程中，新生的肉芽组织由肌纤维母细胞组成，其中含有肌动蛋白和肌球蛋白组成的收缩性细丝，对创伤愈合有重要作用。病毒在细胞内复制时，组装和成熟过程中微丝的变化也特别明显。

（三）中间纤维与遗传性疾病

遗传性疾病单纯性大疱性表皮松解症（epidermolysisbullosa simples，EBS）患者，表达有缺陷的细胞角质蛋白，而使它们对机械性损伤非常敏感，轻微的挤压就可使突变的基底细胞破坏，使患者皮肤出现水疱。

知识链接

个性化医疗

个性化医疗（personalized medicine）是以个人基因组信息为基础，结合蛋白质组和代谢组等相关内环境信息，为患者量身设计出最佳治疗方案，以期达到最大疗效和最小副作用的医疗模式。个性化医疗将全面改变人类医疗理念和医疗模式，改变千人用一药的传统治疗方式，将对"症"下药变为对"人"下药，可以提高治疗效果和安全性。随着基因组学研究的不断深入，个体通过检测基因来预知自己的未来健康状况，有针对性地进行未病先治，通过了解人类基因的个体差异，有助于医生为患者选择并设计更加个性化、准确的治疗方法。人类基因组计划和国际人类基因组单体型图计划以及疾病易感基因的研究成果，将成为确定人类遗传多态性和疾病的关系，通过对个体若干基因多态位点的测定，就可以了解个体的健康状况和潜在的疾病倾向，并建立起一套人类健康的个性化基因检测方案，进而定制个性保健和生活方案。如肿瘤的个性化医疗就是采用国际最先进的基因检测技术将肿瘤突变基因定位，确定其机体药物代谢能力，制定最佳治疗方案，如分子靶向药物、药物剂量和生物免疫治疗等先进治疗方法。尽管个性化医疗正在逐步成为现实，但在大规模推广和应用前，它还需要克服很多阻碍，如经济层面和科研方面的挑战，以及相关配套设施的完善。

思考题

1. 内质网分为几种？在形态和功能上各有何特点？
2. 简述蛋白质合成的信号肽假说的内容。
3. 高尔基复合体具有哪些主要生理功能？
4. 溶酶体具有哪些生理功能？
5. 溶酶体是如何形成的？
6. 人类哪些疾病与溶酶体密切相关？
7. 何谓膜流？膜流对细胞的生命活动有何影响？
8. 简述蛋白质生物合成的基本过程。
9. 细胞中的核糖体有几种存在形式？所合成的蛋白质在功能上有什么不同？
10. 为什么说线粒体是细胞氧化供能中心？
11. 为什么说线粒体是一个半自主性的细胞器？
12. 线粒体与人类疾病有何关系？
13. 简述化学渗透假说的内容。
14. 微管有几种类型？在细胞中作用如何？
15. 简述鞭毛或纤毛的超微结构。
16. 细胞骨架与医学有何关系？

第五章

细胞核

细胞核（nucleus）是真核细胞区别原核细胞最显著和最重要的细胞器，是细胞生命活动的调控中心。细胞核的出现是生物进化历程中的一次飞跃，是真核细胞结构完善的主要标志。

细胞核的形态多种多样，一般与细胞的形态相适应。各种细胞和细胞核的形态见彩图5-1～彩图5-6。

细胞核的大小在不同生物、不同生理状态下有所不同，高等动物细胞核直径一般为5～10μm。常用细胞核与细胞质的体积比，即核质比（nuclear-cytoplasmic ratio）来表示细胞核的相对大小。

一般情况下，当细胞体积增大时，细胞核也随着增大，以保持核质比不变。

真核细胞通常只有一个核（彩图5-2、彩图5-3），但肝细胞（彩图5-1）、肾小管细胞和软骨细胞有两个核，有的细胞甚至有多个细胞核，如骨骼肌细胞有几十个核（彩图2-7），破骨细胞的核可达数百个；也有的细胞没有核，如哺乳动物的成熟红细胞（彩图5-4）。细胞核一般位于细胞的中心位置或稍偏向一侧，有的细胞如脂肪细胞由于脂滴较多，核常被挤于一侧。

第一节　细胞核的结构

细胞核的形态结构随细胞的增殖过程呈周期性变化，在细胞分裂期，核被膜裂解，细胞核没有明显的形态结构，只有在细胞分裂间期时才能观察到核的完整结构，其基本结构包括核被膜、染色质、核仁及核基质四部分（电镜图1、电镜图4、电镜图7）。

一、核被膜

核被膜（nuclear envelope）又称核膜（nuclear membrane）是内膜系统的重要组成部分，其内包含着遗传物质而形成了真正独立的核。在电镜下观察，核被膜由内、外两层不连续的单位膜构成，靠向细胞质的一层为外核膜，靠向核质的一层为内核膜，内、外核膜之间是宽为20～40nm的腔隙，称为核周间隙，核膜上分布有很多核孔复合体（图5-1）（电镜图1、电镜图4、电镜图7）。

1. 外核膜　外核膜（outer nuclear membrane）朝向细胞质，厚4～10nm，外表面附有核糖体，外核膜与粗面内质网相连，因此被认为是内质网的一个特化结构。

2. 内核膜　内核膜（inner nuclear membrane）朝向核质，内表面有一层由纤维蛋白组成的纤维网络结构，称为**核纤层**（nuclear lamina）。核纤层与中间纤维、核基质相互连接，并与核内核膜上的镶嵌蛋白质相连，起到维护核膜形态及固定核孔的位置的作用，核纤层还与核内的染色质

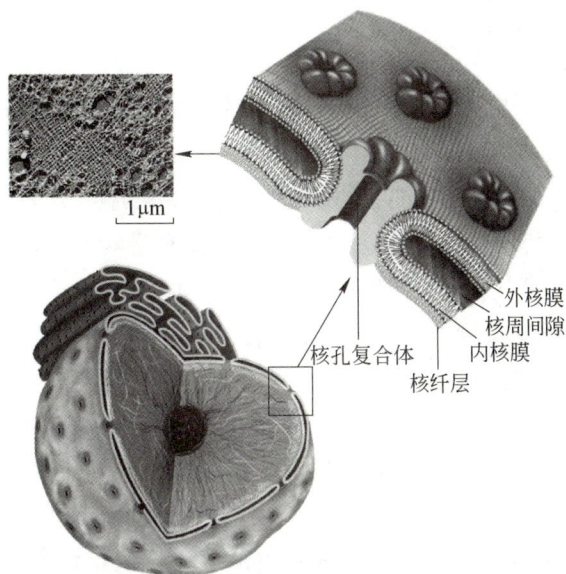

图 5-1 细胞核及核膜的结构示意图

的特异性部位相结合，为染色质提供附着位点。在细胞周期中，核纤层与核膜的裂解与重建有关。

3. 核周间隙 内、外核膜之间有宽为 20～40nm 的腔隙，称为**核周间隙**（perinuclear space）。核周间隙与粗面内质网腔相通，内含有呈溶解状态的各种蛋白质和酶。在各种生理活动中，核周间隙是核与质之间的生理缓冲区。

4. 核孔复合体 核膜上存在着由内、外核膜局部融合形成的环形孔道，直径为 80～120nm，是细胞核与细胞质间物质交换的通道，称为核孔。核孔的数目、大小与细胞的种类和代谢状态有关。一般在分化较低、合成功能旺盛以及核仁大的细胞中，核孔数目较多。电镜下的核孔并非简单的孔洞，而是一个复杂的盘状结构体系，由一组蛋白质颗粒以特定方式排列而成的结构，称为**核孔复合体**（nuclear pore complex）。核孔复合体的结构为：每个核孔由柱状亚单位（column subunit）形成核孔壁，其内侧、靠近核孔复合体中心有环状亚单位（annular subunit），由 8 个颗粒状结构环绕而成核孔复合体核质交换的通道；接触核膜部分的蛋白称为腔内亚单位（luminal subunit），由大的跨膜糖蛋白组成，有利于核孔复合体锚定在核膜上。另外，核孔胞质面边缘和核质面边缘分布有胞质环和核质环，环上分别有 8 条细纤维对称分布并伸向胞质和核质，其中伸向核质的纤维末端形成一个小环。

核膜作为核、质之间的屏障，不仅可将细胞核物质与细胞质物质限定在各自特定的区域内，对稳定核内遗传物质和 RNA 转录后有效的加工也有十分重要的意义，而且对细胞核、质间的物质交换起着重要作用，决定着物质交换的类型与方式。

二、染色质与染色体

染色质是 1879 年由 Flemming 提出的，用于描述细胞核中能被碱性染料染色的物质，1888 年 Waldeyer 提出了染色体概念。

染色质（chromatin）是指间期细胞核内容易被碱性染料染成深色的物质，是间期核内遗传物质的存在形式。当细胞进入分裂期时，染色质复制后经螺旋、折叠卷曲形成的棒状结构称为**染色体**（chromosome）。因此，染色质和染色体是同一物质在细胞间期和分裂期的不同表现形态（彩图 5-2、彩图 5-7、彩图 5-8）。

（一）染色质的化学组成

染色质主要包括 DNA 、组蛋白、非组蛋白和少量的 RNA。

1. DNA 是染色质中贮存遗传信息的生物大分子，其结构、性质稳定，数量恒定，不同生物染色质中的 DNA 含量有所不同。真核细胞的 DNA 碱基排列顺序可分为单一序列和重复序列，根据重复次数不同，重复序列又分为中度重复序列和高度重复序列。

2. 组蛋白（histone，H） 是染色质中富含赖氨酸和精氨酸的碱性蛋白质，总量约与 DNA 相当。根据精氨酸、赖氨酸的比例不同，可将组蛋白分为五种：H1、H2A、H2B、H3 及 H4。H1 又称连接组蛋白，与染色质高级结构的构建有关；其他 4 种又称核小体组蛋白，参与形成核小体，维持染色体结构。除 H1 外，其他 4 种组蛋白在进化上高度保守，没有种属和组织的特异性，其中尤以 H3、H4 最为保守。组蛋白和 DNA 结合可抑制 DNA 的复制和转录。

3. 非组蛋白 是染色质中除组蛋白以外所有蛋白质的统称，富含带负电荷的天冬氨酸、谷氨酸等氨基酸，是酸性蛋白质。非组蛋白在细胞内的含量比组蛋白少，但种类繁多，且功能各异。主要包括与核酸的合成、分解及染色质化学修饰有关的酶类以及部分结构蛋白和调节蛋白。

非组蛋白与组蛋白结合，能特异性地解除组蛋白对 DNA 活性的抑制作用，促进复制和转录，调控基因的表达。

4. RNA 染色质中 RNA 含量很低，而且在不同物种中含量变化较大，大部分是新合成的各类 RNA 前体。

（二）常染色质和异染色质

根据螺旋化和折叠程度的不同，间期细胞核内的染色质可分常染色质和异染色质。

1. 常染色质（euchromatin） 是指间期核内结构较疏松的、螺旋化程度小、不易被碱性染料着色的染色质纤维部分。常染色质多分布于细胞核的中央，少量分布于核仁内。常染色质的 DNA 主要由单一序列和中度重复序列构成，这部分染色质代表有活性的 DNA 分子部分，在一定条件下可进行转录，但并不是所有的常染色质基因都具有转录活性，处于常染色质状态只是基因转录的必要条件。

2. 异染色质（heterochromatin） 是间期核内一种结构紧密、高度螺旋化、用碱性染料染色深的染色质纤维。异染色质多分布于核内膜边缘，核孔的周围。异染色质又分为结构异染色质和兼性异染色质两种。结构异染色质是指那些在所有细胞和不同发育阶段中始终处于凝集状态的、无转录活性的染色质。结构异染色质由高度重复的 DNA 序列构成，在中期染色体上，多分布于着丝粒、端粒、次缢痕等部位。兼性异染色质是由常染色质凝缩、丧失转录活性后形成的异染色质，在一定条件下能向常染色质转换并恢复其转录活性。

一般而言，常染色质可大量出现于快速增殖的细胞，如胚胎细胞、骨髓细胞和肿瘤细胞；而在分化程度高的细胞中，异染色质往往含量较高，这表明基因可在细胞的分化过程中逐渐以凝缩状态关闭。因此，染色质的凝缩可能是基因活性关闭的一种途径。如雌性哺乳动物含一对 X 染色体，其中一条始终为有转录活性的常染色质，但另一条在胚胎发育的第 16～18 天失去转录活性成为异染色质。在间期核中失活的 X 染色体呈固缩状态，形成直径约 $1\mu m$ 的浓染小体，紧贴核膜内缘，称为 X 染色质。X 染色质检查可用于性别和性染色质异常鉴定。在复制时间上常染色质先复制，异染色质后复制。在化学本质上，常染色质和异染色质是同一种物质的两种不同存在状态，而且在一定条件下二者还可以互相转换。

（三）染色质的包装

人体一个细胞中的 DNA 总长度为 1.74m，细胞核的直径仅为 5μm，因此，DNA 必须进行高度有序的折叠，才能在狭小的核空间内保存和行使功能，并且在细胞分裂中将遗传物质平均分配到两个子细胞中去。1974 年 Kornberg 等人对酶切后的染色质进行电镜观察，发现染色质的基本结构单位是核小体，提出了染色质结构的"串珠"模型。核小体彼此串联在一起，再进行多次螺旋、折叠形成高级结构，最终组装成染色体。

1. 核小体（nucleosome）　由长约 200bp 的 DNA 和 5 种组蛋白组成核小体。其中核小体组蛋白 H2A、H2B、H3、H4 各一对组成八聚体蛋白，DNA 分子以 147 个碱基对长度在其表面缠绕 1.75 圈形成直径 10nm、高 6nm 的核心颗粒，其余 60bp 左右的 DNA 连接相邻的核心颗粒叫作连接 DNA（linker DNA），组蛋白 H1 位于连接 DNA 上，锁住 DNA 的进出端，起稳定核小体的作用。

若干个核小体重复排列形成直径约 10nm 的串珠状纤维。由于核小体的形成，DNA 分子被压缩了大约 7 倍。

2. 螺线管（solenoid）　核小体串珠围绕一个空心轴，螺旋化形成外径 30nm、内径 10nm、螺旋间距 11nm 的中空线状结构，称为螺线管。螺线管的每一螺旋含 6 个核小体，使得 DNA 又压缩了 6 倍。组蛋白 H1 位于螺线管内侧，对螺线管的形成和稳定起着重要作用。

3. 超螺线管（super-solenoid）　螺线管进一步螺旋盘绕形成直径为 400nm 的圆筒状结构，称为超螺线管。由螺线管到超螺线管，DNA 的长度又压缩了近 40 倍。

4. 染色单体（chromatid）　由超螺线管再进一步螺旋和折叠形成染色单体，使得 DNA 的长度又压缩了 5 倍。这样，从线性 DNA 分子到染色单体，DNA 共压缩了约 8400 倍。

多级螺旋模型虽然在一定程度上解释了染色体组装的复杂现象，但并非唯一的假设模型。20 世纪 80 年代以来，染色体"袢环"模型（loop model）引起了人们的重视。这个模型认为，在染色体中，有一个由非组蛋白纤维网组成的染色体支架，两条染色单体的非组蛋白支架在着丝粒区域相连接。直径 30nm 的螺线管折叠形成袢环，每个袢环长 520nm，含 30 000 万～100 000 万个碱基对。每 18 个袢环以染色体支架为轴心呈放射状排列一圈形成微带（miniband），微带是染色质的高级结构单位。大约 10^6 个微带沿轴心支架纵向排列构成染色单体（图 5-2）。

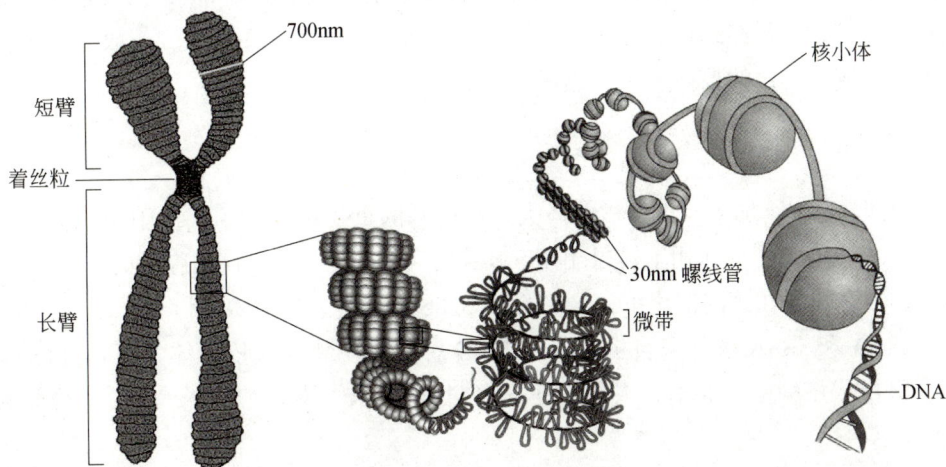

图 5-2　微带与染色体模式图

三、核仁

核仁（nucleolus）是真核细胞间期核中最明显的结构之一，在光镜下为深染均质的圆形小体，其大小、数目随着细胞类型及生理状态不同而异，一般为 1 个或 2 个，也有多个（彩图 5-2）。蛋白质合成旺盛的细胞，如卵母细胞、分泌细胞及肿瘤细胞，核仁很大；而不具蛋白质合成能力的细胞，如精子细胞、肌肉细胞，核仁则很小，甚至没有核仁。

核仁通常位于核的一侧，也可移到核膜边缘。在细胞有丝分裂前期核仁消失，末期重新出现。

（一）核仁的化学组成

核仁的化学成分主要为蛋白质、RNA 和 DNA，其中蛋白质为核仁的主要成分，占核仁干重的 80%，种类很多，约 100 余种，如核糖体蛋白、组蛋白、非组蛋白和 RNA 聚合酶、ATP 酶等多种酶系。RNA 约占干重的 10%，以核蛋白形式存在。DNA 占核仁干重的 8%，主要位于核仁相随染色质部分。

（二）核仁的结构

电镜下核仁是一个无界膜包围的，由纤维丝等多种成分构成的海绵状结构。根据电镜观察和各种酶消化实验的结果，核仁的超微结构包括以下三部分。

1. 纤维中心（fibrillar center，FC）　是直径为 10nm 的染色质纤维，以绊环的形式深入核仁内部而形成圆形结构小岛，包埋在颗粒组分内部，含有编码 rRNA 的基因，即 rDNA。绊环上的 rRNA 基因成簇串联重复排列，可进行高速转录，产生 rRNA，组织形成核仁。因此，称之为核仁组织者区或核仁形成区（nucleolar organizing regions，NORs）。人类的 NORs 位于 13、14、15、21 和 22 号 5 对染色体上的次缢痕处。在间期核中，这些核仁形成区相互间发生融合，形成一个体积较大的核仁。

2. 致密纤维组分（dense fibrillar component，DFC）　是核仁中电子密度最高的部分，染色深，由致密的纤维组成，呈环形或半月形包围纤维中心，通常见不到颗粒。主要含有正在转录的 rRNA 分子、核糖体蛋白及某些特异性的 RNA 结合蛋白。

3. 颗粒组分（granular component，GC）　是一些直径为 15～20nm 的致密颗粒，分布于核仁纤维结构的外侧，并延伸到核仁边缘。颗粒组分由 rRNA 和蛋白质组成。一般认为它们是正在加工、处于不同成熟阶段的核糖体大、小亚基的前体。

（三）核仁的功能

核仁是 rRNA 合成、加工和组装核糖体大、小亚基的重要场所。真核细胞中，分布于核仁中的 rDNA 在 RNA 聚合酶 I 的作用下转录出 45S rRNA，45S rRNA 与来自细胞质的 80 多种蛋白质结合形成核蛋白复合体，在酶的催化下，裂解形成 5.8S rRNA、18S rRNA 和 28S rRNA。其中 5.8S rRNA、28S rRNA 和 5S rRNA（来自核仁外）与 49 种蛋白质装配成核糖体大亚基；18S rRNA 与 33 种蛋白质装配成核糖体小亚基。大、小亚基经过核孔运输到细胞质中，成为有功能的核糖体（图 5-3）。

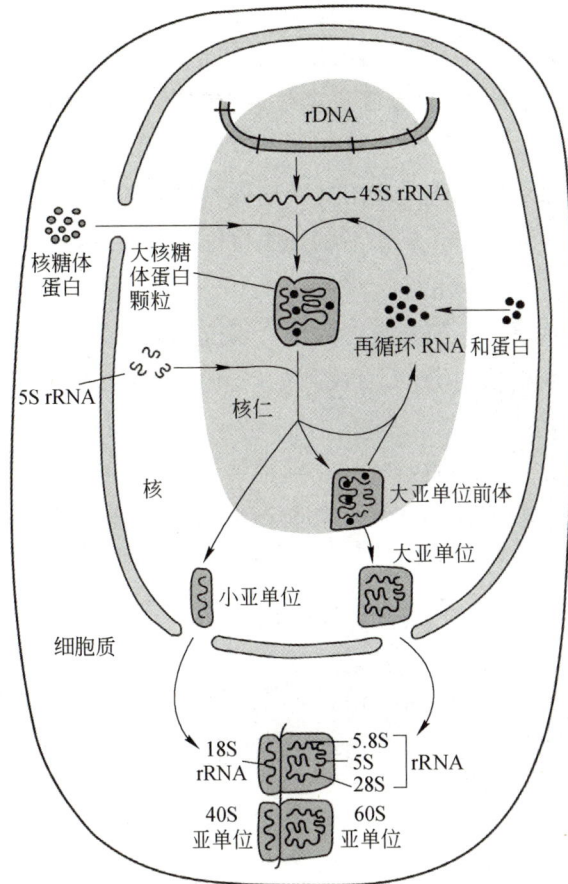

图 5-3 核仁的功能

四、核基质

核基质（nuclear matrix）是指细胞核内除核膜、染色质和核仁外的蛋白质纤维网架结构系统。1974 年 Berezney 和 Coffey 等人用核酸酶（DNase 和 RNase）和高盐溶液处理细胞核，抽提DNA、组蛋白和 RNA 后发现核内仍残留有纤维蛋白的网架结构，并称其为核基质。又因为核基质与胞质骨架有一定联系，并且形态也很相似，所以，也将核基质称为核骨架（nuclear skeleton）。

（一）核基质的形态结构与化学组成

构成核基质的网架结构由直径为 3～30nm 的纤维和颗粒状结构相互连接构成。纤维单体的直径为 3～4nm，较粗的纤维可能是单体纤维的聚合体。

核基质的主要成分是蛋白质，含量达 90% 以上。组成核基质的蛋白质成分较为复杂，种类多达 200 余种，在不同类型细胞和不同生理状态的细胞中均有明显差异。

除了蛋白质，核基质还含有少量的 RNA，以核糖核蛋白颗粒形式存在。在制备核基质过程中，用 RNase 消化处理后，核基质上的网状颗粒结构变得稀疏，并且核基质纤维的三维空间结构有很大的改变，因此，RNA 对于维持核基质三维网络结构的完整性是必需的。

（二）核基质的功能

核基质为细胞核内组分提供了一个非常重要的纤维网络结构，参与 DNA 复制、基因转录、染色质 DNA 有序包装和构建、细胞分化等生命活动。

1. 核基质参与 DNA 复制 核基质的纤维网架结构是 DNA 复制的空间支架，提供了 DNA 复制的酶和因子锚点的位点，形成 DNA 复制复合体进行复制，显著提高了 DNA 复制的准确率和效率。

2. 核基质参与基因转录 核基质与基因转录活性密切相关，基因只有与核基质结合后才可进行转录。此外，核基质参与了 RNA 转录后的加工修饰，与 hnRNA（mRNA 的前体）的加工过程有密切的联系。

3. 核基质参与染色体构建 细胞分裂过程中，用抗体封闭某些核基质蛋白，染色体凝集受到抑制。核基质可能对于间期核内 DNA 有规律的空间构型起着维系和支架的作用，并且参与 DNA 超螺旋化的稳定过程。

4. 核基质参与细胞分化 核基质结构和功能的改变，可导致基因选择性转录活性的变化，引起细胞分化。分化程度高的细胞中 RNA 合成能力强，核基质也很发达。

第二节 细胞核的功能

细胞核是遗传物质 DNA 存在的主要部位，是遗传信息贮存、DNA 复制、各种 RNA 转录的场所，其功能主要是参与 DNA 相关的一系列活动，在细胞遗传稳定性及细胞的代谢、生长、分化、增殖等生命活动中起着中心控制作用。

一、遗传信息的贮存

绝大多数生物的遗传物质是 DNA，DNA 分子上的遗传信息蕴藏在 4 种组成 DNA 分子的核苷酸的排列顺序中，核苷酸的数量和排列顺序的变化，使遗传信息呈现出多样性与复杂性。若 DNA 分子由 n 个核苷酸组成，则这些核苷酸将以 4^n 种方式加以排列。因此，遗传信息的量与组成 DNA 的核苷酸的数量呈正相关，核苷酸数量越多，其排列组合的方式就越复杂，DNA 分子所包含的遗传信息也就越丰富。人体细胞基因组的 DNA 分子上有 3.2×10^9 个核苷酸对，其所含遗传信息巨大。

DNA 分子中含有特定遗传信息的一段核苷酸序列称作**基因**（gene），是遗传信息的结构单位，控制着生物某些特定的性状。有些基因能编码蛋白质，有些基因编码的产物是 RNA。

二、DNA 复制

DNA 复制是指以 DNA 为模板，在酶的作用下，合成与亲代 DNA 分子相同的子代 DNA 分子的过程。复制的结果使核内 DNA 分子的含量增加了 1 倍，进而促使细胞分裂，将复制的遗传物质传给子代细胞，从而保持了遗传物质的稳定性。

（一）复制起点和方向

DNA 复制是从 DNA 分子内部的特定位置开始的，这个特定位置称为**复制起点**（origin point）。DNA 复制从起点开始向两侧双向延伸形成的复制单位称为**复制子**（replicon）。真核细胞的每个 DNA 分子上有多个复制起点，形成多个复制子，每个复制子包含 3～300kb。复制子只有起点没有终点，当两个相邻的复制子相连时，就汇合在一起，多个复制子汇合后终止复制。

（二）复制的过程

DNA 复制过程非常复杂，由多种酶和蛋白质共同完成，主要包括引发、延伸和终止三个阶段。

1. DNA 复制所需的酶 DNA 复制过程需要几十种酶催化。在 DNA 复制开始时，需要 DNA 解旋酶和 DNA 单链结合蛋白。DNA 解旋酶（helicase）是一类对 DNA 模板依赖的 ATP 酶，在对 DNA 双螺旋进行解旋时，需要 ATP 提供能量。当 DNA 分子解旋形成单链后，单链结合蛋白（single strand DNA binding protein，SSBP）就与 DNA 单链结合，防止单链 DNA 重新螺旋化，并保护其免受核酸内切酶的水解。

在 DNA 复制过程中，DNA 聚合酶起着主要作用。DNA 聚合酶能把单核苷酸加到多核苷酸链游离的 3′端的羟基上，使新链的合成具有方向性，只能是沿着 5′→3′方向进行。由于 DNA 聚合酶不能自行从头合成 DNA 链，所以必须由引物酶（primase）合成一小段含十几个至数十个核苷酸的 RNA 作为引物，还需要 DNA 连接酶（DNA ligase）将 DNA 聚合酶合成的 DNA 片段共价连接起来。

2. DNA 复制过程 DNA 局部解螺旋后形成两个复制叉（replication fork），每个复制叉的 DNA 分子的两条单链方向相反，一条是 3′→5′端，另一条是 5′→3′端，所以 DNA 两条链的合成方式不同。

以 3′→5′方向链为模板，在 RNA 引物及 DNA 聚合酶的作用下，沿 5′→3′方向边解旋边复制，复制是连续进行的，速度较快，因此把沿 5′→3′方向合成的子链称为**前导链**（leading strand）。

以 5′→3′方向链为模板，在 RNA 引物和 DNA 聚合酶作用下，先按 5′→3′方向合成一些短的、不连续的 DNA 片段，再经 DNA 连接酶的作用形成完整新链，由于这条链合成是分段进行的，所以复制速度慢，被称为**后随链**（lagging strand）。一段引物只能引导合成一个 DNA 片段，所以，在 5′→3′模板链上会同时出现许多片段，称为**冈崎片段**（Okazaki fragment）。真核生物的冈崎片段长度为 100~200 个核苷酸（图 5-4）。

像这样，在一个复制叉内，一条链的复制是连续的，另一条链的复制是不连续的，故称**半不连续复制**（semi-discontinuous replication），复制后的子代 DNA 分子保留了原来分子的一条链，称作**半保留复制**（semi-conservative replication）。

由于真核细胞的 DNA 分子链是盘绕在组蛋白八聚体构成的核心颗粒上的，所以，在 DNA 复制时首先是 DNA 从组蛋白核心颗粒上脱下来，当 DNA 复制完毕，又与组蛋白核心颗粒结合。

三、遗传信息的转录

转录（transcription）是指以 DNA 分子为模板，根据碱基配对原则，合成 RNA 的过程，是蛋白质生物合成所必需的重要环节。真核生物 RNA 转录及转录后加工、转运是在细胞核各组成结构的相互配合和共同作用下完成的。在核基质中，RNA 聚合酶 II 催化合成 hnRNA（mRNA 的前体），RNA 聚合酶 III 合成 tRNA 和 5S rRNA；在核仁内，RNA 聚合酶 I 催化合成 45S rRNA。转录出的 RNA 经过加工成熟后经由核孔复合体转运至细胞质中指导合成蛋白质。

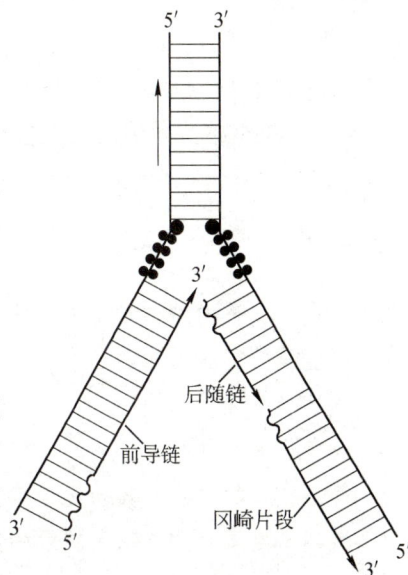

图 5-4 DNA 的复制
（一个复制叉中，示前导链与后随链的合成）

有关细胞核理论和技术的领域一直是细胞生物学研究的热点。细胞核移植（nuclear transplantation）是利用显微注射装置，将一个细胞的核植入于另一个已经去核的细胞中，以得到重组细胞的技术。在核移植的研究与实践中，最令人瞩目的是克隆羊多利的出生。多利羊的成功除了证明体细胞核仍然具有分化全能性的理论意义外，其所采用的细胞核移植技术更是细胞工程领域中的一个重大的突破，在医学领域有极大的应用价值。

第三节 细胞核与疾病

细胞核是遗传信息贮存、复制、转录及加工的场所，是细胞生命活动的控制中心，因此，细胞核结构与功能的改变常会引起细胞生长、分化、增殖等行为的异常，从而引起某种疾病。

一、细胞核形态异常

与正常细胞相比，肿瘤细胞核质比明显提高，细胞核形态会发生出芽、凹陷、弯曲等不规则变形，核呈现分叶状、弯月状及桑葚状等，核孔数目增多有利于核内、外物质的转运。核仁体积增大，数目增多，表现为rRNA合成活动增强，反映出肿瘤细胞代谢活跃、生长旺盛的特点。肿瘤细胞的常染色质比例增大，染色质颗粒化，聚集在核膜处，分布不均匀。

荧光显微镜技术的出现，为观察细胞核内的核酸提供了一个很好的工具。如用荧光染料吖啶橙对细胞核内的DNA、RNA进行荧光标记，在荧光显微镜下DNA会发出绿色荧光，RNA发出红色荧光，通过对不同颜色荧光强度的测定，可对细胞核内的核酸进行定性和定量。

二、细胞核的遗传物质异常

细胞核DNA上存在许多与肿瘤恶性转化相关的基因，其产物主要为对细胞生长、分裂和分化起调控作用的生长因子、生长因子受体、转录调节因子、细胞周期调节蛋白等。当这些基因在一些诱变因素作用下发生基因突变，其蛋白产物将被超活化或失去控制，最终将引起肿瘤的恶性转化。核型分析可知，肿瘤细胞常发生染色体异常改变，如超二倍体、亚二倍体、多倍体等数目异常和缺失、重复、易位、端粒长度缩短、端粒融合及双着丝粒等结构异常。

如果基因突变或染色体畸变发生在生殖细胞，则会引起遗传病，前者引起基因病，包括单基因病和多基因病，如白化病和少年型糖尿病；后者引起染色体病，如21三体综合征等。

思考题

1. 试述细胞核的结构和主要功能。
2. 试述核被膜的结构和功能。
3. 简述核小体的结构。
4. 染色质有哪些类型，各有何特征？
5. 简述核仁的结构及其功能。
6. 试述染色质结构与基因转录的关系。

扫一扫，查阅本章数字资源，含PPT、音视频、图片等

第一节　信号分子

一、细胞外信号——第一信使

细胞外信号是指外来的作用于膜受体的信号，也称为第一信使（first messenger）。

（一）根据溶解性，信号分子可分为两类

1. 亲脂性信号分子　可穿过质膜进入细胞，与细胞质或细胞核中的受体结合形成复合物，通过与 DNA 特定控制区结合，启动基因表达，影响细胞生长、分化。主要代表是甾类激素和甲状腺素。

2. 亲水性信号分子　它们通常不能穿过靶细胞质膜，而是通过与细胞表面的受体结合，再经信号转换机制，在细胞内产生第二信使或激活蛋白激酶或蛋白磷酸酶的活性，通过跨膜传递信息。主要代表包括神经递质、生长因子和大多数激素等。

（二）根据化合物类型，信号分子可分为五类

1. 蛋白质和肽类　如生长因子、细胞因子、胰岛素等。
2. 氨基酸及其衍生物　如甘氨酸、甲状腺素、肾上腺素等。
3. 类固醇激素　如糖皮质激素、性激素等。
4. 脂肪酸衍生物　如前列腺素、血栓素和白三烯等。
5. 气体分子　如一氧化氮（NO）、一氧化碳（CO）。

二、细胞内信号——第二信使

（一）概念

细胞内信号指第一信使与其特异受体结合后，在细胞内产生的能传递信息的小分子化合物，也称第二信使（second messenger），如 cAMP（环腺苷酸）、cGMP（环磷酸鸟苷）、IP_3（三磷酸肌醇）、DG（甘油二酯）、Ca^{2+} 等（图6-1）。

（二）第二信使的作用

1. 直接作用　如 Ca^{2+} 能直接与骨骼肌的肌钙蛋白结合，引起肌肉收缩。

2. 间接作用 第二信使通过活化蛋白激酶，诱导一系列蛋白质磷酸化，最后引起细胞效应，这是主要的方式。

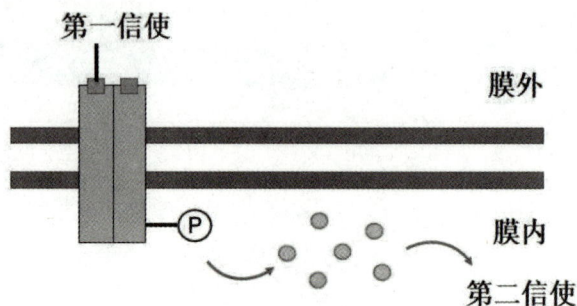

图 6-1 第一信使与第二信使之间的关系

第二节 受体

受体（receptor）指存在于靶细胞膜上或细胞内，能特异性识别、结合配体，并触发靶细胞产生特异生物学效应的蛋白质。能与受体呈特异性结合的生物活性分子则称为配体（ligand）。根据受体在细胞上存在的部位，可分为细胞膜受体和细胞内受体，前者和胞外亲水性信号分子结合，后者由胞外亲脂性信号分子激活。两者通过不同的机制介导不同的信号传递通路。

一、细胞膜受体

细胞膜受体（cell membrane receptor）是细胞表面特异的、能够选择性地与胞外化学信号分子结合，并将此转变成内信号，以此诱导某种生理效应或调节某种代谢活动的生物大分子，其本质是镶嵌在膜脂质双分子层中的膜蛋白质。根据信号转导机制和受体蛋白类型的不同，膜受体分属三大家族：G 蛋白偶联受体、离子通道偶联受体、酶偶联受体。

（一）G 蛋白偶联受体

这类膜受体与配体结合后，通过与 G 蛋白的偶联在细胞内产生第二信使，发挥其生物学作用。G 蛋白偶联受体（G-protein-linked receptor）通常是单体蛋白，氨基端位于细胞膜外表面，羧基端位于膜内测，其肽链反复跨膜七次，因此又称七次跨膜受体（图 6-2）。

G 蛋白（GTP binding protein）是一种鸟苷酸结合蛋白，同时也是位于细胞膜胞浆面的外周蛋白，介于膜受体与效应蛋白之间，能偶联膜受体并转导信息，其活性受 GTP 调节。G 蛋白由三个亚基组成，分别是 α 亚基（45kD）、β 亚基（35kD）和 γ 亚基（7kD），α 亚基是决定 G 蛋白功能的主要亚基，具有 GTP 酶的活性，β 和 γ 亚单位一般以 βγ 聚合体形式存在。近来的研究发现，β、γ 亚单位也能够介导其他独立的信号传递通路。G 蛋白有两种构象，一种为非活化型，以 α、β、γ 三聚体存在并与 GDP 结合；另一种为活化型，通过 α 亚基与 GTP 结合，导致 β、γ 二聚体与 α 亚基的解离。

由 G 蛋白偶联受体所介导的信号转导途径主要包括环腺苷酸（cAMP）信号通路和肌醇磷脂信号通路。大多数激素受体和神经递质受体属于 G 蛋白偶联受体。

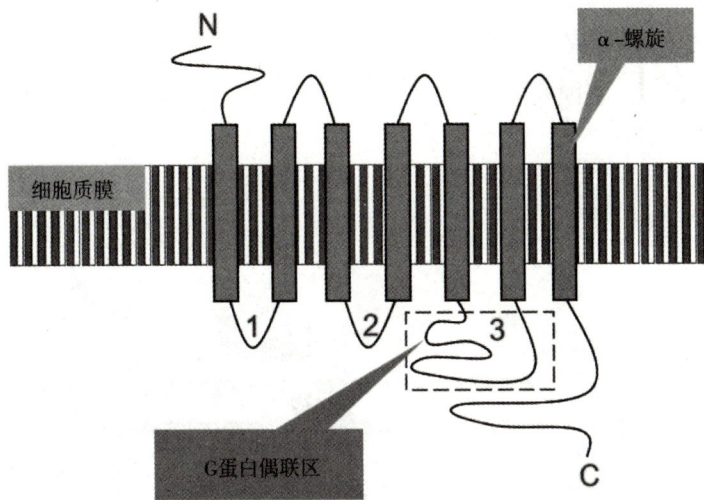

图 6-2　G 蛋白偶联受体结构

（二）离子通道偶联受体

离子通道偶联受体（ion-channel-linked receptor）是一类自身为离子通道的受体。这种离子通道的开启和关闭取决于该通道型受体与配体的结合状态，这类受体既是膜受体又是离子通道，由多个亚基共同围成离子通道，每个亚基是由单一多肽链反复多次穿过细胞膜形成，受体与配体结合导致通道开放，使 Na^+、K^+、Ca^{2+} 等产生跨膜流动，进行信息转导，无须中间步骤。这类受体主要存在于肌肉、神经等细胞，在神经冲动的快速传递中起作用（图 6-3）。

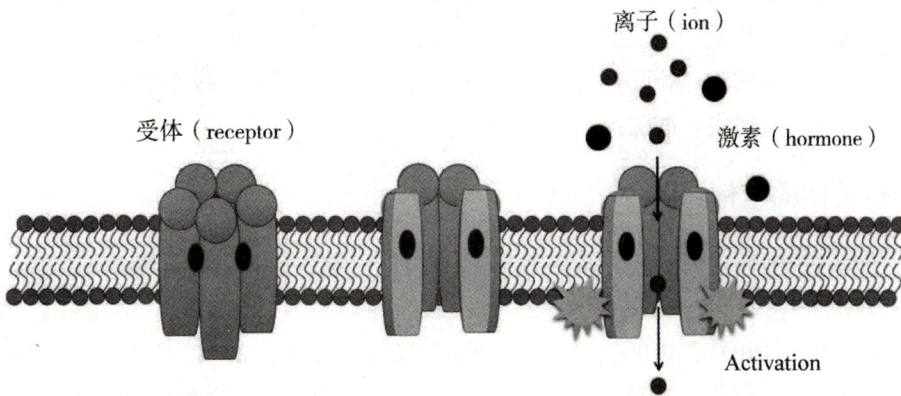

图 6-3　离子通道偶联受体

（三）酶偶联受体

酶偶联受体（enzyme-linked　receptor）又称催化性受体，胞外配体与受体结合后，受体胞内段的酶活性被激活（图 6-4）。并非所有的酶偶联受体的细胞内结构域都具有酶活性，根据该受体胞内结构域是否具有催化活性分为两大类，一是本身具有激酶活性，多具有酪氨酸激酶活性，如肽类生长因子（EGF，PDGF，CSF 等）受体；二是本身没有酶活性，但可以连接非受体酪氨酸激酶而表现催化活性，如细胞因子受体超家族。

这类受体的共同点是：为单次跨膜蛋白，接受配体后发生二聚化而激活其下游信号转导。酶偶联受体通常包括五类：①受体酪氨酸激酶；②受体丝氨酸/苏氨酸激酶；③受体酪氨酸磷酸酯酶；④受体鸟苷酸环化酶；⑤酪氨酸蛋白激酶联接的受体。

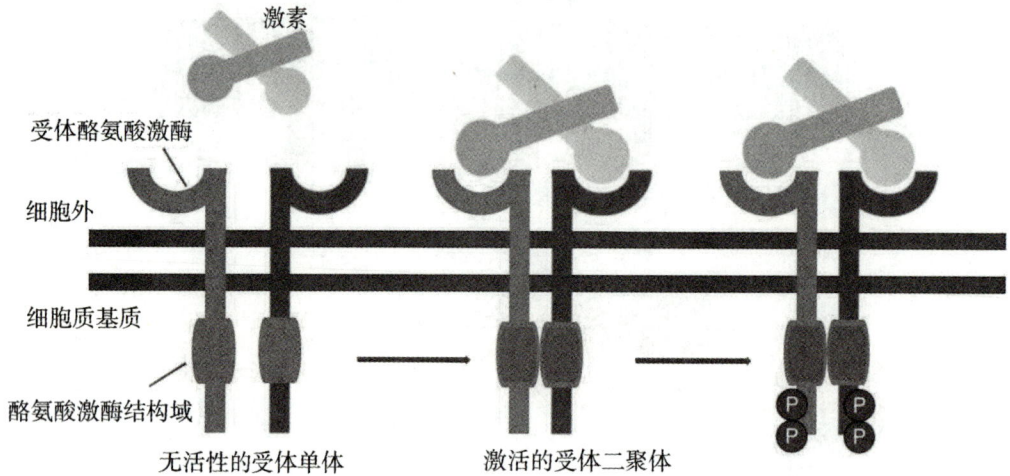

图 6-4　酶偶联受体结构

二、核受体

核受体（nuclear receptor，NR）分布于胞浆或核内，本质上是配体调控的转录因子，由于均在核内启动信号转导并影响基因转录，故统称为核受体。

由于核受体都位于细胞内部，因此它们的配体均为脂溶性，这样才能穿越由磷脂双分子层组成的细胞膜。核受体成员众多，可分为三大类：类固醇激素受体、非类固醇激素受体和孤儿核受体（配体不明的一类受体）。核受体与相应的配体及其辅调节因子相互作用，调控基因的协调表达，从而在机体的生长发育、新陈代谢、细胞分化及体内许多生理过程中发挥重要作用。核受体的功能障碍将导致一系列疾病如癌症、不育、肥胖、糖尿病等。

（一）核受体的结构

核受体有共同的结构，它的典型结构分为五个部分，即 A、B、C、D 和 E 区。N 端（A 区）高度可变，包含至少一种本身有活性的配体非依赖性的转录激活域。核受体最保守的区域是 B 区，即 DNA 结合区（DBD），该区包含两个高度保守的锌指结构。C 区为铰链区，主要是在 B 区和 D 区间起铰链作用，该区含有核定位信号肽（NLS）。核受体中最大的结构域是 D/E 区，即配体结合区（LBD），其序列高度保守，以充分保证选择型配体的识别（图 6-5）。

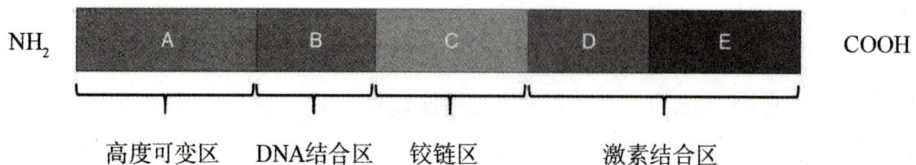

图 6-5　核受体结构

（二）核受体的作用途径

长期以来，对核受体作用机制的了解甚少，简单的描述是：配体自由通过质膜进入细胞，在胞质和/或胞核内，与核受体结合成配体-受体复合物，直接与 DNA 应答元件（顺式作用元件）相互作用而调节靶基因的表达。

三、受体的主要特征

（一）受体与配体结合的特异性

特异性是受体最基本的特点。配体和受体的结合是一种分子识别过程，它依靠氢键、离子键与范德华力的作用使两者结合，配体和受体分子空间结构的互补性是特异性结合的主要因素。

（二）受体与配体结合的饱和性

受体可以被配体饱和。特别是胞浆受体，数量较少，少量激素就可以达到饱和结合。在对甾体激素敏感的细胞中，胞浆受体的数目每个细胞最高含量为 10 万个，如雌激素受体，每个细胞中含量只有 1000～50000 个，故在一定浓度的激素作用下可以被饱和，这时，即使激素浓度增加，效应也不会提高。

（三）功能上的效应性

受体与配体结合后一定会引起某种效应。激素、神经递质与受体结合都可以引起生理效应。如肾上腺素或胰高血糖素能与肝细胞膜上的受体结合，继而激活相应的磷酸化酶，引起糖原分解。

第二节　细胞信息传递的基本途径

细胞信号转导是指细胞通过胞膜或胞内受体感受信息分子的刺激，经细胞内信号转导系统转换，从而影响细胞生物学功能的过程。水溶性信息分子及前列腺素类分子（脂溶性）必须首先与胞膜受体结合，启动细胞内信号转导的级联反应，将细胞外的信号跨膜转导至胞内。脂溶性信息分子可进入胞内，与胞浆或核内受体结合，通过改变靶基因的转录活性，诱发细胞特定的应答反应。下面以 G 蛋白介导的信号转导和酪氨酸激酶偶联受体介导的信号转导为例，介绍细胞内信息传递的基本途径。

一、G 蛋白介导的信号转导途径

（一）环腺苷酸（cAMP）信号通路

细胞外信号与相应受体结合，激活腺苷酸环化酶（adenylate cyclase，AC），使 ATP 分解为 cAMP，导致细胞内第二信使 cAMP 的水平变化，引起细胞反应的信号通路。

1. 组成　环腺苷酸（cAMP）信号通路膜上部分由受体、偶联蛋白（G 蛋白）、腺苷酸环化酶（adenylate cyclase，AC）三部分组成。受体分为活化型受体（Rs）和抑制型受体（Ri），为跨膜七次的膜蛋白，有两个结构域：胞外结构域与胞外信号分子作用，胞内结构域与 G 蛋白作用。偶联蛋白（G 蛋白）分为与 GTP 结合的活化型调节蛋白（Gs）和与 GDP 结合的抑制型调节蛋白（Gi）。偶联于受体（Rs/Ri）与腺苷酸环化酶之间，使细胞外信号跨膜转换为细胞内信号（cAMP）。因为这种偶联蛋白通过与鸟苷酸结合发挥作用，所以称其为 G 蛋白。Gs 和 Gi 均由 α、β、γ 亚基组成，其 β、γ 亚基相同，而 α 亚基各不相同。腺苷酸环化酶是一种分子量为 150kD 的糖蛋白，在 Mg^{2+} 和 Mn^{2+} 存在下，能够催化 ATP 生成 cAMP。cAMP 的下游分子是蛋白激酶 A（PKA），活化的 PKA 可使特殊的蛋白磷酸化，进而引起细胞应答。

2. 细胞信息的转导途径　配体分子（第一信使）与 G 蛋白偶联受体（Rs/Ri）结合，诱发受体分子构象改变，受体、腺苷酸环化酶、偶联蛋白相互作用，进行信号转导，使细胞内的 cAMP（第二信使）的水平升高或降低。cAMP 激活蛋白激酶 A（PKA），活化的蛋白激酶 A 可使下游信号分子磷酸化，通过一系列的级联反应，最终使细胞产生相应的生物效应（图 6-6）。

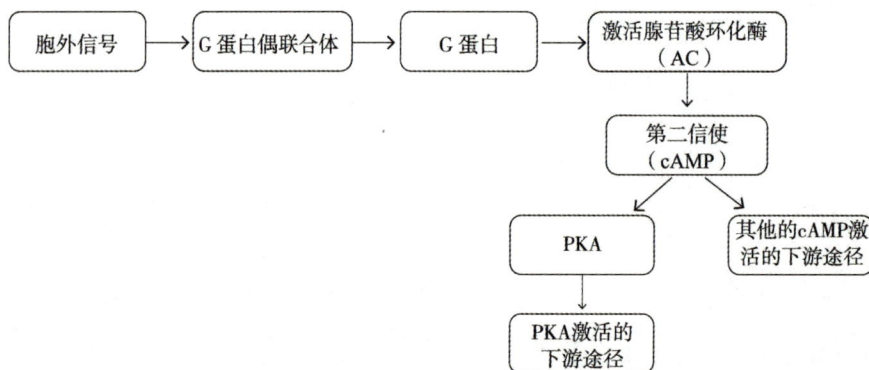

图 6-6　cAMP 信号转导途径

（二）肌醇磷脂信号通路

该途径是 G 蛋白偶联受体信号转导通路中的另一种途径。配体与细胞表面 G 蛋白偶联受体结合，偶联 G 蛋白活化质膜上的磷脂酶 C（PLC），催化位于膜内层的 4,5-二磷酸磷脂酰肌醇（PIP_2）水解产生两个重要的细胞内信使：二酰基甘油（DG）和 1,4,5-三磷酸肌醇（IP_3）。DG 结合于质膜（脂溶性），可激活蛋白激酶 C（PKC）。PKC（分子量 80kD）有两个功能区：一个是疏水的膜结合区，另一个是亲水的催化活性区。PKC 以非活性形式分布于细胞质中，当细胞接受外界信号时，PIP_2 水解，质膜 DG 累积，PKC 被 DG 活化，进而使细胞质中底物蛋白的丝氨酸和苏氨酸残基磷酸化。IP_3 动员细胞内源钙到细胞质，使胞内游离 Ca^{2+} 浓度上升，活化各种 Ca^{2+} 结合蛋白引起细胞反应，如钙调素。钙调素（calmodulin，CaM）分子量为 16.7kD，由 148 个氨基酸残基组成，含 4 个结构域，每个结构域可结合一个 Ca^{2+}，其本身无活性，Ca^{2+} 与之结合后，引起钙调素构象发生改变，形成活化的 Ca^{2+}-CaM 复合物，然后与受体酶结合形成活化的钙调素-酶复合物，继而调节受钙调素调节的各种酶的活性，如腺苷酸环化酶、鸟苷酸环化酶、磷酸化酶等（图 6-7）。

该信号通路最大的特点是胞外信号被膜受体接受后，同时产生两个胞内信使，分别激活两个信号通路，即 DG-PKC 和 IP_3-Ca^{2+} 途径。因此该信号系统又被称为"双信使系统"。

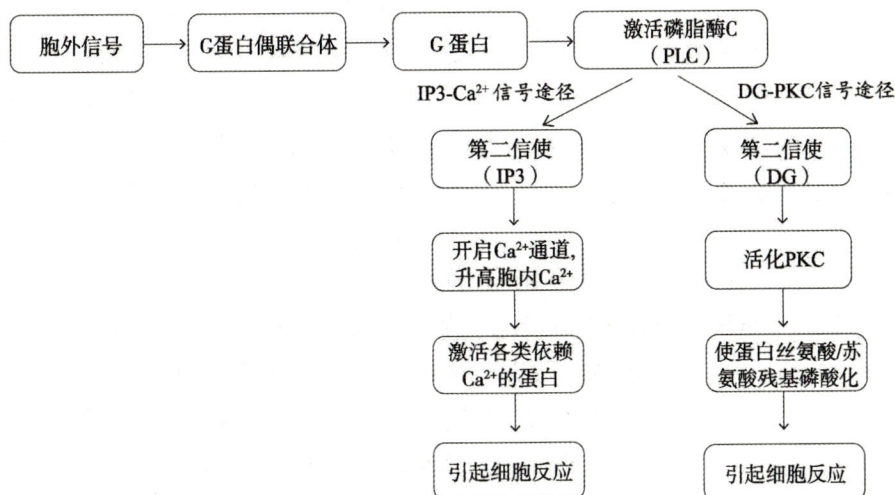

图 6-7 肌醇磷脂信号转导途径

二、酪氨酸激酶偶联受体介导的信号转导途径

配体与膜上酪氨酸激酶偶联受体（tyrosine kinase-linked receptor）胞外区结合后，会引起相邻的受体发生二聚化，进而受体胞内区的酪氨酸蛋白激酶（tyrosine protein kinase，TPK）活性被激活，彼此将对方的某些酪氨酸残基磷酸化。因为受体本身的酪氨酸发生磷酸化，所以该过程被称为自身磷酸化。该类受体大多属于细胞生长因子受体及某些癌基因编码的产物，例如胰岛素（insulin）受体、表皮生长因子（EGF）受体、血小板衍生生长因子（PDGF）受体等。

参与细胞增殖调控的 TPK-Ras-MAPK 通路就属于该信号转导途径：细胞外信号——受体型 TPK——含有 SH2 和 SH3 结构域的连接蛋白——鸟苷酸释放因子（guanine nucleotide release factor，GRF）——激活 Ras 蛋白（又名 p21 蛋白或小 G 蛋白）——活化 Raf 蛋白（丝氨酸/苏氨酸激酶活性）——激活有丝分裂原蛋白激酶系统（mitogen activated protein kinase，MAPK）——MAPK 转移至细胞核内使转录因子磷酸化——调控基因表达——产生生物学效应。

第三节　细胞信号转导异常与疾病

引起细胞信号转导异常的原因是多种多样的，基因突变、细菌毒素、自身抗体和应激等均可导致细胞信号转导的异常。细胞信号转导异常可以局限于单一途径，亦可同时或先后累及多条信号转导途径，造成信号转导网络失衡。细胞信号转导异常的原因和机制虽然很复杂，但基本上可从两个层次来认识，即受体功能异常和细胞内信号转导分子的功能异常。

一、受体功能异常与疾病

（一）重症肌无力

重症肌无力（myasthenia gravis）是一种神经肌肉间传递功能障碍的自身免疫病，主要特征为受累横纹肌稍做活动后即迅速疲乏无力，经休息后肌力有程度不同的恢复。轻者仅累及眼肌，重者可波及全身肌肉，甚至因呼吸肌受累而危及生命。

该病症属于自身免疫性受体病，重症肌无力患者血清中存在可以和神经肌肉接头处突触后膜的乙酰胆碱受体（AChR）相结合的抗体，这些抗体与乙酰胆碱受体结合，减少了有结合能力的受体，封闭了乙酰胆碱的作用。更重要的是抗体还促进 ACh 受体的分解，使患者乙酰胆碱受体减少到一半以下，是一种典型的受体异常疾病。

（二）甲状腺素抵抗综合征

激素抵抗综合征（hormone resistance syndrome）是一种因靶细胞对激素反应性降低或丧失而引起一系列病理变化的疾病，患者循环血液中激素水平升高，而激素作用却减弱，甲状腺素抵抗综合征就是其中一种。人类有 α 和 β 两型甲状腺素受体，分别由独立基因编码。目前已发现编码 β 型受体的基因突变使外周组织对甲状腺素抵抗，但迄今尚未发现 α 型受体基因突变与甲状腺素抵抗综合征有关。有缺陷的甲状腺素受体不能与三碘甲腺原氨酸（T3）结合，难以调节含甲状腺素反应元件的基因转录。患者虽然血中 T3 和 T4 水平升高，但临床却表现出甲状腺功能减退，严重者甚至影响生长发育。

二、细胞内信号转导分子异常与疾病

细胞内信号转导分子可因各种原因而发生功能的改变。如果其功能异常激活，可持续向下游传递信号，而不依赖外源信号及上游信号转导分子的激活。如果信号转导分子失活，则导致信号传递的中断，使细胞失去对外源信号的反应性。

（一）细胞内信号转导分子异常激活

细胞内信号转导分子的结构发生改变，可导致其激活并维持在活性状态。如三聚体 G 蛋白的 α 亚基可因基因突变而发生功能改变。当 α 亚基的 201 位精氨酸被半胱氨酸或组氨酸所取代，或 227 位谷氨酰胺被精氨酸取代时，可致 α 亚基失去 GTP 酶活性，使 α 亚基处于持续激活状态，而持续向下游传递信号。

霍乱是由霍乱弧菌引起的烈性肠道传染病。患者起病急骤，剧烈腹泻，常有严重脱水、电解质紊乱和酸中毒，可因循环衰竭而死亡。霍乱弧菌通过分泌活性极强的外毒素-霍乱毒素干扰细胞内信号转导过程。霍乱毒素的 A 亚基进入小肠上皮细胞后，可直接结合 G 蛋白的 α 亚基，选择性催化 Gsα 亚基的精氨酸 201 核糖化，此时 Gsα 仍可与 GTP 结合，但 GTP 酶活性丧失，不能将 GTP 水解成 GDP，从而使 Gsα 处于不可逆性激活状态，不断刺激 AC 生成 cAMP，胞浆中的 cAMP 含量可增加至正常的 100 倍以上，导致小肠上皮细胞膜通道蛋白构型改变，大量氯离子和水分子持续转运入肠腔，引起严重的腹泻和脱水。

（二）细胞内信号转导分子异常失活

细胞内信号转导分子表达降低或结构改变，可导致其失活。胰岛素受体介导的信号转导途径中包括 PI3K 途径。基因突变可导致 PI3K 的 p85 亚基表达下调或结构改变，使 PI3K 不能正常激活或不能达到正常激活水平，因而不能正常传递胰岛素信号。在遗传性假性甲状旁腺素低下疾病中，甲状旁腺素信号途径中 G 蛋白的 α 亚基基因的起始密码子突变为 GTG，使得核糖体只能利用第二个 ATG（第 60 位密码子）起始翻译，产生 N 端缺失了 59 个氨基酸残基的异常 α 亚基，从而使 G 蛋白不能向下游传递信号。

思考题

1. 什么是细胞外信号？按照化学性质可分为哪几类？
2. 什么是第二信使？其作用是什么？
3. 简述 G 蛋白偶联受体的结构。该受体介导的信号途径有哪些？
4. 酶偶联受体的特点与类型有哪些？
5. 什么是核受体？请阐述其结构与作用机制。
6. 比较 G 蛋白偶联受体所介导的两条信号转导途径的异同点。
7. 利用本章所学的知识，谈谈你对细胞信号转导异常与疾病之间关系的认识（可举例说明）。

细胞的增殖

早在 19 世纪，德国细胞病理学家 Virchow 就指出"一切细胞来自细胞"，新的细胞都是由原来的细胞增殖来的。**细胞增殖**（cell proliferation）是指细胞通过生长和分裂获得和母细胞一样遗传特性的子细胞，从而使细胞数目成倍增加的过程。细胞增殖是有机体生长发育、繁殖后代、创伤修复、新陈代谢和细胞分化的基础。

第一节 细胞的增殖方式

细胞增殖方式主要有 3 种：无丝分裂、有丝分裂和减数分裂。

一、无丝分裂

无丝分裂（amitosis）又称直接分裂，细胞分裂时核伸长，从中部缢缩，然后胞质分裂，没有染色体组装和纺锤体形成。无丝分裂是低等生物增殖的主要方式，最早在鸡胚红细胞中发现，在高等动植物中也有发现。人体中只发生在某些迅速分裂的组织，如口腔上皮及创伤修复等组织中。

二、有丝分裂

有丝分裂（mitosis）又称间接分裂，是真核细胞最主要的增殖方式。因在细胞分裂过程中形成专门执行细胞分裂功能的临时性细胞器——有丝分裂器而得名。

三、减数分裂

减数分裂（meiosis）又称成熟分裂，是有性生殖生物的生殖细胞（又称配子）在形成过程中发生的一种特殊的有丝分裂，其特点是：遗传物质复制 1 次，而细胞连续分裂两次，形成单倍体的配子。

第二节 细胞的增殖周期

细胞增殖周期（cell generation cycle）指从亲代细胞分裂结束到子代细胞分裂结束之间的时段，简称**细胞周期**（cell cycle）。在这一过程中，细胞数目增加 1 倍，细胞的遗传物质复制一次并均等地分配到两个子细胞中。根据光学显微镜所观察到的细胞分裂时的活动，将细胞周期分为两个主要的时期：分裂间期（interphase）和分裂期（M）。分裂间期（彩图 7-1、7-7、7-8）是新细胞的生长期，显微镜下虽然只看到细胞增加大小而无任何其他事件发生，但实际上，间期细胞内部变化很大，该期又分为三个时期：S 期（DNA synthetic phase），以及 S 期前后两个连续生长的时期 G_1 期（Gap 1 phase）和 G_2 期（Gap 2 phase）。细胞分裂过程中细胞核的形态发生急剧变化，根据细胞核的变化特征，将 M 期分为前期（prophase）、中期（metaphase）、后期（anaphase）和末期（telophase）（图 7-1）。

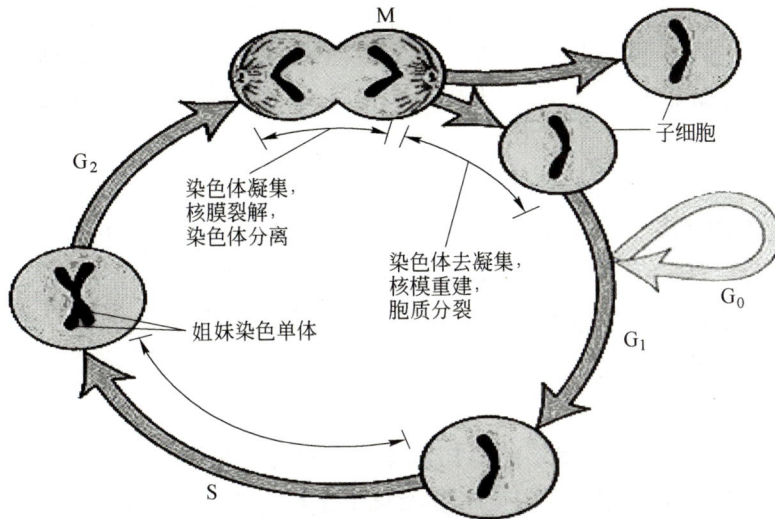

图 7-1　细胞增殖周期示意图

一般来说不同细胞 G_1 期持续的时间差异可能很大，而 S+G_2+M 三个时期的时间变化较小，因此细胞周期时长的差异主要取决于 G_1 期的长短。有的只需几十分钟（如早期胚胎细胞），有的要几十小时（如离体培养的细胞）（表 7-1），也有的要 1~2 年（如人的肝细胞）甚至更长时间。但对同一种细胞来说，在一定条件下，细胞周期时间是相对稳定的。

表 7-1　不同细胞的周期时间（小时）

细胞类型	T_{G1}	T_S	T_{G2+M}	T_C
人宫颈癌细胞	10	7	5	22
人直肠上皮细胞	33	10	5	48
大鼠肝细胞	28	16	3.5	47.5
蛙单倍体胚	11	16	9.9	37.8
小鼠结肠上皮细胞	9	8	2	19
蚕豆根尖细胞	4.9	5.5	6.9	19.3

根据细胞增殖的行为，将高等动物的细胞分为三类：①连续分裂细胞，又称周期细胞，如表皮生发层细胞、部分骨髓细胞，这类细胞的分裂周期正常，有丝分裂活性很高。②暂不增殖细胞，又称 G_0 细胞。此类细胞暂时脱离细胞周期，但在某些条件诱导下可重新进入细胞周期。如肝细胞，在外科手术切除部分肝脏后可诱导进入细胞周期。③不增殖细胞，又称终末细胞，如成人心肌细胞、神经细胞等。此类细胞终生停留在 G_0 期而不再增殖，身体对此类细胞更新的需求主要依赖干细胞（stem cell）。

一、细胞增殖周期各时相的特点

在细胞周期进程中，细胞在结构和功能方面均发生着复杂的变化，细胞周期各时相均有各自的特点，为了便于对细胞周期活动的理解，仅对细胞周期中有关遗传物质的复制和细胞分裂活动进行叙述。

（一）G₁期（DNA合成前期）

G_1期是指从上一次细胞分裂结束到S期之间的一段时间，该期在细胞周期中所占时间最长，是细胞生长的关键时期。此期内细胞进行剧烈的生物合成，产生大量的RNA和蛋白质。G_1期中后期，细胞内参与DNA合成的有关酶活性增高，为S期DNA合成准备必要的物质基础。G_1期后期，细胞还合成S期活化因子（S-phase factor），它们在细胞运行到G_1期就已经开始合成，到达S期中期含量最高，S期结束时已经消失。

不同细胞G_1期时间变化大的主要原因是该期具有1个或2个特殊的调节细胞增殖周期开和关的"阀门"，称为**限制点**（restriction point，R点），酵母中称检查点（checkpoint）。细胞是继续增殖还是进入静息（G_0）状态，关键看细胞是否通过R点来决定。G_1期晚期，是药物等因素作用于细胞周期的敏感时期。

（二）S期（DNA合成期）

此期细胞主要进行DNA的复制、组蛋白和非组蛋白等染色质成分的合成及染色质的组装。DNA合成和组蛋白合成在时间上是同步的，在密度上是相应的，从而使新合成的DNA得以及时包装成核小体。DNA复制是细胞增殖的关键。

中心粒复制开始于G_1期末，一直延续到S期晚期，细胞中已含有两对中心粒。

（三）G₂期（DNA合成后期）

G_2期细胞主要进行分裂前的物质准备，合成M期所需要的物质。在这一时期，细胞合成一些蛋白质，如构成纺锤丝的微管蛋白；细胞还合成一些可溶性蛋白激酶，该酶可使核纤层蛋白磷酸化，引起核膜破裂；它还可催化H_1蛋白磷酸化，促进核小体包装，引起染色质的凝集。

（四）M期（有丝分裂期）

M期是一个复杂的连续的动态过程，细胞周期中M期占用的时间最短，但细胞的形态结构变化最大。此期细胞主要的生化特点是RNA合成停止、蛋白质合成减少以及染色体高度螺旋化。M期中细胞核的分裂和细胞质的分裂在时间和空间上配合密切，相互依赖、相互制约。

1. 前期　前期（prophase）的主要事件是：①染色质逐渐凝集形成染色体；②纺锤体逐渐形成；③核仁解体；④核膜消失。（彩图7-2、7-7、7-8）

（1）染色质逐渐凝集形成染色体　染色质逐渐凝集形成染色体是M期开始的第一个可见的标志。此时，细胞核膨大，核内染色质凝聚，逐渐变短变粗，形成光镜下可以分辨的染色体。每条染色体在S期都经过复制，因而含有两条姐妹染色单体（sister chromatids）。

（2）纺锤体逐渐形成　两对中心粒在此期分别移向细胞的两极，它们之间微管加速聚合，形成纺锤形结构，称为**纺锤体**（mitotic spindle）。纺锤体微管包括：①**动粒微管**（kinetochore microtubule）：连接在染色体的动粒上，负责将染色体牵引到纺锤体上。②**星体微管**（astral microtubule）：在中心粒向细胞两极的移动中起作用。③**极微管**（polar microtubule）：在纺锤体中部重叠，负责将两极推开。

（3）核仁解体、核膜崩解　到晚前期，核仁消失，核膜崩解。高等真核细胞常以细胞核膜消失作为有丝分裂前期结束的标志。核膜破裂是核孔蛋白和核纤层蛋白磷酸化的结果，完整的核膜裂解成无数小的膜泡。

2. 中期　中期（metaphase）是从核膜消失到有丝分裂器完全形成的时期（彩图 7-3、7-4、7-7、7-8）。中期特征是：纺锤体和赤道板形成。该期染色体最大限度地被压缩，呈现出典型的中期染色体形态特征。由动粒微管牵引排列在纺锤体的中央形成**中期板**（metaphase plate），也叫赤道板。

由纺锤体、中心粒和染色体共同组成的临时性结构称为**有丝分裂器**（mitotic apparatus）。它专门执行有丝分裂功能，确保两套染色体均等地分配给两个子细胞，避免发生差错，使细胞分裂进行完善。

此期如果用药物（如秋水仙碱）抑制微管聚合，破坏纺锤体形成，细胞就阻断在有丝分裂中期。因此，利用药物阻断的方法可获得大量中期细胞，进行细胞染色体组分析。

3. 后期　后期主要特征是：着丝粒分开，两条染色单体移向两极（彩图 7-5、7-8）。

后期染色体的分离动力来自于纺锤体微管的两个独立的运动过程：一种是动粒微管去组装产生的拉力，另一种是极微管聚合产生的推力。根据所使用的力，后期可分为两个阶段：后期 A 和后期 B。后期 A 指染色体向两极移动的过程。染色体运动的力主要由动粒微管的去组装产生，此时染色体的运动称为向极运动。后期 B 指细胞两极间距离拉大的过程，染色体运动的力主要是由极微管的聚合产生的，此时的运动称为染色体极分离运动（图 7-2）。

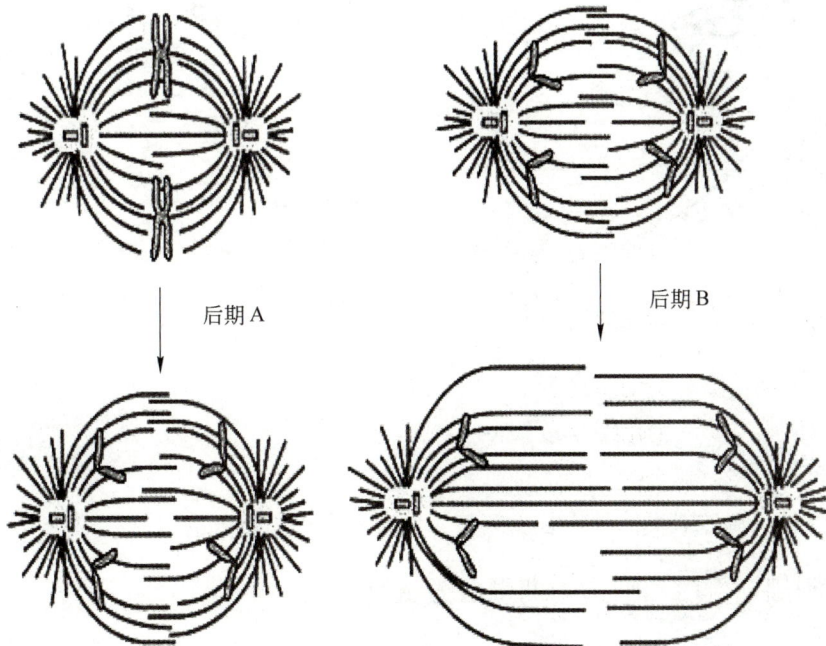

图 7-2　后期姐妹染色单体被分开的两个过程

动物细胞中常先发生后期 A，再后期 B，也有的只发生后期 A，还有的后期 A、B 同时发生。植物细胞没有后期 B。

4. 末期　末期（telophase）是从染色单体到达两极开始，至形成两个新细胞为止的一段时期（彩图 7-6、7-9）。此期细胞的主要特征是：染色体解螺旋重新变成染色质，核仁、核膜重新形成。核仁由染色体上核仁组织者区（nucleolus organizer regions，NORs）形成。在有丝分裂末期，前中期磷酸化的核孔蛋白和核纤层蛋白脱磷酸化，使核膜小泡聚集、融合形成子代细胞的核膜。（图 7-3）。

末期另一个重要事件是细胞质分裂。动物细胞的胞质分裂是以形成收缩环（contractile ring）的方式完成的。处于细胞中间位置的纺锤丝上的结合蛋白激活了附近膜上的某些蛋白质因子，这些蛋白因子使肌动蛋白在分裂细胞中间装配形成收缩环。收缩环在后期开始形成，由平行排列成一束的肌动蛋白组成，肌动蛋白之间有肌球蛋白 II 的存在。用细胞松弛素及肌动蛋白和肌球蛋白抗体处理均能抑制收缩环的形成。通过微丝滑动，收缩环直径变小，使细胞膜内陷，产生与纺锤体垂直的分裂沟（cleavage furrow）。分裂沟逐渐加深，直到与中间体相接触，细胞便一分为二。

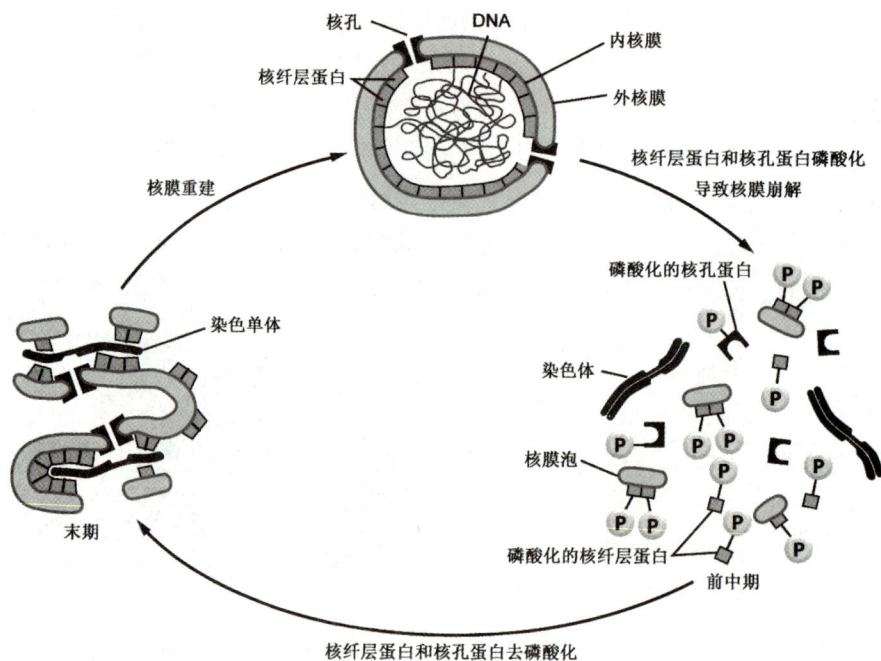

图 7-3 核膜的破裂和重建

二、细胞周期的调控

细胞周期的精确调控对机体的生长、繁殖、发育都是极为重要的。

（一）细胞周期蛋白和细胞周期蛋白激酶的发现

真核细胞都具有一个复杂、精密的细胞周期调控网络系统，称为细胞周期控制系统（cell cycle control system），它保障了细胞周期按一定程序进行。系统的基本构成在从酵母到人类的所有真核细胞中是高度保守的。

爪蟾卵细胞受精后迅速分裂进入细胞周期，且只有 S 期和 M 期，几乎没有 G_1 和 G_2 期。在这些早期分裂的细胞中不出现细胞增长，所有细胞呈现同步分裂，因此可以分别制备细胞周期中 M 期和间期的胞质提取物。将 M 期胞质提取物注射入卵母细胞，则卵母细胞立即进入 M 期；反之，将间期细胞胞质提取物注射入卵母细胞，则卵母细胞不进入 M 期（图 7-4）。因此，将 M 期胞质提取物内能促进细胞进入 M 期的物质称为成熟促进因子（Maturation-Promoting Factor，MPF）。

MPF 纯化后，发现一种蛋白激酶，其活性受到另一种蛋白质——细胞周期蛋白的调控，因此蛋白激酶也称为细胞周期蛋白依赖的蛋白激酶。

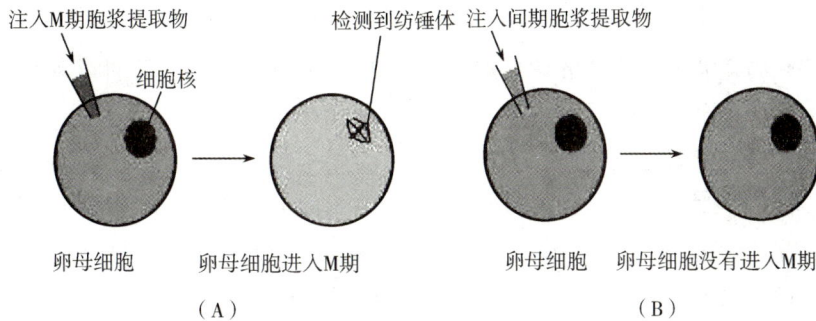

图 7-4 MPF 的发现过程

（二）细胞内参与细胞周期调控的主要蛋白质

1. 细胞周期蛋白（cyclin） 是一类随细胞周期进程而呈周期性变化的蛋白质。目前已分离出几十种，在脊椎动物中有 cyclin A_{1-2}、B_{1-2}、C、D、E_{1-2}、F、G、H 等。它们在不同的细胞周期时相中表达和降解，以此推进细胞周期进程。各周期蛋白均含有一段约 100 个氨基酸的保守序列，称为周期蛋白框，介导周期蛋白与周期蛋白依赖激酶结合。同时细胞周期蛋白还可决定周期蛋白依赖激酶在何时、何处将何种底物磷酸化。

2. 细胞周期蛋白依赖激酶（cyclin dependent kinases，CDKs） 是细胞周期主要的调节蛋白，属于丝氨酸/苏氨酸蛋白激酶家族，是一类必须与 cyclin 结合后才具有蛋白激酶活性的酶蛋白。细胞周期蛋白可分为 3 类：S 期周期蛋白，M 期周期蛋白，G1 期周期蛋白。CDKs 的完全激活需要与 cyclin 结合及进一步磷酸化的双重作用。不同的 CDK 所结合的 cyclin 不同，在细胞周期中执行的调节功能也不相同。CDKs 被激活后，分别诱导各自下游靶蛋白质磷酸化，从而推进细胞周期的进行。

3. 细胞周期蛋白依赖激酶抑制因子 细胞中的**细胞周期蛋白依赖激酶抑制因子**（cyclin-dependent kinaseinhibitor，CKI）对细胞周期起负调控作用。目前发现在哺乳动物细胞中有两大家族：INK4 家族和 Cip/Kip 家族。INK4 家族包括 p16（INK4a）、p15（ INK4b）、p18（INK4c）和 p19（INK4d），它们均可特异性抑制 CDK4/6，其原理是：上述 CKI 在 CDK 与周期蛋白结合前与 CDK 结合形成稳定的复合物，阻止 CDK 与周期蛋白的结合。Cip/Kip 家族包括 p21（Waf1/Cip1）、p27（Cip2）和 p57（Kip2），可广泛地作用于 CDK-cyclin 复合物并抑制它们的活性，特别是 G_1 期的 CDK4/6-cyclinD 复合物。

（三）细胞外调控细胞增殖的因素

细胞增殖是通过细胞信号转导机制来实现的。**生长因子**（growth factor）是细胞外一大类参与调控细胞增殖的信号物质。目前发现的生长因子多达几十种。大多数有促进细胞增殖的功能，故又称为有丝分裂原（mitogen），如血小板衍生生长因子（platelet-derived growth factor，PDGF）、表皮生长因子（epidermal growth factor，EGF）等；有些具有抑制细胞增殖的作用，如抑素（Chalone）、肿瘤坏死因子（tumor-necrosis factor，TNF）；还有些具有双向调控作用，如**转化生**

长因子 β（Transforminggrowth factor β，TGF-β）。生长因子通过与膜上的受体相互作用后发挥功能，最终将增殖信号传入细胞核，使相关周期蛋白的基因表达，促进细胞进入 G_1 期。

（四）细胞周期检查点的调控

哺乳动物细胞周期有两个主要的调控点：一个是 G_1/S 期检查点，是细胞周期的主要调控点；另一个是 G_2/M 期检查点。

细胞接受生长因子的刺激信号后，表达第一个细胞周期蛋白 cyclin D，它被认为是生长因子的感受器。Cyclin D 与 CDK4、CDK6 结合，使下游的蛋白质如视网膜母细胞瘤蛋白（retinoblastomaprotein，Rb 或 pRb）磷酸化，继而转录因子 E2F 被释放，促使许多基因表达。在 G_1/S 期，cyclin E 与 CDK2 结合，促使细胞通过限制点，进入 S 期，随后相应的 Cyclin-CDKs 复合物依次出现和消失，推进细胞周期进程（图 7-5）。

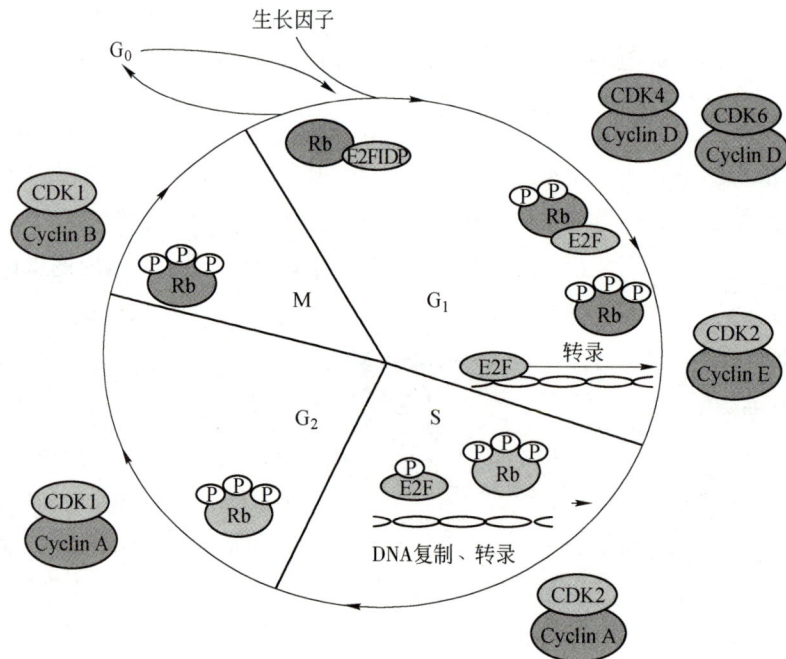

图 7-5　细胞周期的调控

三、细胞增殖能力的检测

细胞增殖能力检测方法主要分为两类：一类是通过测定正在进行分裂的细胞数目来评价细胞增殖能力，如 BrdU 法、EdU 法等；另一类是通过测定活性细胞数目来间接反映细胞增殖能力，如 MTT、CCK-8 等。

（一）BrdU（5-溴脱氧尿嘧啶核苷）掺入法

BrdU 是胸腺嘧啶的衍生物，可作为 DNA 合成的原料，在 S 期代替胸腺嘧啶，掺入到新合成的 S 期细胞的 DNA 中，细胞经过固定和变性处理后，可用 BrdU 特异性抗体定量检测 DNA 中 BrdU 的掺入量，从而判断细胞的增殖能力。

（二）MTT 比色法

3-（4,5-二甲基噻唑-2）-2,5-二苯基四氮唑溴盐（MTT）比色法主要反映细胞的能量代谢水平，是间接检测细胞增殖活力的简便方法。其原理是活细胞在生长和增殖过程中，线粒体内的琥珀酸脱氢酶可将黄色的外源性 MTT 还原成不溶于水的蓝紫色结晶物甲臜（Formazan），并沉积在细胞中，而死细胞无此功能。二甲基亚砜（DMSO）能溶解细胞中的甲臜，用酶联免疫检测仪在490nm 波长处测定其光吸收值，在一定细胞数范围内，光吸收值与细胞数成正比，可间接反映活细胞数量。

（三）CCK-8 比色法

CCK-8 细胞活性检测试剂中含有一种化合物 WST-8（2-（2-甲氧基-4-硝苯基）-3-（4-硝苯基）-5-（2,4-二磺基苯）-2H-四唑单钠盐）。CCK-8 溶液加入细胞后，WST-8 被细胞内脱氢酶还原后生成可溶性的橙黄色甲臜产物，且与活细胞数量成正比。细胞增殖越多越快，则颜色越深，在一定范围内颜色的深浅和细胞数目呈线性关系。用比色法测定其光吸收值，可间接反映活细胞的数目。

四、细胞周期的检测

流式细胞仪法是最常用的检测细胞周期的方法。细胞周期各时相的 DNA 含量不同，通常正常细胞的 G1/G0 期是两倍体时期，具有二倍体细胞的 DNA 含量（2C），而 G2/M 期具有四倍体细胞的 DNA 含量（4C），S 期的 DNA 含量介于二倍体和四倍体之间。碘化丙啶（Propidium Iodide，PI）是一种双链 DNA 的荧光染料，可以与双链 DNA 结合，被 488nm 激光激发后产生红荧光，可以用流式细胞仪对单个细胞的荧光强度进行测定，得到与荧光强度成正比的双链 DNA 含量，从而推断出该细胞处于细胞周期的时相，再通过仪器自带的软件，计算出待测细胞群体中处于各周期时相的数量比例（图 7-6）。需注意的是，PI 染料不能随意穿过细胞膜，标记时需要用乙醇固定，使细胞膜的通透性增加，同时需要加入 RNA 酶来消化细胞内的 RNA，确保 PI 只能和 DNA 相结合。

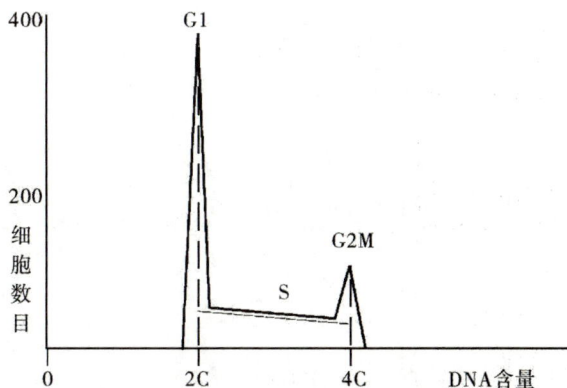

图 7-6　流式细胞仪检测细胞周期直方图

第三节　减数分裂和配子发生

一、减数分裂

（一）减数分裂过程

减数分裂由连续发生的两次细胞分裂构成。为了描述方便，将连续的减数分裂人为划分为四个阶段：减数分裂前间期、第一次减数分裂期、间期和第二次减数分裂期（图7-7）。

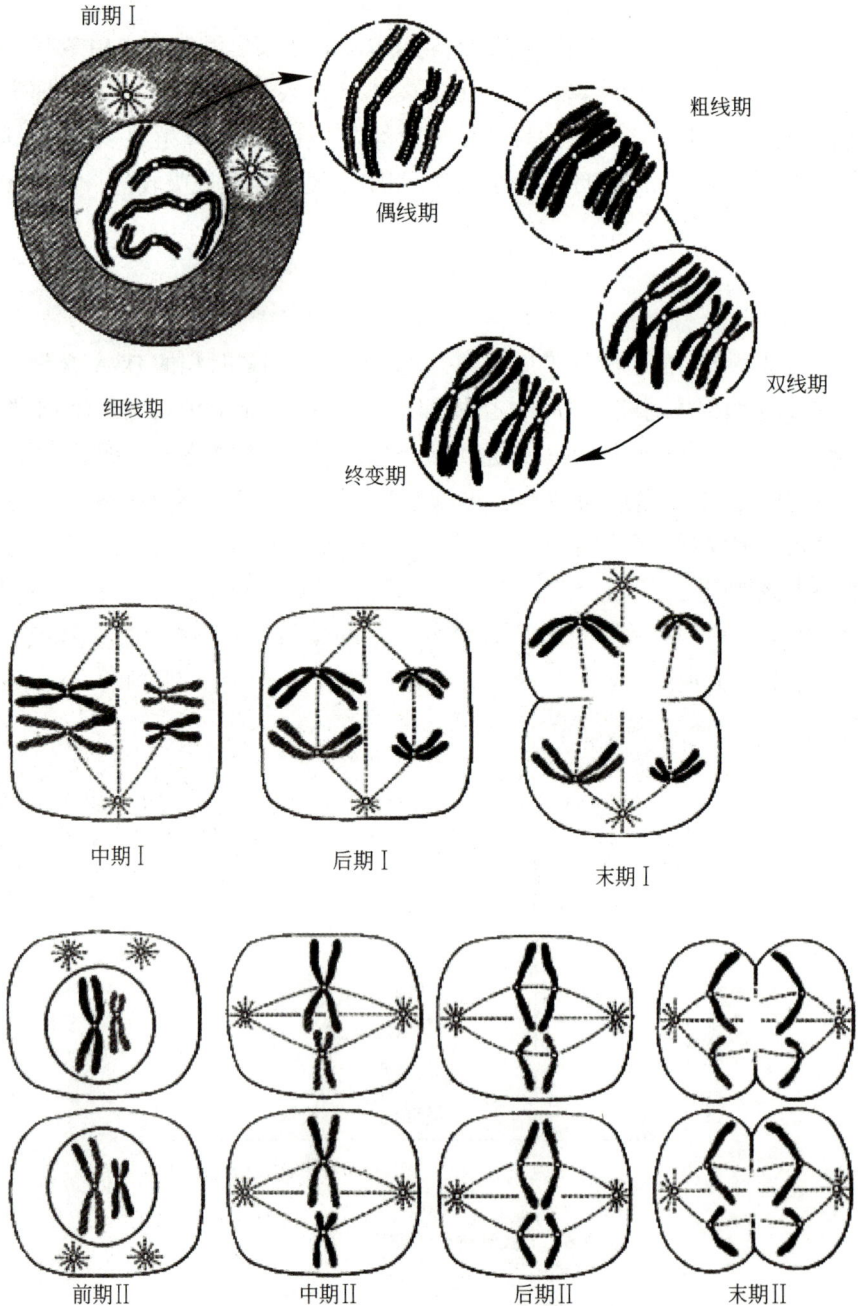

图 7-7　减数分裂过程示意图

1. 减数分裂前间期　间期细胞在进入减数分裂之前，要经过一个较长的间期，称减数分裂前间期（premeiotic interphase）或前减数分裂期（premeiosis）（彩图 7-10）。这一阶段分为 G_1 期、S 期和 G_2 期。与有丝分裂相比有 3 点不同：①S 期明显延长；②DNA 不仅在 S 期合成，也在前期 I 合成一小部分，这些 DNA 合成可能与联会复合体的形成有关；③染色体只在一侧组装动粒，这是因为第一次分裂期是同源染色体分离，而不是姐妹染色单体分离。G_2 期是有丝分裂细胞向减数分裂转化的关键。

2. 第一次减数分裂期（减数分裂 I）　有两个主要特点：同源染色体彼此分离，分别进入两个子细胞，且同源染色体分开之前要发生交换和重组；同源染色体的分离是随机的，非同源染色体是自由组合的。

（1）前期 I　变化最复杂，呈现许多减数分裂的特征性变化，如同源染色体配对、非姐妹染色单体互换等。通常将此期人为地划分为 5 个时期：细线期、偶线期、粗线期、双线期和终变期。

1）**细线期**（leptotene stage）　在光镜下可看到染色体呈细线状交织在一起，常偏向核的一方，故又称凝线期（condensation stage）。虽然染色体已经复制，但看不到两条染色单体。电镜下可观察到此期染色体是由两条染色单体组成（彩图 7-11）。

2）**偶线期**（zygotenestage）　发生同源染色体配对，称为联会（synapsis）。所以此期又称**配对期**（pairing stage）。同源染色体间形成**联会复合体**（synaptonemal complex，SC），光镜下看到两条结合在一起的染色体，称为**二价体**（bivalent），每对同源染色体都经过复制，含 4 个染色单体，所以又称为**四分体**（tetrad）（彩图 7-12）。

3）**粗线期**（pachytene stage）　又称重组期（recombination stage），染色体变粗变短，结合紧密。同源染色体的非姐妹染色单体交换重组就发生在此期。光镜下可见到联会复合体的梯状结构中出现的重组节（recombination nodules）。染色体形态是一个明显的四分体（彩图 7-13）。

4）**双线期**（diplotenestage）　，联会的染色体互斥，开始分离。但在非姐妹染色单体之间的某些部位上，可见其相互间有接触点，称为交叉（chiasma）。染色体进一步缩短，电镜下见不到联会复合体（彩图 7-14）。

5）**终变期**（diakinesisstage）　又称再凝集期（recombination stage），是前期 I 的最后一个阶段。此期染色质被压缩成染色体，并向核周边移动，核仁消失，四分体均匀地分布在核中。染色体交叉逐步向端部移动，称为端化（terminalization）。二价体的形状表现出多样性如 V 形、O 形等（彩图 7-15）。

当前期即将结束时，与有丝分裂一样，中心粒已经加倍，并移向两极，形成纺锤体，核膜破裂和消失，是前期 I 结束的标志。

（2）中期 I　主要特点是同源染色体排列在赤道面上。纺锤体侵入核区，分散于核中的四分体开始向中部移动。此时，二价体仍有交叉联系，故染色体以四分体的形式排列在细胞中央（彩图 7-16、7-17）。

（3）后期 I　同源染色体在纺锤体的作用下分开，分别向两极移动。由于相互分散的是同源染色体，所以子细胞中的染色体数目减半（彩图 7-11、7-17）。

（4）末期 I　每一个极接受一套随机组合的染色体组。自然界中，有两种类型的末期 I，一种是没有明显可见的染色体去凝集，另一种是发生染色体去凝集成染色质，重新形成核仁、核膜。末期 I 进行胞质分裂（彩图 7-18）。

3. 减数分裂间期　是在减数分裂 I 和减数分裂 II 之间的短暂时期。此期不进行 DNA 合成，只进行动粒组装和中心粒复制。动物细胞中，处于减数分裂间期的细胞称为次级精母细胞和次级卵母细胞（彩图7-19）。有些生物没有间期，由末期Ⅰ直接转为前期Ⅱ。

4. 第二次减数分裂期（减数分裂Ⅱ）　第二次减数分裂分为前期Ⅱ、中期Ⅱ、后期Ⅱ和末期Ⅱ。其过程与有丝分裂过程基本相同。如果在末期Ⅰ重新形成核膜，则前期Ⅱ将进行核膜崩解、染色质凝集成染色体的过程。中期Ⅱ（彩图7-20）染色体排列在细胞中央，姐妹染色单体中的动粒被两极的纺锤体结合。后期Ⅱ（彩图7-21）着丝粒断裂，姐妹染色单体被拉向两极。末期Ⅱ，染色体完全移到两极去凝集成染色质。核仁、核膜重新形成。细胞质分裂，形成两个子细胞。

经过上述减数分裂过程，一个母细胞分裂成4个子细胞（彩图7-22），每个细胞中只含有一套染色体，是单倍体。

（二）减数分裂的生物学意义

减数分裂保证了有性生殖生物在世代交替中遗传物质的恒定；减数分裂通过同源染色体的交叉互换和非同源染色体的自由组合，使遗传物质得以重组，增加了生物的多样性。

（三）减数分裂与有丝分裂的比较

减数分裂与有丝分裂的共同点：分裂过程基本相同（动物有中心粒的复制、分离），染色体在分裂间期复制、分裂期实现平均分布。但二者之间也有许多差异（表7-2）。

表7-2　减数分裂与有丝分裂的比较

	减数分裂	有丝分裂
发生	生殖细胞	体细胞
DNA复制	复制一次，细胞分裂二次，染色体数目减半，一侧有动粒（减Ⅰ）	复制一次，细胞分裂一次，染色体数目不变，两侧有动粒
DNA合成时段	S期	S期
联会、交换	减Ⅰ有	无
持续时间	较长，可为数日、数月、数年	一般1～2小时
结果	产生遗传的多样性	遗传物质保持恒定

二、配子发生

配子发生是有性生殖过程中精子和卵子的形成过程。其共同特点是：都经过一系列有丝分裂后，在成熟期进行减数分裂。

人类精子和卵子的形成过程都经历增殖期、生长期、成熟期，精子细胞还要经过变形期（彩图7-22、7-23、7-24）形成精子。一个初级精母细胞经过减数分裂，产生4个具有相同生理功能的精子（彩图7-24）；一个初级卵母细胞经过减数分裂，产生1个具有生理功能的卵细胞和3个功能不明的极体（图7-8）。

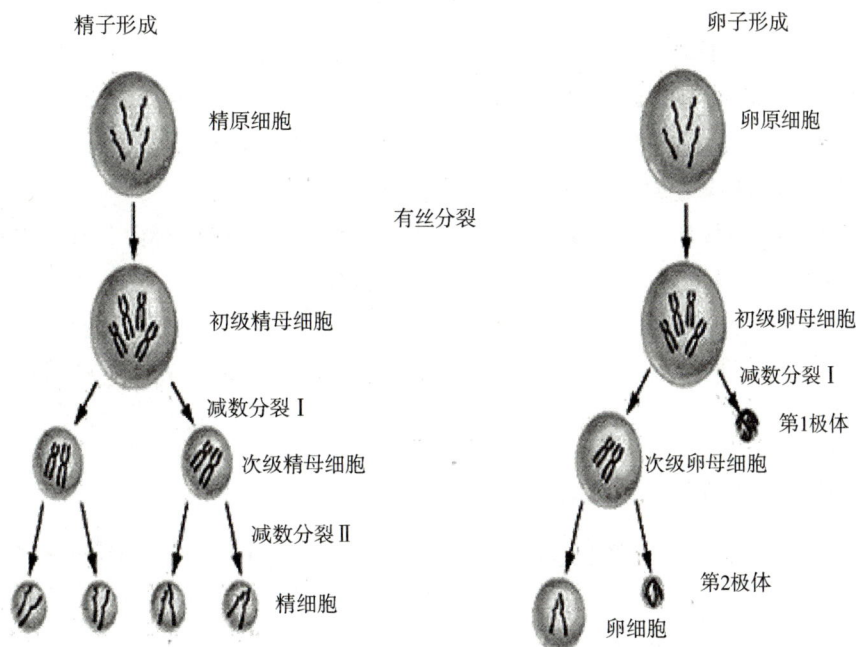

图 7-8 配子发生过程

第四节 细胞周期异常与疾病

不同种类的细胞有不同长度的细胞周期，但总体来说，同一种细胞的细胞周期在生理状态下变化不大，仅在有限的范围内调节以适应机体的状态。一旦某些细胞的周期发生异常变化，往往导致一些疾病的发生。

一、肿瘤

肿瘤是体内一些正常细胞生长失去控制，并出现异常分化的细胞群，常表现为机体局部的异常组织肿块。细胞增殖能力失去控制是肿瘤细胞增殖的一大特征。细胞周期运转受到细胞内外各种因素的精密调控，细胞周期的紊乱、细胞的不正常增殖都可能引发细胞癌变，细胞周期调控系统的每一部分都有可能是导致肿瘤的因素。

（一）细胞周期异常与肿瘤

目前发现细胞周期异常导致肿瘤发生的因素有：

1. Cyclin 过量表达 在人类肿瘤中，基因改变、转录后调控异常、翻译后蛋白稳定性等多种机制均能促进 Cyclin D1 的高表达。Cyclin D1 的过表达可导致 G_1/S 控制点失调，导致更多细胞加速进入 S 期。Cyclin D1 的过表达现象是多种肿瘤的首发事件。

2. CDK 增多 肿瘤细胞主要见于 Cdk4 和 Cdk6 的过度表达。Cdk4 可能是 TGF-β 介导细胞增殖抑制的靶蛋白。

3. CKI 表达不足和突变 细胞周期蛋白依赖性激酶抑制因子（Cyclin-dependent kinase inhibitor，CKI）是一大类 CDK 抑制剂，可阻止细胞通过限制点。

（1）INK4 失活 INK4 家族的 p16 基因主要抑制 Cdk4。75% 的肿瘤细胞系有 p16 基因纯合性缺失和突变。在肺癌、肝癌、胰腺癌、卵巢癌、乳腺癌中有较高频率的 p16 基因表达异常。

（2）Kip 含量减少　Kip 中的 P21 是 P53 下游靶分子，参与由 P53 介导的细胞 DNA 损伤反应。当细胞损伤时，P53 启动 P21 的表达，P21 抑制 cyclin E-Cdk2 活性，使 RB 去磷酸化，细胞停滞于 G_1 期。多种肿瘤中存在着 P21 的多态性突变，导致 P21 难以抑制 cyclin/CDK 复合物的形成。推测乳腺癌患者出现淋巴结转移、术后生存期短与 P21 失表达有关。

4. P53 基因与细胞周期检查点异常　细胞周期检查点的功能缺陷将导致各种错误被带入细胞周期，如 DNA 复制错误和染色体不分离等，并造成基因组的不稳定性。其结果是细胞周期监控机制失调，从而产生细胞恶性增殖，导致肿瘤的发生。P53 为主的调控机制使得哺乳动物细胞在 DNA 受到损伤后，细胞周期停滞于 G_1/S 和 G_2/M 两个关键点。P53 缺失或失活可导致细胞分裂异常，其基因突变与人类 50% 以上肿瘤的发生发展相关。

（二）细胞周期与肿瘤治疗

1. 药物治疗　从细胞增殖的角度考虑，抗肿瘤药物主要有非周期特异性药物和周期特异性药物。前者是直接作用于 DNA 的药物，如烷化剂、抗肿瘤抗生素及金属药等对整个细胞周期中的细胞均有杀灭作用。后者是只对某一细胞周期时相产生作用的药物，如抗代谢药（氟尿嘧啶、甲氨蝶呤等）主要作用于 S 期，植物药（长春碱类、紫杉类等）主要作用于 M 期等。

在联合化疗中常常应用非周期特异性药物和周期特异性药物配合进行治疗。周期特异性药物在杀灭处于对此药敏感时相的肿瘤细胞的同时，能够延缓肿瘤细胞在周期的进程，阻止细胞从某一时相进入下一时相，导致细胞暂时性蓄积。例如，长春花碱能使细胞阻滞在 M 期，这种阻滞作用在用药后 6～8 小时达最高峰，之后再给予环磷酰胺或博来霉素等非周期特异性药物，可明显增加疗效。

除了直接作用于肿瘤细胞的药物治疗，还可以通过药物提高机体免疫功能，进而杀死肿瘤细胞。如组蛋白去乙酰化酶抑制剂西达本胺，除了可直接抑制血液及淋巴系统肿瘤细胞的细胞周期并诱导细胞凋亡，还能诱导和激活自然杀伤细胞和细胞毒性 T 淋巴细胞介导的肿瘤杀伤作用，单用或联合依西美坦可用于晚期或转移性乳腺癌的治疗。

2. 细胞移植　造血干细胞移植是治疗再生障碍性贫血、白血病的最有效方法，也是治疗自身免疫性疾病、免疫缺陷病、遗传性疾病的重要手段。1989 年，Siena 等人发现粒细胞集落刺激因子（G-CSF）可以将骨髓中 CD34$^+$ 的造血干细胞动员至外周血中，且其数量、功能与从骨髓中获取的干细胞相当。血细胞分离技术的快速发展使得快速从外周血中分离大量单个核细胞成为可能。目前，外周血作为造血干细胞的来源已成为主流。截至 2023 年 1 月 31 日，中华骨髓库库容已达 3200716 人份，目前已实现捐献造血干细胞 14628 例，患者申请查询人数 110323 人。过继细胞转移疗法（ACT）用于从肿瘤患者中分离免疫活性细胞，扩增后在体外确定它们的功能，并将其送回患者体内，直接杀死肿瘤或激发免疫反应，最终杀死肿瘤细胞。

3. 基因治疗　基因治疗是根据生物学中心法则，通过人为干预来纠正靶细胞的缺陷基因、功能紊乱及调控异常，从而达到治疗的目的。肿瘤基因治疗包括清除或抑制高表达的癌基因、替补发生突变或缺失的抑癌基因、激活被抑制的免疫基因等，最终达到控制肿瘤进展乃至治愈肿瘤患者的目的。

基因治疗是将正常基因导入细胞内，以矫正或置换致病基因的一种治疗方法。基因治疗基本上分为三步：①基因导入：是指把基因或含有基因的载体导入机体；②基因传递：是指基因从导入部位进入靶细胞核；③基因表达：是指细胞中治疗性基因产物的形成。

1990 年，Rosenberg 等首次在晚期癌症病人中利用逆转录病毒载体基因转移技术，将转导了肿瘤坏死因子基因的肿瘤浸润淋巴细胞用于治疗晚期癌症。目前基因治疗已成为肿瘤治疗中最活跃的研究领域之一。

二、神经退行性疾病

有研究发现，DNA 损伤药物可诱使神经元进入细胞周期，并导致神经元死亡，这一现象被称为细胞周期再进入，即当神经元进入 S 期后，就会导致死亡。因此，为了维持生理状态下神经元的存活，导致神经元细胞周期再进入的机制必须处于抑制状态。

临床研究发现，帕金森病和阿尔茨海默病等神经退行性疾病患者在组织病理学特征出现之前，大脑神经元在细胞凋亡前会重新进入细胞周期，Cyclin D、Cdk4 和 Cdk6 在 G_1 期开始积累，在 M 期中达到峰值，然后减少。此外，在终末分化的阿尔茨海默病患者大脑神经元有 CDC2 及其伴侣 Cyclin B 的激活，CDC2 在 Tau 蛋白的过度磷酸化和神经原纤维缠结中扮演重要作用，表明细胞周期的重激活和阿尔茨海默病的发病有直接关系。因此，抑制神经损伤中细胞周期再进入是研发治疗神经退行性疾病药物的一个思路。

三、艾滋病

艾滋病又称获得性免疫缺陷综合征（acquired immune deficiency syndrome，AIDS），由人类免疫缺陷病毒（human immunodeficiency virus，HIV）引起。HIV 感染宿主细胞后，使细胞周期阻滞，且能利用宿主细胞来进行自身蛋白质及遗传物质的合成。HIV 两种主要的细胞毒性物质是辅助蛋白 Vif（viral infectivity factor）和 Vpr（viral protein R）。这两种蛋白质可以抑制细胞周期进程，使细胞周期发生阻滞。Vpr 可通过与 CDK1 的 T14A 和 Y15F 结合使 CDK1 的蛋白质构象发生改变，抑制 CDK1 活性，细胞不能向 M 期转换而滞留于 G_2 期。Vif 蛋白可阻断 P53 的核输出和泛素化，从而增强 P53 的转录活性和稳定性，导致细胞周期阻滞在 G_2 期。了解 HIV 病毒对宿主细胞周期的影响，尤其是对 T 细胞周期的影响，可为新型抗 HIV 病毒药物的开发和机体免疫机制的研究提供新的思路和方法。

知识链接

科学家首次研发出功能性人造表皮与真正皮肤无异

英国伦敦国王学院和美国旧金山退伍军人事务医疗中心（SFVAMC）的研究人员在最新一期《干细胞杂志》上发表论文称，他们首次在实验室中培养出具有功能性渗透屏障的表皮组织，其拥有的防渗透功能与真正的皮肤表皮几乎没有差异。这一人造表皮组织不仅可作为测试药物和化妆品的廉价替代模型，还有助于研究人员开发出新的皮肤疾病治疗方法。

该项研究中，研究人员首先利用人类诱导多能干细胞（iPSC）和胚胎干细胞（hESC）生成人体皮肤外层组织中最主要的细胞——角质细胞，这些角质细胞与皮肤活检样本中的原代角质细胞几乎一样。随后，他们将这些角质细胞放在一个具有特定湿度阶梯的环境中进行培养，构建 3D 人造表皮组织，并形成功能性的渗透屏障。这种保护性屏障可以避免水分丧失，阻挡化合物、毒素和微生物的入侵，在结构和功能上与正常人类皮肤的最外层没有明显差异。

思考题

1. 什么是细胞增殖周期？各时期的特点是什么？
2. 简述有丝分裂和减数分裂各时相的主要特点。
3. 比较有丝分裂和减数分裂的异同。

第一节　细胞的分化

细胞分化（differentiation）指受精卵产生的同源细胞，逐渐形成在形态、结构和功能方面差异显著的异质细胞的过程。如多能造血干细胞分化为不同血细胞的过程。细胞分化不仅仅发生在胚胎发育阶段，在多细胞生物的整个一生中都进行着，以补充衰老、死亡和丢失的细胞。细胞分化是细胞中基因差别表达（differential expression）的结果。

一、细胞的决定和分化

在多细胞生物的个体发育过程中，随着细胞分裂，细胞在发生可识别的形态变化之前，已被限定向着特定的方向分化，细胞的命运已被决定（determination）。虽然此时形态学检测手段尚不能分辨细胞的变化，但细胞内部已经发生了变化。决定之后，细胞的分化方向一般不再改变，即不能逆转到未分化状态。例如哺乳动物的囊胚腔内侧的内细胞群只能形成胚胎，囊胚壁的单层细胞只能形成滋养层。

细胞分化是发育生物学的一个核心和热点研究领域。一个细胞在不同发育阶段可以有不同的形态和功能，这是时间上的分化；同一种细胞的后代在不同的环境有不同的形态和功能，这是空间上的分化。单细胞生物只有时间上的分化，没有空间上的分化，如噬菌体在不同时期可以有溶源型和溶菌型等。多细胞生物不仅有时间上的分化，也有空间上的分化，如上面提到的囊胚的不同部位，最终会分化为机体的不同组织和器官。

不同种属的生物胚胎中，最早出现细胞决定的时间是不同的。如无脊椎动物早期的卵裂球已经被决定，每个卵裂球可以发育为机体的某一部分，但任何一个卵裂球都不能发育为一个完整的个体。而哺乳类在受精卵分裂至 8 个卵裂球时，任何一个卵裂球都具有发育成一个完整个体的能力。受精卵分裂形成的子细胞的命运决定与卵细胞核在细胞中的位置和细胞质的不均一性有关。卵细胞的核不位于中央，而是在细胞外周靠近表面的地方，这使得受精卵的分裂不对称，不同的子代细胞得到的"家产"不同，因此具有不同的分化命运。

二、细胞分化的潜能

多细胞生物的个体发育是从一个受精卵细胞开始的。这种从一个细胞分化、发育成一个完整个体的能力，就称为**细胞的全能性**（cell totipotency）。具有分化全能的细胞称为**全能性细胞**（totipotent cell），通常在植物和低等动物中较常见。利用细胞全能性可进行无性繁殖。

1. 胚胎细胞分化的潜能　人和哺乳动物的受精卵通过细胞分裂直到形成 8 个细胞的囊胚之前，细胞的分化方向尚未决定。此前的每个细胞都具有全能性。而从原肠胚细胞到形成三胚层细胞，各胚层细胞在分化潜能上受到限制，只倾向于发育为本胚层的组织器官，如外胚层只能发育为神经、表皮等；中胚层只能发育为肌肉、骨骼等；内胚层只能发育为消化道及肺上皮等。三胚层细胞的分化潜能被局限在发育成某几种特定的细胞类型，这种分化能力被限制在某个范围内的细胞称为**多能细胞**（pluripotent cell）。之后通过器官形成，各种组织、细胞的发育命运被最终决定，形成形态上特化、功能上专一的稳定型**单能细胞**（unipotent cell）。由此可见，胚胎发育的过程，从细胞分化角度，就是分化潜能逐渐受到限制的过程。

2. 高度分化的体细胞的分化潜能　过去人们普遍认为，高度分化的高等动物细胞无法直接再生形成完整的个体。但许多研究也表明，高等动物已分化的细胞仍然保持着全套基因组，并在一定条件下可表现出细胞核的全能性。如将成体爪蟾表皮细胞的核取出，注入去核的卵细胞中，可发育为成熟的爪蟾。这证明体细胞的分化，并不是它们丢失了某些基因或基因的不同，而是"开""关"的基因不同，即分化的细胞各自选择"打开"和"关闭"了一些基因。1997 年，世界上第一只核克隆动物——"dolly（多利）"羊的诞生过程（图 8-1），无疑向世人证明了高度分化的高等动物体细胞，也可以进行无性繁殖（克隆）。这项研究成果因此而被世人关注，并被认为是 20 世纪生命科学研究领域的一项重大突破。

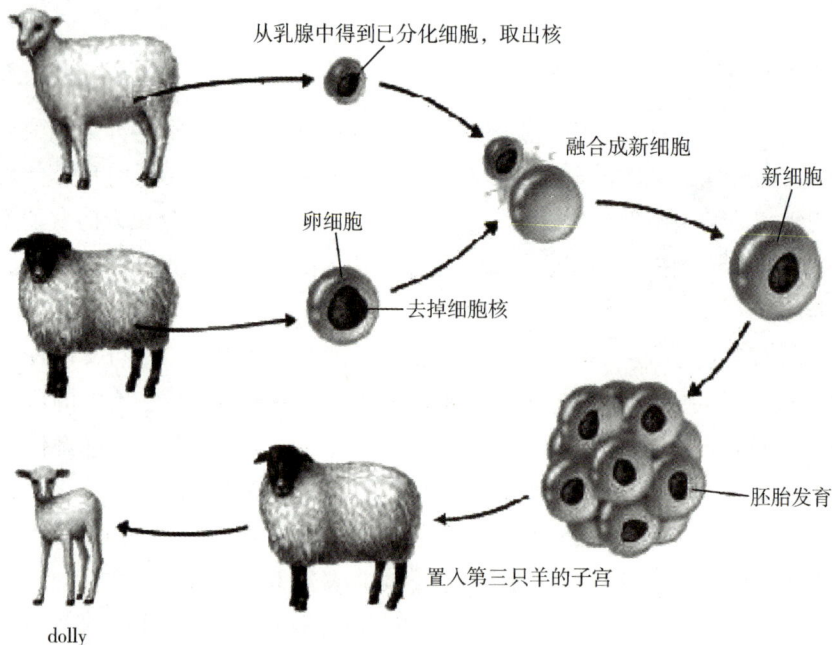

图 8-1　多利羊的诞生过程

从乳腺中得到已分化细胞，取出核

卵细胞

去掉细胞核

融合成新细胞

新细胞

胚胎发育

置入第三只羊的子宫

dolly

三、细胞分化的分子机制

细胞分化是由细胞内基因选择性"开""关"的结果。基因表达的调控可以发生在以下层次上：染色体水平、转录水平、转录后水平、翻译水平和翻译后水平。其中主要是转录水平，因此细胞分化也主要是转录水平调控的结果。根据基因和分化的关系，将基因分为两类。一类称为**管家基因**（housekeeping gene），是维持细胞最低限度的功能不可缺少的基因。在各类细胞的任何时间内都表达，其编码的蛋白质称为**管家蛋白**（housekeeping protein）是维持细胞生命活动必需的，如膜蛋白、线粒体蛋白、核糖体蛋白、糖代谢的各种酶等。另一类称为**奢侈基因**（luxury gene），是不同类型细胞中特异性表达的基因，与分化细胞的特殊性状有直接关系，但对细胞的生存无直接影响，只在特定的细胞分化时段表达，其编码的产物称为**奢侈蛋白**（luxury protein），如红细胞中的血红蛋白、肝细胞中的白蛋白等。

1. 转录水平的调控　是细胞分化的主要调控环节。发育过程最普遍的现象之一就是一系列的蛋白质有序置换，这种有序置换是基因在细胞分化过程中按顺序转录的结果。如人血红蛋白（Hb）中蛋白成分是由 4 条珠蛋白链组成 $\alpha_2\beta_2$ 的四聚体，其中 β 链基因家族位于第 11 号染色体上按 $5'-\varepsilon-{}^G\gamma-{}^A\gamma-\delta-\beta-3'$ 顺序排列。在胚胎早期，ε 基因表达，其余基因关闭，此时的 Hb 组成是 $\alpha_2\varepsilon_2$；随着胚胎发育，ε 基因关闭，γ 基因表达，此时的 Hb 组成变为是 $\alpha_2\gamma_2$ 为主；胎儿出生后，β 基因表达逐渐升高，γ 基因表达逐渐减少，Hb 组成又变为是 $\alpha_2\beta_2$ 为主；成人 Hb 组成为 $\alpha_2\beta_2$。在不同的发育阶段，Hb 中珠蛋白亚型依次出现和消失，是这些基因"开"和"关"造成的结果。

为研究细胞中调节基因转录的关键成分，科学家取兔胸腺和骨髓细胞的染色质，分别从中分离出 DNA、组蛋白和非组蛋白，重新组合成新的染色质模板进行转录。结果发现，来自胸腺的非组蛋白，无论是和胸腺 DNA 还是骨髓 DNA 混合，总是转录出胸腺的 mRNA；同样，骨髓的非组蛋白，无论与胸腺 DNA 还是骨髓 DNA 混合，总是转录出骨髓的 mRNA。这表明调节细胞中基因转录的是非组蛋白，主要包括参与调节基因转录的转录因子以及参与染色体表观遗传调控的酶类。

2. 翻译水平的调控　一般来讲，在翻译水平上很少有选择性调控，即细胞内并无专门的调节机制决定某些 mRNA 翻译，而另外一些 mRNA 不翻译。

四、细胞分化相关基因的研究技术

分化后的细胞各自表达着不同的遗传信息，即便在肿瘤组织中，位置不同的癌细胞转录组也是存在差异的。这种差异，表现为细胞分化过程中遗传信息的异质性，通常用比较转录组的方法进行研究。但是转录组测序是在多细胞水平进行的，最终得到的是多个细胞的平均信号值，隐藏了可能反映重要发育阶段的单个细胞的差异，丢失了单个细胞异质性的信息。这种情况直到单细胞测序技术的出现才有了改观。

单细胞测序（single cell sequencing）技术是在单个细胞水平上，对基因组、转录组、表观组进行高通量测序分析的一项新技术。它能够揭示单个细胞的基因结构和基因表达状态，反映细胞间的异质性，这种技术可用于细胞分化过程中的命运抉择基因的筛选与鉴定研究。例如，为了研究分化过程中发生的事件，单个细胞被从不同分化阶段的细胞群体中分离出来。每个细胞的总mRNA（转录组）被分离、扩增和测序。以这种方式同时表征数千个细胞的转录组，从而提供了细胞分化不同阶段的详细转录组视图，能更精准地找到控制细胞命运抉择的关键基因。早期的单细胞测序由于成本高而限制了其广泛使用，但随着研究的不断发展，许多新的单细胞测序方法被开发出来，降低了单细胞测序的成本。目前，单细胞转录组分析已在研究造血干细胞的分化机制中广泛应用，因为造血干细胞相对容易获取和研究。此外，单细胞测序技术也在免疫学、癌症生物学和器官移植中具有非常广阔的应用前景。

五、细胞分化理论与技术在类器官研发中的应用

目前，细胞体外培养技术日趋成熟，各种组织器官的细胞培养体系已建立，但是这些体系还

停留在二维模式，无法完整反映细胞在原组织器官中的信息。类器官（organoids）是近期发展起来的一种类似于组织器官的细胞培养物，是指将多能干细胞在天然或合成的细胞外基质材料中进行培养，细胞依附在特定的具三维结构的基质上生长发育，继而形成的多细胞结构。

类器官由多种细胞类型的混合物组成，类似于组织或器官的较小复制品，但是和正常组织器官相比没有血管化或神经化。与传统二维细胞培养模式相比，三维培养的类器官的最大优势是可复制出已分化组织的复杂空间形态，并能够表现出细胞间以及细胞与基质间的相互作用和空间位置关系，其本身还能产生与原组织器官类似的生理反应，与来源组织具有极高的相似性。类器官能更好地用于模拟器官组织的发生过程及生理病理状态，在药物筛选中，以类器官为模型获得的数据更接近于真实机体的水平，因而在基础研究以及临床诊疗方面具有广阔的应用前景。

第二节　细胞分化异常与疾病

细胞分化是一个有序、规律的过程，可以让不同类型的细胞在有机体中发挥其应有的功能。细胞分化异常指的是细胞在分化过程中，受遗传变异、营养不良、毒物或其他因素等影响，导致细胞出现基因表达异常、在错误的时间或者空间发生分化、细胞分化方向异常、细胞正常的结构和功能发生改变等一系列问题。当细胞分化受到干扰或表现异常时，可能会导致机体出现各种问题，发生各种疾病。

一、细胞分化异常与肿瘤发生

细胞分化异常是引起肿瘤的一种重要机制。在正常组织中，细胞分化为特定细胞类型的过程受到一组复杂的信号和机制的严格调控。在肿瘤细胞中，这些调节机制被破坏，导致异常的细胞分化和分化程度不同的异质细胞群的形成。一些在早期发育或者干细胞中表达的基因在肿瘤细胞中异常表达，导致肿瘤细胞通常表现出未分化或低分化的状态，它们虽然丧失了发育成构成正常组织的特殊细胞类型的能力，但是保留了自我更新和分化为多种肿瘤细胞类型的能力，从而容易逃离机体的免疫监视。并且由于肿瘤细胞失去了对细胞生长和分化的限制，无限制地增殖和分化，最终形成肿瘤并转移至身体其他部位。了解细胞分化异常的因素是一个重要的研究领域，这可能会为开发新的肿瘤预防和治疗方法提供帮助。

肿瘤中有几个细胞分化异常的典型例子。比如白血病，细胞分化异常是其发展的关键因素。骨髓中造血干细胞的异常分化导致产生了不成熟和异常的白细胞，这些异常的白细胞不仅无法发挥正常功能，而且会无限制地增殖，并在血液和其他器官中积聚，最终导致白血病的发生。又如最常见于婴幼儿的神经母细胞瘤，是早期胚胎发育过程中成神经母细胞（neuroblast）未能成熟分化，沿神经轴迁移引起的交感神经系统的胚胎性恶性肿瘤。此外，间充质细胞在人体结缔组织的形成中至关重要，这些细胞的异常分化可导致软组织肉瘤或骨骼肿瘤的形成。

并不是所有的分化异常都会导致肿瘤。事实上，有些分化异常可能只是一种良性的病变。比如化生（metaplasia）就是一种细胞类型转变的病理现象，即一种成熟细胞类型在受到外部刺激或慢性损伤的影响下，转化为另一种成熟的细胞类型的过程。化生通常发生在呼吸道、消化道、泌尿道等器官的组织中。在这些组织中，受到慢性刺激或损伤的细胞可能会发生化生，以适应新的环境压力。例如，在吸烟者的支气管上皮细胞中，上皮细胞会发生化生，从原本的纤毛柱状上皮转变成没有纤毛的鳞状上皮，使得细胞层次增多变厚，强化了局部抵御外界刺激的能力。但鳞状上皮表面不具有柱状上皮的纤毛结构，故而减弱了黏膜自净能力。此外，如果吸烟的时间长或量大，也可能引起肺鳞状细胞癌。可见，"良""恶"之间是量变到质变的过程，某些化生属于肿瘤细胞演进相关的癌前病变。

二、细胞分化异常与先天发育缺陷

哺乳动物早期胚胎发生过程中，细胞分化异常可能会导致一系列的先天性发育缺陷，例如神经管闭合不全，这是在早期的胚胎发育阶段，神经管分化异常导致的一种先天性发育缺陷。心脏缺陷也是一种与细胞分化异常有关的常见先天性发育缺陷，心脏在胚胎发育的过程中需要多种不同类型的细胞进行分化和定位，如果这个过程出现问题，就可能导致先天性心脏病的发生。异常分化可发生在多种组织器官。例如，如果产生四肢的软骨细胞不能正常分化，肢体可能表现为更短或更小，甚至缺失，这种情况被称为软骨发育不全。类似地，如果产生肾脏的细胞不能正确分化，所产生的器官可能会变小，泌尿功能无法正常执行，这种情况被称为肾发育不全。总之，异常的细胞分化会破坏胚胎发育阶段中组织发育和生长的正常过程，从而导致先天性发育不全的发生。

三、其他和细胞分化异常相关的疾病

细胞分化贯穿于生物体的整个生命进程，虽然在胚胎时期细胞分化最为活跃，但是在成熟个体发育过程中，细胞分化在部分器官和组织中仍然发生，此时，异常的细胞分化可以通过多种方式促进一些疾病的发展。例如，异常细胞分化可能在自身免疫性疾病的发展中发挥作用。常见的类风湿性关节炎就与 B 细胞的异常分化有关，异常的 B 细胞分化可导致类风湿因子的产生，进而攻击人体的关节组织。2 型糖尿病是一种以胰岛素抵抗为特征的代谢紊乱，这意味着身体细胞对胰岛素的反应减弱。异常细胞分化可通过多种方式导致胰岛素抵抗。比如，脂肪细胞分化受损可导致促炎细胞因子和脂肪因子的释放，从而导致胰岛素抵抗。此外，胰腺产生胰岛素的 B 细胞的异常分化可使其功能下降，导致胰岛素分泌受损和葡萄糖不耐受；骨骼肌纤维的异常分化可导致葡萄糖摄取和利用受损，也可以导致胰岛素抵抗。

第三节　干细胞

干细胞（stem cell）是指具有无限或较长期的自我更新能力的细胞，其能产生一种以上高度分化的子代细胞。干细胞的研究是目前生命科学研究中一个非常活跃的领域，与干细胞有关的分离和体外培养技术已获得了重大进展，研究成果层出不穷。当前，对干细胞的研究多集中在造血干细胞、神经干细胞和胚胎干细胞等方面。

20 世纪末，人类胚胎干细胞和一些组织干细胞陆续被培养成功，而且对干细胞的生物学特性也展开了大量的实验研究，这些使得干细胞在生物医药科学领域中的应用成为可能。1981 年，Evans 等首次从小鼠早期胚胎中获取到胚胎干细胞，1998 年 11 月，美国生物学家 Thomson 与 Gearhant 等分别从流产胎儿和体外受精技术得到的多余胚胎中分离出人类胚胎干细胞，并成功地在体外进行了培养。1999 年 12 月，美国权威杂志《Science》将人类干细胞研究列入人类十大科学成就榜首。至此，干细胞和干细胞技术为人类战胜难治疾病、健康长寿的生活带来了巨大的希望。

一、干细胞的分类

干细胞在个体发育和成体维持过程中，起着重要和决定性作用。对于干细胞的分类，目前还没有统一的标准。一般来说，干细胞的分类方法有两种，一是根据干细胞分化潜能，将干细胞分为全能干细胞（totipotent stem cell）、多能干细胞（pluripotent stem cell）和单能干细胞（unipotent stem cell）。二是根据干细胞的来源不同，将干细胞分为胚胎干细胞（embryonic stem cell）、成体干细胞（adult stem cell）或组织干细胞（tissue specific stem cell）和诱导多能干细胞（induced pluripotent stem cell）等。

（一）据干细胞分化潜能分类

1. 全能干细胞　哺乳动物的生命始于受精卵，受精卵具有分化为体内多种不同类型细胞的潜能，并能发育成一个完整的个体，细胞的这一潜能称为全能性。实际上，哺乳动物的全能干细胞只有受精卵和卵裂早期的细胞，它们可以分化成完整个体的三个胚层的各种细胞类型和胎膜。

2. 多能干细胞　胚胎发育进入囊胚期后，胚胎已开始出现最原始的分化过程，这时的细胞称为多能干细胞。多能干细胞包括三胚层多能干细胞和单胚层多能干细胞。三胚层多能干细胞虽然失去了发育为成熟完整个体的能力，但能分化成三个胚层的各种细胞类型，并可形成器官，如囊胚期的内细胞群。单胚层多能干细胞的分化潜能相对较窄，它只能分化成几种特定类型的细胞，如间充质干细胞通常只能分化形成骨、肌肉、软骨、脂肪及其他结缔组织，却不能分化为除此之外的其他组织。

3. 单能干细胞　单能干细胞指特定谱系的干细胞，随着个体发育的进程，细胞的分化能力逐渐被限制，仅能产生一种类型的分化细胞，如心肌干细胞只能发育成心肌细胞，肠干细胞分化产生肠上皮细胞等。

（二）据干细胞来源分类

1. 胚胎干细胞　囊胚阶段的细胞是胚胎发育过程中最早开始发生分化的，囊胚的外层细胞形成滋养层，可发育成胎盘和胎膜，囊胚腔内侧的一群细胞称为内细胞群，胚胎干细胞是指源自囊胚内细胞群的一类特定细胞，具有分化成各种细胞类型的潜能。通常人们将从畸胎瘤中分离、筛选到的多能性胚胎性干细胞和从早期胎儿原始生殖嵴细胞分离出来的胚胎性干细胞也归于胚胎干细胞。

2. 成体干细胞　成体干细胞是存在于一种已分化组织的特定位置上、能自我更新且能特化形成该类型组织的未分化细胞。在特定条件下，成体干细胞产生新的干细胞，或者按一定的程序分化，形成具有新功能的干细胞，使组织和器官保持生长和衰退的动态平衡。

成体干细胞与胚胎干细胞一样，都可在体外进行自我更新，并且在适宜的条件下，均可分化成为具有特殊形态和特定功能的子代细胞，但两者之间又有许多不同之处。胚胎干细胞和成体干细胞最根本的区别在于两者的来源不同。目前，胚胎干细胞多取自胚胎或流产胎儿，尤其是极早期胚胎，如囊胚。而成体干细胞主要来自于成体的各种组织中的未分化细胞。

二、干细胞的生物学特征

干细胞是生物个体发育和组织发生的基础。对于干细胞的生物学特性的了解有助于对发育现象的认识，并有利于进一步加深对人体的生理和病理状况发生机制的认识。

1. 干细胞的形态学特征　各种哺乳动物的干 ES 细胞形态上都具有一定的共同特征。干细胞通常呈圆形或椭圆形，体积小，核质比较大，细胞间结合紧密，细胞染色不明显。

2. 干细胞的生化特征　干细胞的生化特性与其组织类型密切相关，还与其分化程度有关。

通常来说，干细胞都具有比较高的端粒酶活性，不同的干细胞具有各自特异的生化标志，如角蛋白 15 是毛囊中表皮干细胞的生物标志分子，巢素蛋白是神经干细胞的标志分子。

3. 干细胞的增殖特征 通过细胞动力学的研究，干细胞本身的分裂通常很缓慢，这种增殖缓慢性的生理意义在于有利于干细胞对特定的外界信号刺激做出反应，以决定其进入增殖状态，还是进入分化程序。干细胞在分裂过程中还保持自身稳定性，即具有维持干细胞数目恒定的能力和特点，这是干细胞重要的基本特征之一。干细胞的分裂方式有两种，即对称分裂和不对称分裂。不对称分裂有利于维持干细胞数目的相对恒定。因细胞质中的分化调节蛋白在分裂中不均质地分配，使得分裂产生的一个子细胞仍作为干细胞保留下来，而另一个可以不可逆地走向功能专一的终端分化细胞，在此过程中维持着干细胞的自稳性。这种自稳性是干细胞区别于肿瘤细胞的本质特征。

4. 干细胞的分化特征 具有多向分化能力是干细胞的本质特征。越来越多的研究证明，分离自成体的干细胞在适宜的条件下，表现出更广泛的分化能力，甚至实现跨胚层的分化。

去分化：一种干细胞向其前体细胞的逆向转化被称为干细胞的去分化。长期以来，对干细胞是否可以逆向分化的问题一直存在争议。

转分化：一种组织类型的干细胞在适当条件下可以分化为另一种组织类型细胞的现象，称为干细胞的转分化。由于细胞转分化能力在疾病治疗方面的潜在应用价值，对干细胞转分化现象的研究，是目前干细胞研究领域的热点问题。

三、几种干细胞

（一）胚胎干细胞

与成体干细胞相比，胚胎干细胞的体外增殖能力更强，分化潜能更广。胚胎干细胞具有两个显著特征：一是它具有自我更新的能力；二是它可被定向诱导分化为各种细胞类型。

1. 胚胎干细胞的生物学特征 胚胎干细胞的形态结构与早期胚胎细胞相似，细胞较小，核质比较高，细胞核显著，有一个或多个核仁，染色质较分散，胞质内除游离核糖体外，其他细胞器很少。但不同物种、不同类型的胚胎干细胞的结构特征又有所不同。

胚胎干细胞的细胞周期与已分化的体细胞的周期有所不同，在细胞周期的整个过程中，细胞大多数时间处于 S 期，进行 DNA 的合成，G_1、G_2 期很短，没有 G_1 检测点（G1 check point），不需要外部信号来启动 DNA 的复制。

胚胎干细胞是多能细胞，从理论上讲，在一定的诱导条件下，胚胎干细胞可分化为某一特定谱系的细胞，这就是定向分化。现有的研究报道表明，小鼠胚胎干细胞在体外可定向分化为神经元、神经胶质细胞、胰岛细胞、脂肪细胞、内皮细胞、树突状细胞及各类血细胞等。

2. 胚胎干细胞的应用 胚胎干细胞最令人瞩目之处在于它可作为移植疗法中的"种子"细胞，治疗各种难治性疾病，这些疾病包括帕金森病、糖尿病、脊髓外伤、慢性心脏疾病、肿瘤等。用胚胎干细胞移植进行治疗，不仅可弥补当今器官移植所面临的供体匮乏问题，而且还可避免移植过程中引起的免疫排斥问题。

（二）造血干细胞

造血干细胞（hematopoietic stem cell）是最早发现、研究最多和最先用于治疗疾病的成体干细胞。造血干细胞由胚胎卵黄囊全能间质细胞分化而来，是一小群最原始的不均一造血前体细胞，存在于造血组织和血液中，能保持数量和质量不变。

1. 造血干细胞的生物学特征　造血干细胞除可自我更新外，还兼有髓系和淋巴系多向分化的潜能，移植后可重建机体的造血和免疫功能。然而，关于造血干细胞如何自我更新、如何分化为各系血细胞的机制至今仍然是一个未完全解决的问题。造血干细胞在移植过程中，还具有归巢和可二次移植的特点。

2. 造血干细胞的应用　随着基础研究的不断深入、移植相关技术的发展与完善、造血干细胞来源的不断扩大、配型部分相合的移植也迅速增多、疗效大大提高，造血干细胞移植正在广泛应用于血液系统疾病、遗传性疾病、自身免疫性疾病、急性放射病等各种疾病的治疗。

（三）间充质干细胞

间充质干细胞（mesenchymal stem cells，MSCs）属于成体干细胞的一种，广泛存在于胎儿和成人的各种组织和脏器中，以骨髓含量最多，具有多向分化潜能、可迅速扩增、易于获取、能长期存活、易于转染并能长期表达外源基因等特点。

1. 间充质干细胞的生物学特征　作为一种多能细胞，MSCs 可分化为成纤维细胞、成骨细胞、成软骨细胞、脂肪细胞和肺泡上皮细胞等。在正常生物体内，绝大多数 MSCs 处于 G_0 期和 G_1 期，即处于相对静止的状态。只有在某些信号的诱导下，其分化潜能才被激发出来，经过多个细胞分裂周期，最终分化为某种分化细胞。

2. 间充质干细胞的应用　MSCs 作为细胞治疗和基因治疗的种子细胞，已经广泛应用于心血管、神经、呼吸系统和创伤等方面的基础研究，部分结果已用于临床。

在理论上 MSCs 可以无限地分裂和增殖，但实际上尽管 MSCs 可以长期存在，但是它并不是永生不灭的，它的数量取决于来源个体年龄、取材部位、全身状况和体外培养的环境等。

（四）神经干细胞

神经干细胞（neural stem cell，NSCs）是最早发现于中枢神经系统内，可自我更新，能分化为神经元、神经胶质细胞的成体干细胞。

1. 神经干细胞的生物学特征　神经干细胞除自我更新、多向分化潜能的特点之外，存在两种分裂方式，即可以对称分裂和不对称分裂方式进行增殖，此外，还选择性表达某些标志物，例如巢蛋白。

2. 神经干细胞的获取　神经干细胞可以从两种途径获取：①从流产胎儿大脑脑室外侧的室管膜区、下脑室区、海马、嗅球及脊髓、小脑皮层等区域直接分离；②通过胚胎干细胞、骨髓间充质干细胞及多能诱导干细胞等途径定向诱导分化。

3. 神经干细胞的应用　神经干细胞移植可用于治疗帕金森病、阿尔茨海默病、亨廷顿病等神经退行性疾病，也可用于脊髓损伤、缺血性脑卒中，使神经损伤后的功能得以重建。目前，有关神经干细胞移植的研究除集中在病变部位比较确切的疾病中，也有研究开始探索涉及全脑功能的改变，例如利用神经干细胞移植缓解衰老和痴呆对人体造成的影响。此外，神经干细胞还可以作为载体用于基因治疗。

（五）表皮干细胞

表皮干细胞（epidermis stem cell）是指一生中均保持有增殖能力，且可分化为表皮中的各种细胞的成体干细胞。

1. 表皮干细胞的生物学特点　表皮干细胞通常处于静息状态，分裂缓慢，在形态学上具有未分化细胞的特点，表现为细胞体积小、胞内细胞器稀少、细胞内 RNA 含量低。

对表皮干细胞的确切定位尚有争论。表皮干细胞主要存在于环境稳定、血管丰富的区域。目前对有毛皮肤中干细胞的位置还有不同的观点，有观点认为毛囊间表皮干细胞位于表皮的基底层；而另一观点认为表皮内无干细胞，其更新所需的干细胞可能来源于毛囊的膨出区。

2. 表皮干细胞的应用　自体培养的表皮干细胞可用于治疗大面积全层烧伤病人。

（六）肌肉干细胞

肌肉干细胞（muscle stem cell）存在于骨骼肌中，骨骼肌受损时可被激活，通过自我更新，可定向分化为具有组织特异性的成肌细胞，并终末分化形成新的再生肌纤维的成体细胞。

1. 肌肉干细胞的生物学特征　肌肉干细胞通常处于休眠状态，分布于成熟的肌纤维外周，肌肉受伤受到刺激后，肌肉干细胞被激活，可增殖形成纺锤形的单核成肌细胞，然后融合分化为多核肌管，最终形成肌纤维。不同状态的肌肉干细胞表达不同的特异性标志物，例如肌肉干细胞在静息期表达肌细胞核因子、肝细胞生长因子受体及成对盒转录因子等特异性标志蛋白，而在激活增殖期则表达成肌调节因子等。

2. 肌肉干细胞的应用　肌肉干细胞具有造血干细胞的潜能。通过研究成年鼠骨骼肌干细胞与骨髓干细胞之间的关系，发现骨骼肌的大量细胞具有造血分化能力。随着肌肉干细胞研究的深入，研究者观察到肌肉干细胞可以跨系，甚至跨胚层，突破其"发育限制性"分化为其他类型的组织细胞，人们称这种现象为"干细胞的可塑性"。从小鼠骨骼肌中分裂得到的细胞移植到经致死量照射的小鼠体内，移植细胞可再造整个造血系统，说明这些细胞具有高度的原始属性。

四、干细胞相关的研究技术

（一）基因转移

基因转移（gene transfer）是指应用分子生物学和细胞生物学手段将纯化的外源 DNA 导入受体细胞，使外源 DNA 所包含的基因在受体细胞内进行表达的过程。目前，基因转移的方法常用物理、化学和生物学方法。物理方法如显微注射法、电穿孔法等；化学方法如脂质体包埋法、聚乙二醇法等；生物学方法主要利用病毒融合剂，如仙台病毒、腺病毒等。

显微注射法（microinjection）又称显微操作技术（micromanipulation），是利用直径为 $0.5 \sim 15 \mu m$ 的玻璃微量注射针，在微观或宏观水平，将物质通过细胞外基质、细胞膜或细胞核膜注射入细胞内或从细胞内取出的一种方法。显微注射法一般需要显微操作设备，被广泛应用于基因工程和细胞工程，除主要用于转基因动物的制备外，还可用于嵌合体小鼠的产生。在转基因动物制备过程中，主要借助显微注射设备将外源 DNA 快速注入受精卵的雄性原核中，获得具有外源 DNA 的受精卵。此外，利用显微注射技术还可将胚胎干细胞注入小鼠的囊胚腔，获得嵌合体小鼠。

（二）胚胎干细胞培养

干细胞的分离和培养是干细胞应用的前提。在体外细胞培养技术的基础上，培养胚胎干细胞需要在培养基血清中加入一些特殊物质或在无血清培养基中加入抑制剂，以保持胚胎干细胞的未分化特性并增殖到足够的细胞数量，这是胚胎干细胞培养的难点。胚胎干细胞主要来源于哺乳动物的囊胚腔的内细胞群，获取内细胞群的方法有免疫外科法、组织培养法和显微注射法。将获得的内细胞群利用饲养层、条件培养基或无血清培养基进行培养，培养后进行胚胎干细胞的鉴定，鉴定后可冻存保存。

（三）免疫荧光技术

免疫荧光技术（immunofluorescence techniques）是利用荧光素标记抗体后检测特异性靶抗原的一项技术，广泛应用于科学研究和临床实验室检测。包括直接法和间接法两种，直接法是指荧光素标记的抗体（即使用荧光素标记的一抗）与组织或细胞中的抗原特异性结合，利用荧光显微镜或共聚焦显微镜直接观察、检测抗原的方法。间接法是先使用未标记的抗体（一抗）和组织或细胞中的抗原特异性结合，再用荧光素标记的抗体（二抗）和一抗结合，然后再进行观察的方法，如图 8-2 所示。间接法较直接法经济、灵敏。该技术可检测胚胎干细胞或成体干细胞的生物标记物、鉴定干细胞的类型或作为定向诱导分化是否成功的指标。

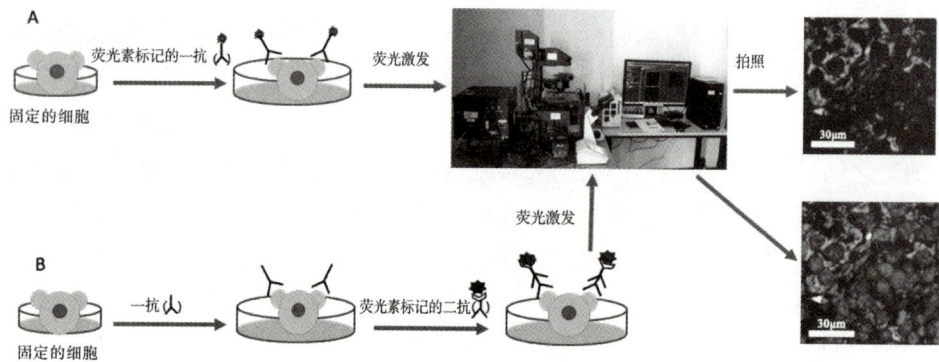

图 8-2　免疫荧光技术
A 为直接免疫荧光；B 为间接免疫荧光

知识链接

大量培养干细胞新法

干细胞因它们能够分化为一系列成熟细胞类型而闻名，但是它们不能独立维持这种可塑性。在体内，相邻的细胞有助于维持干细胞的这种"多能性"状态。但是在体外培养这些细胞，科学家们不得不设计出多种特殊的技术。这对胚胎干细胞（ESC）和诱导性多能干细胞（iPSC）而言，尤其如此。为了保持它们的多能性，这些细胞通常在由"饲养细胞"组成的支持层的上面进行培养。如今，日本理化研究所一个研究小组开发出的一种策略有望更加容易地培养 ESC 和 iPSC。

研究人员对饲养细胞层进行化学固定处理，这种处理杀死细胞，在物理上保存它们的完整性，同时维持它们的外部结构在很大程度上完好无损。这就产生坚实的细胞培养表面，而且这些表面保存着几乎所有的通常与干细胞发生相互作用的特征。小鼠 iPSC 甚至在之前经过甲醛或戊二醛固定的饲养细胞上大量培养之后仍然保持它们的多能性状态。戊二醛固定是一种严苛的处理，然而戊二醛固定的细胞也提供一种优越的基质，而且这种戊二醛固定的细胞层足够坚实，能够经受冲洗和反复使用。

此外，日本理化研究所已用小鼠研发出效率为原先 20 倍左右的诱导多能干细胞

(iPS 细胞）制作方法。科研小组将关注点放在了卵子中大量存在的蛋白质组朊上。在从小鼠体细胞培育出 iPS 细胞时，除了京都大学教授山中伸弥发现的 4 个遗传基因外，还加入了用于制作特殊组朊的 2 种基因。

结果发现，制成 iPS 细胞的比例增至原先的 10 倍左右。在此基础上添加激活组朊的蛋白质后，这一比例升至原先的约 20 倍。据悉制作速度也比原先快了 2～3 倍，通常情况下耗时数周，而采用新方法可在 1～2 周之内制成。

使体细胞回到可发育成各种组织器官的初始状态时，除了 iPS 细胞之外还需要将细胞核移植到卵子的核移植技术。

据科研组推测，用组朊制作 iPS 细胞的方法与使用卵子的核移植初始化有着相似的机理。科研组认为，由于以核移植技术制作的细胞具有较高的分化能力，其有助于开发出更高端的 iPS 细胞制作方法。

思考题

1. 什么是细胞分化？它和细胞增殖有何区别？
2. 除了遗传因素，还有哪些因素会影响细胞分化？
3. 在组织工程和再生医学领域，细胞分化有着重要的应用。请举例说明。
4. 采用流式细胞术如何检测和鉴定不同类型的细胞？
5. 什么是干细胞？干细胞有哪些生物学特征？
6. 简述干细胞的分类。
7. 简述干细胞相关研究技术。

第九章
细胞的衰老与死亡

细胞的新老交替是生命的基本规律，细胞的衰老与死亡是生命发展的必然阶段，生物体内每时每刻都有细胞不断地衰老、死亡和更新。阐明细胞衰老与死亡的机制，对于延缓个体衰老、揭示生命奥秘具有重要意义。

第一节　细胞衰老

细胞衰老（cellular aging）是指随着时间的推移，细胞的生理功能和增殖能力逐渐衰退的过程。细胞衰老是机体衰老和老年病发病的基础，细胞的衰老并不与机体的衰老完全同步。

一、细胞的寿命

细胞作为生命最小的结构和功能单位，有一定的寿命。成人体内有200多种细胞，不同的细胞有不同的寿命，如表皮细胞更新速度很快，其寿命小于30天，而神经元、骨骼肌细胞等的寿命接近机体的寿命。动物体细胞在体外培养可传代的次数有很大不同，并与物种的寿命有密切关系，如小鼠寿命3年，其培养细胞可传12代；龟的寿命200年，细胞可传140代。体外培养细胞的可传代数与其来源个体的年龄成反比，如取正常人胚胎期的成纤维细胞培养时，细胞可传40～60代；取来自成年人身上的成纤维细胞体外培养时，只能传10～30代，这表明机体的衰老是以细胞的衰老为基础的。

二、衰老细胞的特征

（一）细胞形态结构

衰老细胞因胞体内水分减少，不溶性蛋白质增多，硬度增加，失去了正常形态，表现出退行性变化，细胞皱缩，体积缩小，细胞核固缩，结构不清，染色加深，核/质比减小或核消失。有人认为细胞衰老首先表现在膜性结构上，细胞膜变厚，流动性下降，通透性增加；内质网逐渐减少，高尔基体碎裂，溶酶体功能降低，不能将摄入的大分子物质分解，随之出现色素或蜡样物质堆积在细胞质内，如脂褐素等的沉淀。皮肤中这类物质的沉积，形成了人们常说的"老年斑"。

（二）分子组成

衰老细胞会出现DNA、蛋白质和脂类等生物大分子的损伤。DNA总体上表现为复制与转录受到抑制，端粒DNA缩短，甚至丢失，线粒体DNA突变或丢失。DNA发生氧化、断裂、交联等变化。蛋白质合成下降，细胞内蛋白质发生不同程度的糖基化、氨甲酰化、脱氨基化等修饰反应，导致蛋白质的稳定性、抗原性、可消化性等降低。酶分子的活性中心被氧化，使酶活性降低，甚至失活。脂类中不饱和脂肪酸被氧化，引起膜脂之间的交联，膜的流动性降低。

三、细胞衰老学说

关于细胞衰老的机制有很多学说，概括起来主要有两类：一类是以遗传决定学说为代表的遗传学派，该学派强调细胞衰老是内部遗传决定的自然演化过程；另一类是以自由基学说为代表的差错学派，该学派主要强调各种细胞成分在受到生物、化学、物理等内、外因素损伤后无法完全修复，使"差错"积累，最后导致细胞衰老。

（一）遗传决定学说

遗传决定学说认为细胞衰老是由遗传决定的，一切细胞均由内在的预定程序决定其寿命，而细胞的寿命又决定了种属的寿命。1961 年，Hayflick 报道人的成纤维细胞在体外培养时增殖次数是有限的。后来的许多实验均证明，正常的动物细胞无论是在体内生长还是体外培养，其分裂次数总有一个"极限值"是无法超越的，这个极限值称为"Hayflick"极限。1990 年，Harley 等发现体细胞染色体的端粒 DNA 会随细胞分裂次数的增加而不断缩短。DNA 每复制一次，端粒就会缩短一段，当缩短到一定程度时，就启动一些相关基因的表达，导致细胞不可逆地衰老、死亡。统计资料表明，子女的寿命与双亲的寿命有关，成人早老症患者平均寿命 47 岁左右，婴幼儿早老症患者平均寿命 12～18 岁。因此，物种的寿命主要取决于遗传物质。DNA 上可能存在一些"长寿基因"或"衰老基因"来决定个体的寿命。

（二）自由基学说

自由基学说（free radical theory）是差错学派中较突出的一个。自由基是一类瞬时形成的含不成对电子的原子或基团，普遍存在于生物体内。正常细胞中存在清除自由基的防御系统，使自由基的产生和清除处于动态平衡状态。随着细胞寿命增加、细胞清除自由基的能力下降，各种自由基积聚并对细胞膜和内膜系统、大分子等造成伤害。有人认为，衰老中有近99%是由自由基造成的，因此消除自由基可延缓衰老。将铜锌超氧化物歧化酶基因导入果蝇体内，可使其寿命较野生型延长 1/3，这为衰老的自由基学说提供了有力的证据。

衰老是一个复杂的生理过程，虽然每种学说都可以在一定程度上解释衰老的机制，但需要将各种学说综合起来，才能大致把握衰老机制的全貌。

四、细胞衰老与疾病

细胞衰老与早老性疾病如 Hutchinson-Gilford 和 Werner 早衰症等有关。细胞衰老还与老年性疾病如动脉粥样硬化性心血管疾病、神经退行性疾病、老年性骨质疏松、糖尿病及肿瘤等密切相关。研究表明，随着年龄的增长，组织中的干细胞逐渐衰老，自我更新和分化能力衰退。组织干细胞衰老是机体衰老的重要原因之一，也与某些老年性疾病的发生相关联。

第二节   细胞死亡

细胞死亡（cell death）是指细胞生命活动的终止，如同细胞生长、增殖、分化、衰老一样，是细胞生命活动中一个必然的过程。但在多细胞生物中，细胞死亡并不与机体死亡完全同步。细胞的衰老最终将细胞引向死亡，但并非所有的细胞死亡均由衰老引起。

一、细胞死亡的分类

引起细胞死亡的原因很多，不同原因引起的细胞死亡的发生机制和形态变化也不尽相同。目前，细胞死亡常常按照机制和形态进行分类。

（一）按机制分类

一般认为，细胞死亡方式按机制可分为非程序性细胞死亡和程序性细胞死亡。非程序性细胞死亡一般指细胞坏死（necrosis）。程序性细胞死亡（programmed cell death）是主要由细胞内部基因调控的一类死亡方式，具体包括细胞凋亡（apoptosis）、自噬性细胞死亡（autophagy）、类凋亡（paraptosis）、有丝分裂灾难（mitotic catastrophe）、胀亡（oncosis）、失巢性死亡（anoikis）、侵入性细胞死亡（entosis）和细胞焦亡（pyroptosis）等。

1. 非程序性细胞死亡   细胞坏死是细胞受到外界因素的伤害、引起细胞死亡的现象。细胞坏死的形态学改变主要表现为细胞膜通透性增加、胞浆外溢、细胞解体。这种死亡常引起炎症反应。

2. 程序性细胞死亡   1964 年，Lockshin 提出了"程序性细胞死亡"的概念，即生物发育过程中，细胞在特定的地点、特定的时间发生的死亡，它强调在器官发育过程中，细胞的一种生理性的、预先设定好的死亡方式。

（1）**细胞凋亡**   细胞凋亡可以是生理性的，也可以是病理性的。细胞凋亡的主要形态特征是：染色质聚集、分块、位于核膜上，胞质固缩，核断裂，细胞通过出芽的方式形成许多凋亡小体，因无内容物释出，故不发生炎症反应。核酸内切酶活化，染色质以核小体的整倍数断裂，凝胶电泳图谱显示 DNA 呈梯状条带。

在概念上，程序性细胞死亡常与细胞凋亡混淆。程序性细胞死亡是一个功能概念，而细胞凋亡是一个形态学概念，两者有实质上的差异，程序性细胞死亡的最终结果是细胞凋亡，但细胞凋亡并非都是程序化的。

表 9-1   细胞坏死和细胞凋亡的比较

类型	细胞坏死	凋亡细胞
促成因素	病理性变化或严重损伤	生理或病理
细胞体积	肿胀变大	固缩变小
细胞膜	破损，通透性增加	保持完整
细胞器	损伤、肿胀内质网崩解，无凋亡小体形成	无明显变化，形成凋亡小体
细胞核	核膜可能破裂，核组分散出	染色质固缩、积聚在核膜周边
DNA 电泳图谱	呈涂抹状	特异性梯状条带
调节过程	被动进行	受基因调控

续表

类型	细胞坏死	凋亡细胞
炎症反应	有	无
范围	大片组织或成群细胞	散在单个细胞

（2）自噬性细胞死亡　自噬性细胞死亡也称为Ⅱ型程序性细胞死亡，是与凋亡显著不同的一种形式。比利时科学家 Christian de Duve 在 20 世纪 50 年代通过电镜观察到自噬体（autophagosome）结构，并首先提出了"自噬"的概念。自噬是当细胞在缺乏营养、应激反应、细胞间分化、细胞死亡及老化时，细胞内的溶酶体吞噬胞质溶胶和细胞器，并将这些胞质溶胶和细胞器在溶酶体中降解的过程。自噬性细胞死亡的形态学特征表现在以下几个方面：①高尔基体和内质网等细胞器膨胀；②细胞核碎裂、固缩；③形成大量吞噬泡（自噬体）；④细胞质膜失去特化，可能发生细胞膜出泡现象。

（3）类凋亡　类凋亡是一种在形态学上既不同于细胞凋亡，又不同于细胞坏死的细胞死亡方式。它是以线粒体、内质网等肿胀、形成空泡为特征，不伴随细胞膜的破裂和细胞崩解，也不引起周围组织的炎症反应。

（4）胀亡　胀亡的形态学特征是细胞肿胀，体积增大，胞浆空泡化，肿胀波及细胞核、内质网、线粒体等胞内结构，胞膜起泡，细胞膜完整性破坏。胀亡细胞周围有明显炎症反应。

（5）有丝分裂灾难　有丝分裂灾难的形态学特点主要是巨细胞的形成，内有多个小核，染色质凝聚。由多种分子调控，其死亡信号传递有很大一部分与凋亡重叠。

（6）失巢性死亡　失巢性死亡是由细胞与细胞外基质或邻近细胞脱离接触而诱发的一种程序性细胞死亡方式。它与经典的细胞凋亡一样，能通过线粒体途径或者细胞表面死亡受体途径诱导发生。正常细胞失去细胞外基质的联系后失巢凋亡，而癌细胞可以通过失巢逃逸凋亡得以生存。

（7）侵入性细胞死亡　细胞通过钙黏蛋白介导的细胞间连接作用，经内化过程侵入临近的宿主细胞空泡内，被溶酶体酶系降解而导致死亡。细胞侵入性死亡可能在抑制肿瘤细胞的增殖中发挥作用。

（8）细胞焦亡　细胞焦亡的特征为依赖于胱冬肽酶（主要是 caspase-1,4,5,11）的激活，并伴有大量促炎症因子的释放，兼有凋亡和坏死的特征。细胞焦亡是机体一种重要的天然免疫反应，在抗击感染中发挥重要作用。

（二）按形态分类

形态学上以细胞核的形态变化作为标准，把细胞死亡分为凋亡、凋亡样程序性细胞死亡、坏死样程序性细胞死亡和坏死，前三种属于程序性细胞死亡，坏死属于非程序性细胞死亡。

1. 凋亡　细胞核的特点是染色质凝聚，成球状或半月状。早期磷脂酰丝氨酸（phosphatidylserine）从膜内侧翻转至外侧，细胞皱缩，凋亡小体形成等，并伴随胱冬肽酶尤其是胱冬肽酶 3 的活化。

2. 凋亡样程序性细胞死亡　细胞核的特点是染色质凝聚程度较低，可以有或没有凋亡细胞其他方面的形态学的变化。

3. 坏死样程序性细胞死亡　一般无染色质的凝聚或者只有疏松的点状分布。

4. 坏死　细胞坏死的主要形态学标志是细胞核依序呈现核固缩、核碎裂、核溶解。

二、细胞凋亡与疾病

细胞凋亡是维持机体正常发育和自身稳定的一种生理机制。细胞凋亡可以清除机体内损伤、衰老或突变的细胞。一些致病因素可使细胞凋亡失控，破坏机体细胞的自稳态，导致疾病的发生。

（一）细胞凋亡与肿瘤

细胞凋亡在肿瘤的发病机制中占重要地位。在恶性肿瘤发生过程中，常见凋亡抑制基因和凋亡活化基因的表达异常，从而造成癌变细胞无法通过细胞凋亡被清除。

（二）细胞凋亡与自身免疫性疾病

系统性红斑狼疮（systemic lupus erythematous）患者 Fas 基因表达缺陷，导致自身反应性 T 淋巴细胞凋亡障碍，大量该淋巴细胞出现在外周淋巴器官，引起自身免疫性疾病。

（三）细胞凋亡与神经退行性疾病

某些神经元凋亡过度，造成中枢神经系统中某些特殊类型的神经元丢失，引起各种神经退行性疾病的发生。

（四）细胞凋亡与获得性免疫缺陷综合征（AIDS）

人类免疫缺陷病毒（HIV）感染宿主细胞后表达 gp120，作用于 CD4+T 淋巴细胞，诱导 CD4+T 淋巴细胞凋亡，使免疫系统崩溃，导致 AIDS 发生。

（五）细胞凋亡与心血管疾病

人类的血管内皮细胞、平滑肌细胞和心肌细胞的过度凋亡是多种心血管疾病发生演变的病理学基础。

三、细胞凋亡检测技术

检测细胞凋亡的方法很多，归纳起来可分为形态学检测、生化检测和流式细胞仪检测三类。

（一）形态学检测

形态学检测是鉴定细胞凋亡的常用方法。用 HE、甲基绿-派诺宁、Giemsa 等染色后，在普通光学显微镜下观察；用吖啶橙、Heochst 33258 等染色后，在荧光显微镜下观察；或制成超薄切片用电子显微镜观察。

（二）生化特征检测

细胞凋亡最显著的生化特征是内源性核酸酶激活后，染色体断裂形成 $180\sim200$bp 的寡核苷酸片段。针对此寡核苷酸片段，可用琼脂糖凝胶电泳法、原位末端标记法和 ELISA 法等检测。

（三）流式细胞仪检测

凋亡使细胞在细胞、亚细胞和分子水平发生特征性改变，造成荧光染料对凋亡细胞 DNA 可染性（DNA stainability）发生改变。另外，凋亡使细胞形态发生改变，影响光散射特性，用流式细胞仪可以检测出凋亡的亚二倍体细胞，即凋亡细胞在 DNA 直方图上正常二倍体细胞的 G0/G 峰前出现一个亚二倍体峰（AP 峰）。流式细胞仪检测细胞凋亡具有简单、快速和灵敏度高等优点。

知识链接

科学家首次研发出功能性人造表皮与真正皮肤无异

英国伦敦国王学院和美国旧金山退伍军人事务医疗中心（SFVAMC）的研究人员在最新一期《干细胞杂志》上发表论文称，他们首次在实验室中培养出具有功能性渗透屏障的表皮组织，其拥有的防渗透功能与真正的皮肤表皮几乎没有差异。这一人造表皮组织不仅可作为测试药物和化妆品的廉价替代模型，还有助于研究人员开发出新的皮肤疾病治疗方法。

该项研究中，研究人员首先利用人类诱导多能干细胞（iPSC）和胚胎干细胞（hESC）生成人体皮肤外层组织中最主要的细胞——角质细胞，这些角质细胞与皮肤活检样本中的原代角质细胞几乎一样。随后，他们将这些角质细胞放在一个具有特定湿度阶梯的环境中进行培养，构建3D人造表皮组织，并形成功能性的渗透屏障。这种保护性屏障可以避免水分丧失，阻挡化合物、毒素和微生物的入侵，在结构和功能上与正常人类皮肤的最外层没有明显差异。

思考题

1. 细胞的死亡方式有哪些？请比较细胞坏死和细胞凋亡的不同。
2. 哪些技术可用于测定细胞凋亡？检测指标分别是哪些？

第十章

基因和基因组

基因是 1909 年由丹麦植物生理学家和遗传学家约翰森（Johannsen WL）提出的。随着遗传学、分子生物学、生物化学等领域的发展，基因的概念得到不断完善。从经典遗传学的角度看，**基因**（gene）是具有特定"遗传效应"的 DNA 片段，它决定细胞内 RNA 和蛋白质（包括酶分子）等的合成，从而决定生物的遗传性状。从现代遗传学的角度看，基因是决定一定功能产物的 DNA 序列。这种功能产物主要是蛋白质和 RNA。一个基因的结构除了编码特定功能产物的 DNA 序列外，还包括这个特定产物表达所需的调控 DNA 序列。除少数 RNA 病毒之外，绝大多数遗传信息都蕴藏在 DNA 分子的核苷酸序列中。基因作为遗传物质，通常具备以下四个基本特征：①携带遗传信息；②可以自我复制；③指导蛋白质的合成，决定生物性状；④可以产生突变和重组。

第一节　真核生物基因的基本结构

结构基因是指能编码蛋白质的基因，它直接决定多肽链上氨基酸的种类和排列顺序。大多数真核生物包括人类基因的编码序列在 DNA 分子上是不连续的，被非编码序列所隔开，称为**断裂基因**（split gene）。这是真核生物结构基因的结构特点，而原核生物基因是连续编码 DNA 片段。真核生物结构基因的结构主要是由转录区和侧翼序列所构成（图 10-1）。

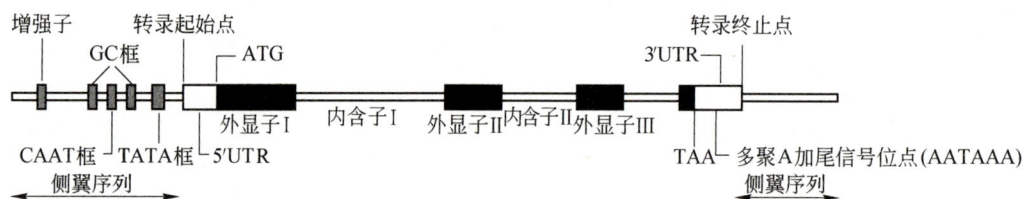

图 10-1　真核生物结构基因结构示意图

一、转录区

转录起始点到转录终止点的区域，包括前导区、编码区和尾部区。

1. 前导区（leader region）　又称**5′非翻译区**（5′untranslated region, 5′UTR）：真核基因的 5′端转录起始点与翻译起始点之间的核苷酸序列，是不编码蛋白质的。该序列对起始 AUG 的选择有一定的影响，也对 mRNA 的翻译起着重要的调控作用，如 5′端加工后产生的帽子结构（m^7GpppN）能够显著提高翻译效率。

2. 编码区 是自起始密码至终止密码的一段 DNA 序列，其中含有若干段编码序列，该区包括外显子和内含子。

外显子（exon）是基因内的编码序列。**内含子**（intron）是基因内的非编码序列，又称插入序列，内含子只转录，在前 mRNA（pre-mRNA）加工时被剪切掉，因此在成熟 mRNA 中无内含子序列。外显子和内含子交替相间排列，它们总是以外显子开始，并以外显子结束。内含子的核苷酸数量可以比外显子多许多倍。例如，人类血红蛋白的 β 基因含有 3 个外显子、2 个内含子，长约 1700bp，编码 146 个氨基酸。假肥大型肌营养不良症（duchenne muscular dystrophy，DMD）基因则含有 79 个外显子、78 个内含子，全长 2300kb，编码 3685 个氨基酸，是迄今认识的最巨大的人类基因。

每个外显子和内含子接头区都有一段高度保守的一致序列（consensus sequence），即内含子 5′末端大多数是 GT 开始，3′末端大多是 AG 结束，称为 GT-AG 法则，是存在于真核生物基因中 RNA 剪接的识别信号。断裂基因中的外显子和内含子不是固定不变的，即在同一条 DNA 分子上的某一段 DNA 序列，在编码某一条多肽链的基因时是外显子，而编码另一条多肽链的基因时是内含子，结果同一段 DNA 序列，产生两条或者两条以上的 mRNA 链。这是在真核生物基因的表达中，由于一个基因的内含子成为另一个基因的外显子，产生基因的差别表达，而构成了断裂基因结构上一个重要特点。这主要是基因启动子的序列不同或 mRNA 剪接加工的方式不同所致。另外，还发现内含子中含有若干小基因，即基因内基因。

3. 尾部区（tailer sequence） 又称 3′非翻译区（3′untranslated region，3′UTR），为 3′端翻译终止点到转录终止点之间的序列，3′UTR 主要含有终止信号及加尾信号。

二、侧翼序列

断裂基因转录区两侧 5′端和 3′端都有一段不被转录的序列，称为**侧翼序列**（flanking sequence）。主要有启动子、增强子、终止子等。侧翼序列含有基因调控序列，对基因的转录表达起着调控作用。

1. 启动子 启动子（promoter）一般位于转录起始点上游约 100bp 范围内，是能与 RNA 聚合酶和转录因子相互作用的核苷酸序列，能促进转录过程，包括下列几种不同序列：

（1）TATA 框（TATA box） 位于基因转录起始点上游 20bp～30bp 处，其一致序列为 TATAA/TAA/T，由 7 个碱基组成，其中有两个碱基可以变化。TATA 框能与转录因子 TFⅡ结合，再与 RNA 聚合酶Ⅱ形成复合物，准确识别基因转录起始点，启动基因转录，对于转录水平有着定量效应。

（2）CAAT 框（CAAT box） 位于转录起始点上游 70bp～80bp 处，其一致序列为 GGC/TCAATCT，由 9 个碱基组成，其中有一个碱基可以变化。是真核生物基因常有的调节区，CAAT 框能与转录因子 CTF 结合，具有促进转录的功能。

（3）GC 框（GC box） 两个拷贝，位于 CAAT 框的两侧，由 GGCGGG 组成，是一个转录调节区，GC 框能与转录因子 SP1 结合，有激活转录的功能，促进转录的过程。

2. 增强子 增强子（enhancer）是在真核基因转录起始点的上游或下游的一段 DNA 序列，它不能启动基因的转录，但有增强基因转录的作用。无论增强子是位于转录起始点的上游或下游，均可发生作用。而无明显的方向性，可以是 5′→3′方向，也可以是 3′→5′方向。研究表明，增强子通常有组织特异性，例如，免疫球蛋白基因的增强子只有在 B 细胞中活性最高。

3. 终止子 终止子（terminator）是位于 3′端非编码区的一段 DNA 序列，可提供转录的终止信号，一般由一段反向重复序列及其后连续约 6 个 A 组成。反向重复序列可形成发夹结构，终止转录的过程。

上述序列均属于基因转录的顺式调控序列，它们可与反式作用因子，如转录因子Ⅱ、转录因子 CTF 和转录因子 SP1 等结合，调控基因转录的过程。

第二节　基因的表达

基因表达（gene expression）是指将来自基因的遗传信息通过转录、翻译等步骤、合成有生物学功能的产物的过程。基因表达产物通常是蛋白质分子，也可以是直接参与生命活动调节的 RNA 分子。

一、转录和转录后加工

转录（transcription）是在 RNA 聚合酶的催化下，以一条 DNA 单链为模板，合成 RNA 的过程。在双链 DNA 分子中与转录模板互补的一条 DNA 链即编码链，它与转录产物的差异仅在于 DNA 中 T 变为 RNA 中的 U。在含许多基因的 DNA 双链中，每个基因的模板链并不总是在同一条链上，即一条链可作为某些基因的模板链，也可是另外一些基因的编码链（图 10-2）

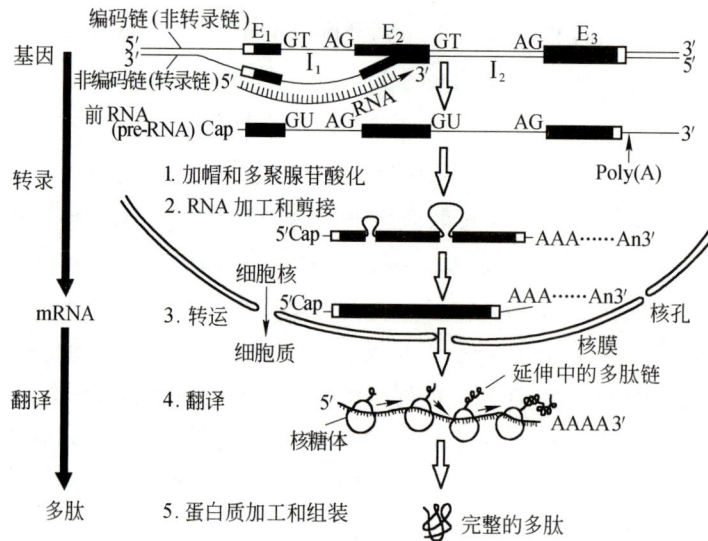

图 10-2　转录及加工过程

刚转录出来的 mRNA 称为前 mRNA（pre-mRNA）或核内异质 RNA（heterogeneous nuclear RNA，hnRNA）。hnRNA 必须经过剪接、戴帽和加尾等步骤，才能形成成熟的 mRNA。

1. 剪接　剪接（splicing）是把 hnRNA 中的内含子 RNA 序列剪切掉，再把外显子 RNA 序列连接起来的过程。

在 RNA 剪接酶的作用下，剪接发生在外显子的 3′末端的 GT 和内含子 3′末端与下一个外显子交界的 AG 处。剪接起始的 GT 端和相邻的保守序列构成了剪接供体位点，剪接终止的 AG 端和相邻的保守序列构成了剪接受体位点，在内含子 3′端上游 30 个碱基处有一个保守序列称分支点，这些序列构成了剪接信号，可被小核 RNA 蛋白识别并与之结合形成剪接体后，再切除内含子。小核 RNA 蛋白由小核 RNA 和蛋白质组成。

研究表明，部分基因存在不同的剪接方式，称选择性剪接。选择性剪接可使同一基因最终产生不同的多肽链，极大地增加了蛋白质的多样性和基因表达的复杂性。

2. 戴帽　戴帽（capping）是在 mRNA 的 5′端加一个 7-甲基鸟嘌呤核苷三磷酸（m⁷GpppN）帽，封闭 mRNA 的 5′端。mRNA 帽的功能：①有效地封闭 mRNA 的 5′端，以保护其不受核酸酶和磷酸酶的降解，增强 mRNA 的稳定性。②能被核糖体小亚基识别，促使 mRNA 和核糖体的结合。

3. 加尾　加尾（tailing）是在 mRNA 的 3′末端加上一段多聚腺苷酸（poly A）的尾巴，长度为 100～200 个腺苷酸。poly A 尾巴有 3 种功能：①有助于成熟 mRNA 输出细胞核；②增加 mRNA 的稳定性；③具有对核糖体识别信号的作用，致使 mRNA 有效地翻译，这一特点与 5′端戴帽联合作用。

二、翻译和翻译后加工

翻译（translation）是在 mRNA 指导下的蛋白质生物合成过程。即把 DNA 转录到 mRNA 的遗传信息"解读"为多肽链上的不同氨基酸种类和顺序的过程。翻译过程十分复杂，需要各种活化的氨基酸作为原料，还需要 mRNA、tRNA、rRNA、核糖体、有关酶以及蛋白质辅助因子的共同作用，并依赖 ATP、GTP 水解提供能量。整个过程在细胞质中的核糖体上进行（蛋白质合成见第四章第二节核糖体）。

三、基因表达的调控

基因表达一般包括组成性表达、适应性表达和协调表达 3 种方式。组成性表达是指维持个体发育与分化，不受环境变动而变化的一类基因表达，比如编码 DNA 聚合酶、RNA 聚合酶的相关基因。适应性表达是指维持个体生长和增殖，因环境变化而表达水平变动的一类基因表达，比如大肠杆菌内参与乳糖代谢的相关基因的表达。协调表达是指在一定机制控制下，功能上相关的一组基因，无论其为何种表达方式，均需协调一致、共同表达。

基因表达的调控具有非常重要的生物学意义，一方面，生物赖以生存的环境是不断变化的，基因表达的调控可以帮助生物更好地适应环境的变化；另一方面，在生物个体生长发育的过程中，基因表达的调控可以满足其不同阶段对蛋白质种类和含量的不同需求。

（一）原核生物的基因表达调控

基因表达的调控最早由法国巴斯德研究所的两位科学家 Jacob 和 Monod 在研究大肠杆菌乳糖代谢的过程中发现，他们于 1961 年提出了操纵子学说，开创了基因表达调节研究的新领域，并于 1965 年获得诺贝尔生理学或医学奖。

操纵子是启动基因、操纵基因和一系列紧密连锁的结构基因的总称。它们是在 DNA 上串联的一组功能相关的基因，构成转录的功能单位，由一个共同的控制区进行转录的控制。

1. 乳糖操纵子　乳糖操纵子包含一组结构基因（S），分别是 lacZ、lacY 和 lacA，它们编码参与乳糖代谢的 3 种相关酶。操纵基因（O）位于结构基因前，可以与调节基因编码的阻遏蛋白结合，从而控制结构基因的转录。启动基因（P）位于操纵基因，可以与 RNA 聚合酶结合启动 mRNA 的合成。调节基因（I）编码产生阻遏蛋白，阻遏蛋白结合到操纵基因 O 上，可阻止 RNA 聚合酶与启动基因 P 结合，进而抑制乳糖操纵子结构基因（lacZ、lacY、lacA）的表达。

2. 乳糖操纵子的调节机制

（1）乳糖存在时　调节基因表达阻遏蛋白、乳糖与阻遏蛋白结合，阻止阻遏蛋白与操纵基因结合，RNA 聚合酶与启动子结合后启动转录、操纵子开放，结构基因（lacZ、lacY、lacA）得以表达。即乳糖存在时，可诱导参与乳糖代谢的相关酶的合成。

（2）**乳糖缺乏时** 调节基因表达的阻遏蛋白与操纵基因结合，在空间上排挤 RNA 聚合酶与启动子结合，操纵子关闭，结构基因的转录被抑制，相关酶的合成停止。（图 10-3）

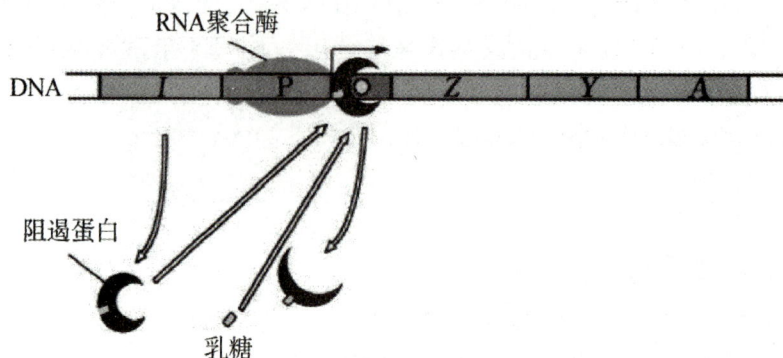

图 10-3 乳糖操纵子调控模式

（二）真核生物的基因表达调控

真核生物基因的转录和翻译发生于不同时空，且转录产物 RNA 和翻译产物蛋白质都会经过复杂的修饰，因此真核生物基因表达调控的复杂性远高于原核生物。

真核生物的基因表达调控根据在同一事件中发生的先后次序可分为 DNA 水平的调控、转录水平的调控、转录后水平的调控（RNA 加工）、翻译水平的调控和翻译后水平的调控（蛋白质加工），其中转录水平的调控为最主要的调控方式。

1. DNA 水平的调控 通过改变基因组中有关基因的数量和结构顺序，比如基因扩增、DNA 重排和染色质结构变化等方式进行调控。

2. 转录水平的调控 转录调控的实质在于蛋白质与 DNA、蛋白质与蛋白质之间的相互作用。最常见的是顺式作用元件和反式作用因子的相互作用。顺式作用元件是与结构基因串联的特定 DNA 序列，对基因转录的精确起始和转录效率起重要作用，包括启动子、增强子、沉默子、终止子等。

反式作用因子是与 DNA 调控序列相互作用的因子，也称调控蛋白，通常与顺式作用元件结合而影响转录，又称转录因子，如转录因子 II/CTF/SP1 可与启动子结合，调控转录的起始。

3. 转录后水平的调控 mRNA 戴帽、加尾、剪接均受到调控，比如真核生物中的选择性剪接，可利用不同剪接位点产生不同的蛋白质。

4. 翻译水平的调控 主要通过对 mRNA 稳定性进行调控，比如 5′帽子的种类、3′polyA 长短都会影响 mRNA 寿命，除此之外，生理条件和发育程度、核糖体数量、起始因子、延长因子、释放因子和翻译所需酶的含量和活性均可对翻译水平进行调控。

5. 翻译后水平的调控 多肽链合成后，通常需要经过加工与折叠才能成为有活性的蛋白质。蛋白质的折叠构象主要决定于它的氨基酸序列，其最后具有生物活性的构象是在加工或共价修饰过程中形成的。常见的修饰方式包括切割、连接和化学修饰（如氨基酸的磷酸化、糖基化、乙酰化等）。

第三节　基因突变及其分子机制

在自然界，所有生物细胞内的遗传物质都能保持其相对的稳定性。但是在一定内、外环境因素的影响下，就可能发生变化，产生突变。**突变**（mutation）是指遗传物质结构或者数量的永久性改变，多数突变可产生一定的表型效应。广义突变包括两大类：染色体畸变（见第十三章第二节）和基因突变。狭义突变即指基因突变。

一、基因突变的概念

基因突变（gene mutation）是指基因的结构上发生碱基对组成或序列的改变。

最小的变化是 DNA 链中一个或两个碱基对的改变，称为**点突变**（point mutation）。基因突变通常只涉及部分遗传信息的改变，导致组成蛋白质的氨基酸改变，从而引起表型改变，甚至是遗传病的发生。基因突变是生物界的普遍现象，也是生物进化的根本源泉。

二、基因突变的特性

基因突变可以发生在生殖细胞中，也可以发生在体细胞中。可以是自发突变，也可以是诱发突变。无论是哪种突变都具有共同的特性，即稀有性、多向性、可逆性、有害性、随机性和重复性等。

1. 稀有性　基因突变在自然界是稀有的，各种基因在一定群体中都有一定的自发突变率。**自发突变率**（spontaneous mutation rate）是指在自然状态下，某一基因在一定群体中发生突变的频率。各种生物的突变率是很低的，人类基因的突变率为 $10^{-6} \sim 10^{-4}$/生殖细胞/代，即每代每一万个至百万个生殖细胞中，有一个基因发生突变。

2. 多向性　多向性是指在同一基因座位上的基因可以向多个不同的方向突变，形成**复等位基因**（multiple alleles）。例如，决定人类 ABO 血型的三个复等位基因就是由基因 i 经不同的突变分别形成 I^A、I^B 而构成。

3. 可逆性　野生型基因与突变基因之间可以通过突变相互转化。由正常基因转变为突变基因的过程称为**正突变**（forward mutation），由突变基因转变为正常基因的过程称为**反突变**或**回复突变**（back mutation）。

4. 随机性　突变的发生都是随机的，可发生在任何生物个体发育过程中任何时期的任何组织细胞中。DNA 分子中每一个碱基都有可能发生突变，但通常有高突变率的热点部位。突变的后果可以是中性的，也可以是有害的或有利的。

5. 重复性　相同的基因突变可在同种生物的不同个体间重复出现。

三、基因突变分子机制

DNA 分子的碱基种类和排列顺序发生改变，是基因突变的本质。在各种诱变剂的作用下，使其遗传效应也随之变化，特定的生化功能也发生改变甚至丧失。一般可以分为：碱基替换、移码突变和动态突变。

（一）碱基替换

碱基替换（base substitution）是指 DNA 链中碱基之间互相替换，从而使被替换部位的三联体密码意义发生改变。碱基替换可分为转换和颠换两种类型。①**转换：**（transition）是一种嘌呤被另一种嘌呤所取代，或一种嘧啶被另一种嘧啶所取代，这是点突变的最常见的形式。②**颠换**（transversion）：是一种嘌呤被另一种嘧啶所取代，或一种嘧啶被另一种嘌呤所取代，比较少见（图 10-4）。

假如碱基替换发生在某一基因的编码区内，可导致转录的 mRNA 改变，进而对多肽链之氨基酸的种类或顺序发生影响，引起同义突变、无义突变、错义突变和终止密码突变等遗传学效应。

1. **同义突变**（same sense mutation）　由于密码子具有兼并性，碱基被替换前后所编码的是同一种氨基酸。因此，同义突变并不产生突变效应。

2. **错义突变**（missense mutation）　是指碱基被替换之后，编码某种氨基酸的密码子变成编码另一种氨基酸的密码子，从而使多肽链的氨基酸种类和序列发生改变。这种突变可导致机体内某些蛋白质或酶的结构和功能发生异常，例如，人血红蛋白分子异常——镰形红细胞贫血症（sickle cell anemia）就是如此（图 10-5）。

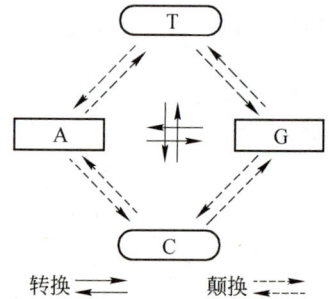

图 10-4　转换和颠换

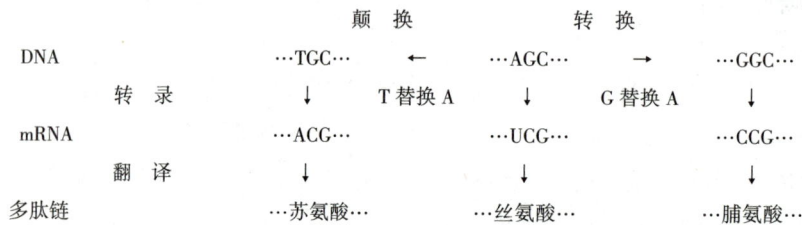

图 10-5　错义突变

（3）**无义突变**（non-sense mutation）　是指碱基被替换之后，将 mRNA 上的一个编码氨基酸的密码子改变为终止密码子（UAA、UAG 或 UGA），这样使翻译多肽链的延伸提前到此终止，形成一条无活性的多肽片段。多数情况下会影响蛋白质的正常功能，从而引起致病效应（图 10-6）。

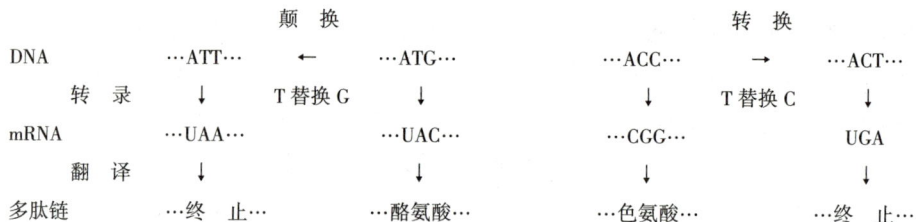

图 10-6 无义突变

4. **终止密码突变**（terminator codon mutation）　是指碱基被替换之后，使原来的终止密码子突变为编码某个氨基酸的密码子，从而使多肽链的合成至此仍能继续下去，直至下一个终止密码子为止，形成延长的异常多肽链，又称延长突变（elongation mutation）。例如，常见的血红蛋白的 α 链突变型 Hb Costant Spring 可因终止密码子发生突变，而形成比正常 α 链多 31 个氨基酸的异常链。

（二）移码突变和整码突变

1. **移码突变**（frame-shift mutation）　是由于 DNA 分子中插入或缺失 1 个或几个（不是 3 的倍数）碱基对，从而使插入或缺失的那一点以下的三联体密码的组合发生改变，引起编码的氨基酸种类和序列发生变化。

2. **整码突变**（codonmutation）　是由于一个或多个密码子插入或丢失，也称为密码子插入或丢失。

DNA 分子中插入或缺失碱基对的数目和位置不同，对其后的密码子组合的改变的影响程度也不同。最小变化是在 DNA 链上增加或减少一个密码子导致其编码合成的多肽链多或少一个氨基酸，如果较大范围改变所引起的氨基酸种类及序列的变化后果是严重的，通常是导致一条或几条多肽链丧失活性或根本不能合成，进而产生严重的遗传病，如假性肥大型肌营养不良症（DMD）（表 10-1）。

表 10-1　几种移码突变结果示意图

移码类型	移码突变的几种结果							
正常密码组合	··· ··· G–	亮– CUC–	天酰– AAC–	半胱– UGU–	苏– ACA–	谷– GAA–	丝– UCC–	··· ···
1. 插入一个碱基	··· ···	亮– CUC–	赖– AA–↑ A	亮– CUG–	酪– UAC–	精– AGA–	异亮– AUC–	C···
2. 缺失一个碱基	··· ···	亮– CUC–	天酰– AA↓ C U–	缬– GUA–	谷酰– CAG–	天酰– AAU–	··· CC···	
3. 插入三个碱基	··· ···	亮– CUC–	赖– 苏 – A A↑ A-AC C–	半胱– UGU–	苏– ACA–	谷– GAA–	丝– UCC–	··· ···
4. 缺失三个碱基	··· ···	亮– CUC–	天酰– AA↓ CUG U–	苏– ACA–	谷– GAA–	丝– UCC –	··· ···	

表中：↑插入位点，↓缺失位点， A 插入或缺失的碱基， 苏 插入的氨基酸。

（三）动态突变

动态突变（dynamic mutation）是串联重复的三核苷酸序列随着世代传递而拷贝逐代累加的突变方式。是近年来发现的一类可导致人类遗传病的新的突变方式，已引起临床遗传学家的关注。现已发现二十余种与动态突变有关的疾病，如脆性 X 综合征，患者的 X 染色体 q27.3 存在脆性部位，利用限制性内切酶 PstI 切割 X 染色体，可得到包括脆性部位在内的限制性片段，序列分析表明，在这一限制性片段中存在的（CGG）n 重复拷贝数可达 50～1000 个，而正常人仅为 30 个。研究证明，（CGG）n 的两边侧翼序列与正常人无差异，而重复序列正好位于 X 染色体的脆性部位。

四、基因突变的研究技术

20 世纪 80 年代以前，通常利用 Southern 印迹法对基因的缺失、插入和移码重组等突变形式进行筛选。对于用该方法不能检测的突变，当时只能应用复杂、费时的 DNA 序列测定分析法。随着分子生物学技术的发展，基因突变检测方法也不断涌现。在聚合酶链反应（polymerase chain

reaction，PCR）技术出现后，基因突变检测技术有了快速的发展，目前几乎所有的基因突变检测的分子诊断技术都建立在 PCR 技术的基础之上，由 PCR 衍生出的新方法已达二十余种，分析过程的自动化程度提升使得分析效率和准确性也有很大提高。

下面介绍几种经典的突变检测方法。

1. 聚合酶链反应-单链构象多态性分析技术（polymerase chain reaction-single-strand conformation polymorphism，PCR-SSCP） PCR-SSCP 分析是基于 PCR 技术检测突变的最简单快速的方法之一。这项检测方法的主要理论基础是，当有一个碱基发生改变时，会或多或少地使核酸链的空间构象发生改变，通过非变性聚丙烯酰胺凝胶电泳（PAGE），可以非常灵敏地将构象上有差异的分子分离开。

2. 异源双链分析技术（heteroduplex analysis，HA） 突变型和野生型 DNA 形成的异源杂合双链 DNA 存在碱基不配对区，可以形成环形不配对的部分，在非变性凝胶中电泳时，会产生与相应的同源双链 DNA 不同的迁移率。异源双链分析方法对一些不能用 SSCP 检出的突变有互补作用，两者结合使用，可使突变检出率提高到 99% 以上。

3. 变性梯度凝胶电泳技术（denaturing gradient gel electrophoresis，DGGE） DGGE 的原理是根据中短长度 DNA 片段的 CG 和 AT 碱基对的比例分离 DNA。它经常用于鉴定单核苷酸多态性，而无须 DNA 测序。在此过程中，DNA 在变性梯度凝胶中进行到与 DNA 变性温度一致的凝胶位置时，DNA 发生部分解链，电泳迁移率下降，当解链的 DNA 链中有单个碱基改变时，会在不同的时间发生解链，因影响电泳速度变化的程度而被分离。

4. DNA 芯片技术（DNA chip） DNA 芯片技术是一种大规模集成的固相杂交技术，是将预先制备的大量 DNA 探针分子以显微打印的方式有序地固化于支持物表面，然后与标记的样品杂交。若待测的两组 DNA 分子存在 1 个碱基以上的差异，DNA 芯片就会得到不同的杂交图谱，通过检测其信号，即可确定两组 DNA 分子是否有差异。该方法快速简单、自动化程度高，具有很大的应用潜力。

除上述介绍的方法外，还有多种方法可用于基因突变的检测，如对未知突变基因进行分析的双脱氧指纹图谱法（dideoxy finger printing，ddF）、酶促切割错配法（enzyme mismatch cleavage，EMC）、错配接合蛋白质截短测试法（protein truncation test，PTT）等。对已知突变基因进行分析的有等位基因特异性寡核苷酸分析法（allele-specific oligonucleotide，ASO）、寡核苷酸链接检测法（oligonucleotide ligation assay，OLA）、引物延伸法（primer extension，PEX）、毛细管电泳法（capillary electrophoresis，CE）等方法。

五、基因突变的表型效应

基因受环境因素的影响而发生突变，突变的结果是 DNA 分子发生了改变，导致所编码的蛋白质的数量与质量的改变。从基因到表型效应是一个非常复杂的过程，由基因突变造成其表型效应也是十分复杂并多种多样的。根据基因突变对机体影响的程度，将基因突变的表型效应大致分为：

1. 中性效应 突变后果轻微，对机体不产生可察觉的有害或有利效应。亦称**中性突变**（neutral mutation）。人类基因组中这类基因突变也是遗传多态现象的遗传基础。**遗传多态现象**（genetic polymorphism）是指突变一般对人体并无影响，是引起正常人体生物化学组成的遗传学差异的重要原因。这种差异可在 DNA、mRNA、蛋白质、染色体等不同水平体现出来。例如，ABO 血型、HLA 类型以及各种同工酶型等都是基因突变形成的。遗传多态现象可以作为基因定位、个人身份鉴定、器官移植、遗传的易感性等重要的依据。

2. 引起遗传性疾病 导致个体生育能力降低和寿命缩短或致死，包括基因突变导致蛋白质结构和数量异常的**分子病**（molecular disease）及基因突变导致酶活性降低或增高所引起的遗传性**酶病**（hereditary enzymopathy）。

3. 引起肿瘤 基因突变导致肿瘤形成。某些基因产物参与其他基因的表达调控，如果这些基因突变，则会导致肿瘤的发生。如60%的视网膜母细胞瘤是由于基因突变所致。

4. 有利突变 少数情况下，一些基因突变对个体适应环境起到积极作用，有利于个体的生存。

六、DNA 损伤的修复

各种物理、化学及生物因素对生物体内 DNA 分子或基因起直接或间接的作用，对碱基组成或排列顺序产生深刻的影响。但是，因为生物体细胞内存在着多种 DNA 修复系统，在正常生理状态下，DNA 分子能保持相对的稳定性。真核生物的 DNA 修复方式主要有切除修复和重组修复。

1. 切除修复 切除修复（excision repair）又称暗修复，切除修复发生在复制之前，需要核酸外切酶、核酸内切酶、DNA 聚合酶、连接酶四种酶的参与。由于 UV 照射后，形成胸腺嘧啶二聚体（TT），半箭头表示链的极性。首先核酸内切酶在胸腺嘧啶二聚体（TT）等附近切开，造成缺口。然后由 DNA 聚合酶以正常的互补 DNA 链为模板，合成新的 DNA 片段，合成方向是 5′→3′，弥补 DNA 的缺口。随后由专一的核酸外切酶切除含有二聚体的一段核苷酸链。再在连接酶作用下，将缺口封闭，DNA 恢复原状（图 10-7）。这种修复方式除了能切除嘧啶二聚体外，还可切除 DNA 上的其他损伤。人类色素性干皮症，皮肤肿瘤、光过敏、白内障、神经异常，这是由于患者的成纤维细胞 DNA 损伤后，造成核酸切除修复酶系统缺陷所致。

2. 重组修复 重组修复（recombination repair）大致过程是：含有嘧啶二聚体或其他结构损伤的 DNA 仍可进行复制，当复制到损伤部位时，DNA 子链中与损伤部位相对应的部位出现缺口。完整的母链与有缺口的子链重组，使缺口转移到母链上。母链上的缺口由 DNA 聚合酶合成互补片段，再由连接酶使新片段与旧链连接完整，从而使复制出来的 DNA 分子的结构恢复正常（图 10-8）。在重组修复过程中，不能从根本上消除亲代 DNA 结构中的二聚体损伤，但它能使复制出来的 DNA 分子结构保持正常，当第二次复制时，又要重复上述过程。虽然二聚体始终没消除，但是经多次复制之后，受损伤的 DNA 分子在生物体的比例会大大降低，逐渐被"稀释"。

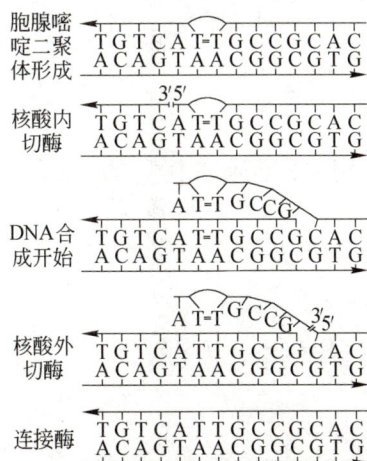

图 10-7 嘧啶二聚体的切除修复示意图

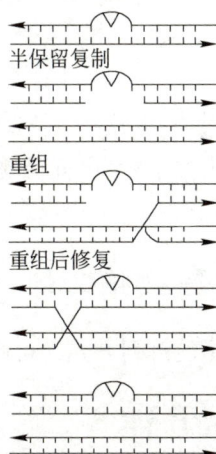

图 10-8 重组修复示意图

人们对 DNA 的修复的研究不断深入，日臻完善，并深刻认识到生物体对 DNA 损伤的修复过程是普遍存在的，属于细胞的基本生理功能。修复作用在一定程度上保持着遗传物质的稳定性，但往往达不到尽善尽美的程度。否则生物就没有变异，进化就不可能了。

第四节　人类基因组

广义的**人类基因组**（human genome）是指包含在人的细胞 DNA 中的全部遗传信息。包括两个相对独立又相互关联的基因组：线粒体基因组与核基因组。

线粒体基因组（mitochondrial DNA，mtDNA）是指线粒体内的环状双链 DNA，含 16.6kb、37个基因，包括 22 个 tRNA 基因，2 个 rRNA 基因和 13 个多肽链基因。

狭义的人类基因是指核基因组。**核基因组**（nuclear genome）是指一套染色体中的完整的 DNA 序列，通常是指一套常染色体（22 条）和两种性染色体（X 染色体和 Y 染色体）共 24 条染色体组成的完整的 DNA 序列。每个核基因组 DNA 约含 $3.2×10^9$bp，可编码蛋白质的结构基因为 2 万～2.5 万，占总基因组的 2%～3%。（图 10-9）

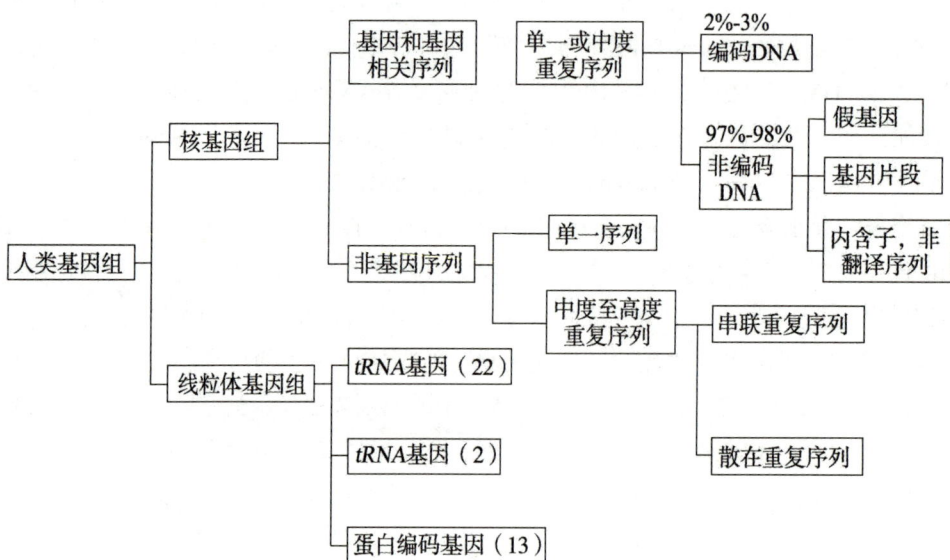

图 10-9　人类基因组的组成

人类基因组按 DNA 序列分类既有单拷贝的单一序列，也有多拷贝的重复序列及多基因家族等。

一、人类基因组的序列特征

按照核苷酸分子的排列方式，可将人类基因组分为单一序列和重复序列。

（一）单一序列

单一序列（unique sequence）是指在一个基因组中只有一个或几个拷贝，其长度在 800～

1000bp 之间，占基因组的 60%～70%，这种序列大多数是编码蛋白质和酶的结构基因。

（二）重复序列

重复序列（repetitive sequence）在一个基因组中有很多拷贝，占基因组的 30%～40%。它具有高度的特异性，以至于通过 DNA "指纹"（fingerprint）技术可以识别每个个体。重复序列可分为两类：

1. 高度重复序列（highly repetitive sequence）　短的拷贝长度仅 2～8bp，最长的拷贝序列也只有 300bp，但是拷贝数可达 10^6 次以上。它们约占基因组的 10%，多散在分布于染色体的端粒、着丝粒以及 Y 染色体长臂上的异染色质等区域，如卫星 DNA（satellite DNA）、微卫星 DNA（microsatellite DNA）、反向重复序列（inverted repeat sequence）等。

高度重复序列没有转录功能，多用来间隔结构基因和维系染色体形态，与细胞减数分裂过程中染色体的配对有关。

2. 中度重复序列（moderately repetitive sequence）　每一拷贝长度为 300～7000bp，拷贝数在 10^2～10^6 次之间，一般都是不编码的序列。它们约占基因组的 30%。根据重复序列的长度和拷贝数不同，可分为两类：

（1）**短分散核元件**（short interspersed nuclear element，SINE）　每一拷贝长度 300～500bp，拷贝数在 10^5 以上，散在地分布在基因组中。Alu 家族（Alu family）是短分散核元件典型的例子，是人类基因组含量最丰富的中度重复序列，占基因组总 DNA 含量的 3%～6%，其长度 300bp，在一个基因组中重复 30 万～50 万次。Alu 序列内含有一个限制性内切酶 Alu I 的特异性识别位点 AGCT，它可被 Alu I 酶裂解为一个 170bp 和 130bp 的两个片段。平均 5kbDNA 就有一个 Alu 序列。Alu 序列与 DNA 复制启动、基因转录调节及 hnRNA 加工有关。

（2）**长分散核元件**（long interspersed nuclear element，LINE）　每一拷贝长度 5000～7000bp，拷贝数在 10^2～10^4 次之间，散在地分布在基因组中。Kpn I 家族（Kpn I family Kpn）是长分散核元件典型的例子，形成 6.5kb 的中度重复顺序，拷贝数为 3000～4800 个。用限制性内切酶 Kpn I 消化，可分解成四个长度不等的片段，占基因组的 3%～6%，其功能不详。

二、多基因家族、转座因子和假基因

1. 多基因家族（multigene family）　是由一个祖先基因经过重复、变异所形成的一组基因。它们是结构相似、功能相关的基因，称为多基因家族。多基因家族可分为两类：一类基因家族的成员可以集中于一条染色体上，集中成簇的一组基因称为**基因簇**（gene cluster），如组蛋白基因簇群集于 7q32～7q36 上。另一类基因家族的成员可以分布于几条不同染色体上，称为**基因超家族**（gene superfamily），如人类的 α 和 β 珠蛋白基因簇分别串联排列于 16p13 和 11p15 上。

2. 转座因子（transposable elements，TE）　是细胞中能改变自身位置的一段 DNA 序列，也称转座子或跳跃基因，此过程称转座。转座是产生多基因家族的原因之一。

3. 假基因　假基因（pseudogene）又称拟基因，是多基因家族中的某些成员不产生有功能的基因产物，称为假基因。假基因起始也可能有功能，后来由于缺失、倒位或点突变等原因使这些基因成为无功能的基因。如 α 珠蛋白基因簇中的 Ψξ、Ψα1、Ψα2，β 珠蛋白基因簇中的 Ψβ 等。

三、人类基因组计划

人类基因组计划（Human Genome Project，HGP）最早由诺贝尔奖获得者、美国科学家

Dulbecco 提出，其目的是解码生命、了解生命的起源、了解生命体生长发育的规律、认识疾病产生的机制，以及长寿与衰老等生命现象，为疾病的诊治提供科学依据。

1990 年 10 月，HGP 由美国政府宣布实施，此后英、法、德、日先后加入，并成立了国际人类基因组测序协作组（IHGSC）。1999 年 9 月，中国也加入 HGP，承担 3 号染色体短臂一部分区域的测序任务。IHGSC 于 1999 年 12 月首次成功完成人类 22 号染色体上基因完整序列的测序并破译出对应的遗传密码，随后相续完成了其他染色体的基因测序任务，于 2000 年 6 月宣布完成人类基因组草图，并于 2001 年 2 月在《Science》和《Nature》上分别发表了人类基因组草图。2004 年 12 月，IHGSC 在《Nature》上公布了人类基因组精细图，覆盖了 99% 的常染色质区域。2006 年 5 月，美国和英国科学家在英国著名杂志《Nature》网络版上发表了人类最后一个染色体——1 号染色体的基因测序，标志着人类基因组测序工作的圆满结束。2017 年 12 月，中国十万人基因组计划启动，此计划旨在绘制中国人的精细基因组图谱。

（一）人类基因组计划的研究内容

人类基因组计划主要研究内容是绘制人类基因组的 4 张图，即遗传图、物理图、序列图和转录图。

1. 遗传图　确定连锁基因或遗传标记在染色体上的相对位置与遗传学距离的图谱。以厘摩作为距离单位，以遗传多态性作为遗传标记，基因在染色体上的连锁关系和相对距离，又称连锁图。

2. 物理图　以 DNA 碱基对数目为距离，标明遗传标记在染色体上所处位置和间距信息的图谱。以碱基对为距离单位，以限制性酶切技术获得序列已知的片段作为遗传标记，反映序列标签位点在染色体上的实际距离。

3. 序列图　以染色体上所含的全部碱基顺序绘制的图谱，包括转录序列、调控序列和功能未知序列。它是在遗传图和物理图的基础上，通过测序技术获得的碱基序列的精细图谱，是最详尽的人类基因组物理图谱。

4. 转录图　以基因的外显子序列或表达序列为遗传标记，精确地表明其基因序列、位置及表达模式等信息的图谱，又称表达图。是通过 mRNA 反推编码序列在基因组中的分布图。

（二）人类基因组计划的研究成果

人类基因组计划的研究成果显示：①全部人类基因组约有 3×10^9 bp，目前仍有 9% 的碱基对序列未被确定，仅有 1%～1.5% 的序列可编码蛋白质；②人类基因组中基因的数量不到 30000 个，仅为果蝇基因数量的两倍，说明人类基因的功能较其他生物体更为强大；③碱基含量和基因在基因组上分布不均，G+C 含量仅占 38%，在染色体上有基因成簇密集分布的"热点"，也有大约 1/4 的区域没有基因的片段；④含有大量单核苷酸多态性（SNP），即由单个核苷酸的变异所引起的 DNA 序列多态性，其比例约为 1/1250bp，已发现了大约 140 万个单核苷酸多态性，并进行了精确的定位。

（三）后基因组计划

人类基因组计划完成以后，生命科学进入了后基因组时代，希望在整个基因组的规模上了解基因组和蛋白质组的功能意义。后基因组计划以研究基因组的功能及调控机制为目标，具体研究方向涵盖了：以研究基因的生物学功能为主要目的的功能基因组学，其研究核心内容为基因组的表达及其调控、基因组的多样性、模式生物体基因组研究等；以研究蛋白质的结构和功能为主要目的的蛋白质组学，其主要研究内容是从整体水平上研究蛋白质的水平、修饰状态和功能的关系，并建立蛋白质相互关系的目录；研究遗传因素和药物反应之间关系的药物基因组学；研究疾病相关基因的疾病基因组学；研究环境相关基因的环境基因组学；以及研究不同物种基因组之间的关系的比较基因组学等。

目前，生物信息学和信息处理技术已大量应用于相关研究，一些新的算法以及超级计算机的计算能力也为后基因组学的研究提供了新的技术手段，人工智能的出现更为后基因组计划的实现提供了强大的整合、分析工具。

思考题

1. 什么是多基因家族？
2. 典型的真核基因结构有哪些部分组成？
3. 转录后的加工有哪些过程？分别具有什么作用？
4. 何为基因突变？基因突变的特性是什么？基因突变有哪些后果？
5. 简述 DNA 损伤的修复机制。

第十一章
单基因遗传与单基因遗传病

单基因遗传（single gene inheritance）是指受一对等位基因控制性状的遗传，其在后代的传递中符合孟德尔的遗传规律，所以又称孟德尔式遗传。人类所发生的受一对等位基因控制的遗传性疾病则称为单基因遗传病，简称单基因病。

性状（character）是指生物所具有的形态的、机能的或生化的特点；每一性状所具有的相对差异称为相对性状，如单眼皮与双眼皮、有耳垂与无耳垂等，一个个体非此即彼，不能同时具备某一遗传性状的两种性状。相对性状的形成受一对等位基因的控制。**等位基因**（allele gene）是指位于同源染色体同一位点上的两个不同或相同形式的基因，影响和控制着一对相对性状的形成。同源染色体（homologous chromosome）是在减数分裂过程中，两两配对的染色体，其中一条来自父体，一条来自母体，它们的形状、大小、结构一般相同，带有相应的遗传信息。

第一节　遗传学基本规律

一、分离定律

早在 19 世纪中叶，遗传学的奠基人、奥地利学者孟德尔，以豌豆为材料进行植物杂交实验，耗时 10 余年，于 1865 年发表论文"植物杂交实验"，提出了分离规律和自由组合规律。

孟德尔选用 7 对具有相对性状的纯合体豌豆植株进行杂交实验。**纯合体**（homozygote）是指控制某种性状的等位基因组成相同的个体（如 AA，aa），在严格自交情况下，后代一般不会发生性状分离；**杂合体**（heterozygote）是指控制某种性状的等位基因组成不同的个体（如 Aa），自交后子代必然会发生性状分离；在生物个体所观察到的各种性状，称为**表现型**（phenotype），简称表型；与表现型形成有关的遗传基础称为**基因型**（genetype）；在杂合状态下生物个体所表现出的性状，称为**显性性状**（dominant character）；未表现出的性状，称为**隐性性状**（recessive character）；控制显性性状形成的基因称为显性基因（英文大写字母 A、B 等表示）；控制隐性性状形成的基因称为隐性基因（英文小写字母 a、b 等表示）。孟德尔观察了两个纯合体亲本植株杂交所形成的子一代（F_1）个体自花授粉后的子二代（F_2）个体性状的表现，发现其表现型有显性性状，也有隐性性状，这种现象称为**性状分离**（segregation）。

（一）亲本杂交实验

以圆形种子植株和皱缩种子植株作为亲本进行杂交实验为例，子一代（F_1）杂合体植株的种子全部为圆形，而子二代（F_2）中除圆形种子外，还出现了与亲代一样的皱缩种子，经统计二者之比为 2.96：1，约为 3：1（见图 11-1）。

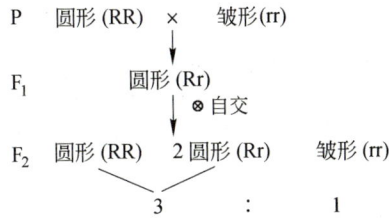

P　　圆形 (RR)　×　　皱形(rr)

F₁　　　　　圆形 (Rr)
　　　　　　　　　⊗自交

F₂　　圆形 (RR)　　2 圆形 (Rr)　　皱形 (rr)
　　　　　　　　3　　　：　　　1

图 11-1　豌豆杂交实验结果

孟德尔相继进行了 7 对相对性状的杂交实验，子二代杂交后代的实验结果记录如表 11-1 所示。

表 11-1　豌豆杂交实验的子二代结果

相对性状		子二代植株总数	子二代显性数	子二代隐性数	显隐性比例
显性	隐性				
黄子叶	绿子叶	8023	6022	2001	3.01：1.00
圆子叶	皱子叶	7324	5474	1850	2.96：1.00
红花	白花	929	705	224	3.15：1.00
凸豆荚	凹豆荚	1181	882	299	2.95：1.00
绿豆荚	黄豆荚	580	428	152	2.82：1.00
腋花	顶花	858	651	207	3.14：1.00
长茎	短茎	1064	787	277	2.84：1.00
总数		19959	14949	5010	2.97：1.00

（二）遗传因子假说的证实

孟德尔在研究初期提出：生物的遗传性状是由遗传因子控制，遗传因子在体细胞中是成对存在的。1909 年丹麦的遗传学家约翰逊提出将遗传因子更名为基因。

1. 测交（回交）实验　测交是一种特殊形式的杂交，是杂交子一代个体（F₁）再与其隐性或双隐性亲本的交配，是用以测验子一代个体基因型的一种回交。隐性纯合亲本所产生的配子，只带隐性基因，不会掩盖 F₁ 配子中基因的作用，能使 F₁ 中被掩盖的基因完全表现出来。例如，若 F₁ 中含有的一对基因是 Rr，且产生配子时 Rr 确实分离，那么它将产生含有 R 和 r 的两种配子，而测交的隐性亲本所含的一对因子若为 rr，就只能产生一种带有 r 的配子，因此它们受精后必将产生 Rr 和 rr 两种合子，发育成数目相等的显性杂合体（Rr）和隐性纯合体（rr）两种后代，比例为 1：1（见图 11-2），实验结果与理论预期完全相符。

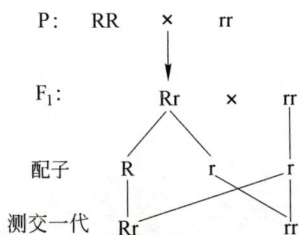

P:　RR　×　rr

F₁:　　　　Rr　×　rr

配子　　　R　　r　　r

测交一代　Rr　　　rr

图 11-2　孟德尔分离定律的测交验证图

2. 自交实验　自交是指来自同一个体的雌雄配子的结合或具有相同基因型个体间的交配，或来自同一无性繁殖系的个体间的交配。孟德尔设想以 F₂ 自交产生 F₃，若遗传因子分离，那么自交后 F₂ 中的 1 份纯合隐性个体只能产生纯合隐性个体，而 3 份显性个体应有 1/3 自交后只产生显性个体不发生性状分离；应有 2/3 自交后发生性状分离，出现显性、隐性两种个体，比例为 3 : 1，出现性状分离的是不分离性状的两倍，最终实验结果与孟德尔预期基本一致。

依据上述实验结果，孟德尔提出：生物在形成生殖细胞时，成对的基因彼此分离，分别进入到不同的生殖细胞，每个生殖细胞只能得到成对基因中的一个，这一基因的行动规律就称为**分离规律**（law of segregation），也称为孟德尔第一定律。在减数分裂过程中同源染色体的彼此分离为分离定律提供了细胞学基础。

二、自由组合定律

（一）两对性状亲本杂交实验

孟德尔在 1 对相对性状实验的基础上，又进行了 2 对相对性状的杂交实验。以圆滑黄色种子和皱缩绿色种子的纯合体亲本植株进行杂交实验，子一代 F_1 种子全为圆形黄色，说明圆形和黄色是显性性状，F_1 自交，子二代 F_2 出现 4 种不同的表型，比例接近 9 : 3 : 3 : 1。除亲本类型圆滑黄色和皱缩绿色外，还出现了皱缩黄色与圆滑绿色，原有的性状组合叫亲组合（parental combination），原来没有的性状组合叫重组合（recombination）（见图 11-3）。

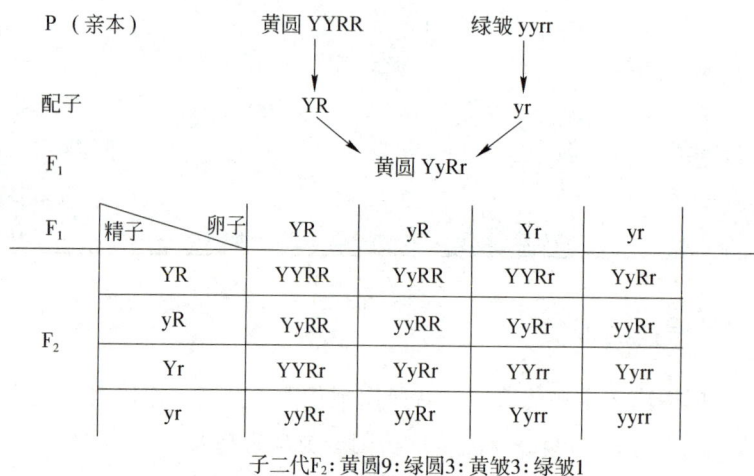

P（亲本）	黄圆 YYRR		绿皱 yyrr	
配子	YR		yr	
F_1		黄圆 YyRr		

F_1 精子 \ 卵子	YR	yR	Yr	yr
YR	YYRR	YyRR	YYRr	YyRr
yR	YyRR	yyRR	YyRr	yyRr
Yr	YYRr	YyRr	YYrr	Yyrr
yr	yyRr	yyRr	Yyrr	yyrr

子二代 F_2：黄圆9：绿圆3：黄皱3：绿皱1

图 11-3　豌豆两对相对性状杂交图解

（二）测交实验

孟德尔用 F_1 黄色圆滑种子的豌豆（YyRr）与绿色皱缩种子的双隐性亲本（yyrr）测交，并预测：YyRr 型豌豆应产生数目相等的四种配子，即：YR、Yr、yR 和 yr 型；它们分别与双隐性个体产生的 yr 型配子随机受精后，子代的基因型和表现型均应为四种，即：YyRr（黄色圆滑）、Yyrr（黄色皱缩）、yyRr（绿色圆滑）、yyrr（绿色皱缩），比例应为 1 : 1 : 1 : 1（见表 11-2），实验结果与预期完全一致。

表 11-2　自由组合定律的测交验证

F$_1$代所产生配子的基因型			YR　Yr　yR　yr （YyRr 型豌豆）				yr（双隐性个体）
测交后代	预期结果	基因型 表型 比率	YyRr　Yyrr　yyRr　yyrr 黄圆、黄皱、绿圆、绿皱 1　：　1　：　1　：　1				
	实际结果	测交 1 实得数 测交 2 实得数 总数 相对比例	31 24 55 1	27 22 49 ：　1	26 25 51 　：　1	26 26 52 　：　1	

（三）自交实验

从理论上预测：全部的 F$_2$ 组合可以分成三类：全部纯合类：自交后不再发生分离，如 YYRR、yyRR、YYrr、yyrr；一对等位基因纯合而另一对杂合：自交后一对性状稳定，另一对以 3∶1 分离，如 YyRR、Yyrr、YYRr、yyRr；两对基因都是杂合的：自交后的 F$_3$ 将按 9∶3∶3∶1 分离，如 YyRr。实验结果与推断完全相符。

孟德尔在总结上述实验结果的基础上提出：生物在形成生殖细胞时，成对的等位基因彼此分离，不同对的等位基因可分可合，独立行动，随机组合在一个生殖细胞中。这就是自由组合定律（law of independent assortment），也称为孟德尔第二定律。减数分裂过程中非同源染色体之间的自由组合为其提供了细胞学基础。

引起生物变异的原因有很多，自由组合定律为我们解释生物的多样性提供了理论基础。假如一个生物有 20 种性状，每种性状由一对基因控制，它的基因型的数目就有 2^{20} = 1048576 亿种，表型的数目为 2^{20}，超过 100 万，而实际上生物的性状远远超过 20 种，这反映了遗传基础的无限多样性。

位于非同源染色体上的三对或三对以上的非等位基因，也遵循自由组合定律。以多对基因为例列表说明如下（表 11-3）。

表 11-3　亲代基因对数与子代基因型和表型的关系

亲代 基因相对数	子一代 配子数	子一代 配子组合数	子二代 配子数	子二代 表型数	分离比
1	2	4	3	2	$(3+1)^1$
2	4	16	9	4	$(3+1)^2$
3	8	64	27	8	$(3+1)^3$
4	16	256	81	16	$(3+1)^4$
⋮	⋮	⋮	⋮	⋮	⋮
n	2^n	4^n	3^n	2^n	$(3+1)^n$

三、连锁与互换律

孟德尔的杂交实验直到 1900 年被发现并广泛引起人们关注后，在 1905 年，美国学者摩尔根，用果蝇为材料进行遗传学实验，发现了**连锁**（linkage）与互换规律，补充和发展了孟德尔的遗传规律。

果蝇体型小，饲养容易；生活史短，在适宜的培养基上繁殖很快；果蝇只有 4 对染色体，研究观察方便，现在仍是遗传学实验的常用材料。野生型果蝇为灰身长翅，突变体果蝇为黑身残翅，杂交实验表明，灰身对黑身为显性，长翅对残翅为显性。

摩尔根在实验中选择灰身长翅（BBVV）和黑身残翅（bbvv）的纯合体果蝇为亲本，杂交后形成的 F₁ 果蝇全部是灰身长翅（BbVv）；随后他用 F₁ 雌果蝇与黑身残翅（bbvv）的雄果蝇进行测交，按自由组合定律预测，F₂ 中应出现灰身长翅（BbVv）、灰身残翅（Bbvv）、黑身长翅（bbVv）和黑身残翅（bbvv）四种类型，而且其比例应为 1∶1∶1∶1，然而实验的结果却是 F₂ 中所出现灰身长翅（BbVv）和黑身残翅（bbvv）各占 41.5%、灰身残翅（Bbvv）和黑身长翅（bbVv）各占 8.5%。即 F₂ 中亲组合型占 83%，重组合型占 17%。这种亲组合型远远多于重组合型的现象称为不完全连锁（见图 11-4）。

如果在实验中用 F₁ 雄果蝇与黑身残翅的雌果蝇进行测交，F₂ 中只有 2 种表型：灰身长翅（BbVv）和黑身残翅（bbvv），而且二者的数目之比为 1∶1。这种不同对的基因之间联合在一起传递给后代的现象称为**完全连锁**（complete linkage）（见图 11-5）。

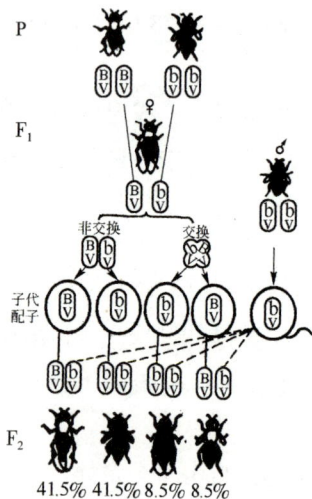

图 11-4　雌果蝇的不完全连锁遗传

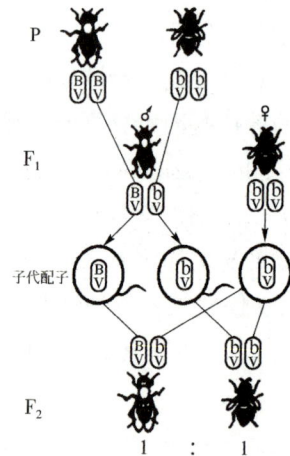

图 11-5　雄果蝇的完全连锁遗传

摩尔根综合上述实验结果得出：染色体可以自由组合，基因在同一染色体上呈直线排列不能自由组合，这些不同的基因将伴随染色体共同传递——连锁。如果连锁的基因在减数分裂时没有发生互换，都随染色体作为一个整体向后代传递，这种现象称为完全连锁；如果同源染色体上的等位基因之间发生交换，使原来连锁的基因发生变化，构成新的连锁关系，这一现象称为**互换**（crossing over）。如果同一条染色体上连锁的基因大部分联合传递，仅有一小部分由于等位基因之间发生互换而重组，这种现象称为**不完全连锁**（incomplete linkage）。它的细胞学基础是减数分裂过程中，同源染色体的联会、非姐妹染色单体间的交换。在生物界，完全连锁的情况很少见，仅见于雄果蝇和雌家蚕等少数生物，其他生物中普遍存在的是不完全连锁。

第二节　单基因遗传病

单基因遗传病（singlegene disease, monogenic disease）是指受一对等位基因控制，传递方式遵循孟德尔遗传规律的疾病。根据单基因遗传病中致病基因所在染色体不同（常染色体或性染色体）及其性质不同（显性与隐性），可将人类单基因病分为常染色体显性遗传、常染色体隐性遗传、X–连锁显性遗传、X–连锁隐性遗传以及 Y 连锁遗传等不同的遗传方式。

一、系谱与系谱分析法

研究人类性状或疾病的遗传规律，不能像以植物为材料时进行的杂交实验，最常用的研究方法是系谱分析法。

所谓**系谱**（pedigree）（或系谱图）是指从先证者入手，追溯调查其所有家族成员（直系亲属和旁系亲属）的数目、亲属关系及某种遗传病（或性状）的分布等资料，并按一定格式将这些资料绘制而成的图解，常用的系谱绘制符号见图 11-6。**先证者**（proband）是指在某一家族中被医生或遗传研究者首先发现的罹患某种遗传病的患者或具有某种性状的成员。系谱中不仅要包括具有某种性状或患有某种疾病的个体，也应包括家族所有的正常成员，这样才可以确定所发现的某一特定性状或疾病在这个家族中是否有遗传因素及其可能的遗传方式，从而为其他具有相同遗传病的家系或患者的诊治提供依据。

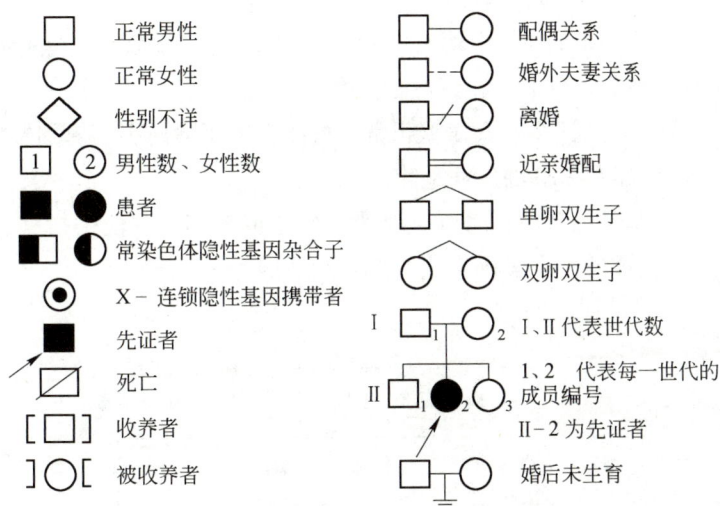

□	正常男性	□—○	配偶关系
○	正常女性	□--○	婚外夫妻关系
◇	性别不详	□-/-○	离婚
①②	男性数、女性数	□=○	近亲婚配
■●	患者		单卵双生子
◧◑	常染色体隐性基因杂合子		双卵双生子
⊙	X–连锁隐性基因携带者	I □₁—○₂	I、II 代表世代数
■	先证者		1、2 代表每一世代的成员编号
⊘	死亡	II □₁—●₂—○₃	II-2 为先证者
[□]	收养者		
]□[	被收养者	□—○	婚后未生育

图 11-6　遗传常用系谱符号

系谱分析法（pedigree analysis）是根据系谱图对该家系进行遗传学分析的方法，以确定所发现的某一特定性状或疾病在这个家族中是否有遗传因素的作用及其可能的遗传方式，是根据系谱图分析家族遗传病的方法。但要强调的是，在对某一种遗传性状或遗传病作系谱分析时，通常需要将多个具有相同遗传性状或遗传病的家族的系谱作综合分析（统计学分析），才能比较准确而可靠地作出判断。另外，在调查过程中，全部工作除要求信息准确外，还要注意患者的年龄、病情、死亡原因和是否有近亲婚配等。

二、常染色体遗传

常染色体遗传是指控制某种性状或疾病的基因位于 1～22 号常染色体上的遗传方式，分为常染色体显性遗传和常染色体隐性遗传两种方式。

（一）常染色体显性遗传

常染色体显性遗传（autosomal dominant inheritance，AD）是指控制某种性状或疾病的基因位于 1~22 号常染色体上，基因的性质是显性，无论是纯合状态（AA）还是杂合状态（Aa）都能表现出所控制的性状或疾病的遗传方式。人类的许多性状和疾病呈 AD 遗传。根据显隐性规律，杂合子 Aa 应当具有与纯合子 AA 完全相同的表型，但由于各种复杂因素的影响，杂合子可能出现不同的表现形式。

1. 完全显性遗传

（1）完全显性遗传（complete dominantinheritance） 杂合个体（Aa）与纯合个体（AA）的表型完全一样，这种遗传方式称为常染色体完全显性遗传。在决定人耳形态的三个主要性状中，长耳壳对短耳壳为显性；宽耳壳对狭耳壳为显性；有耳垂对无耳垂为显性。

（2）完全显性遗传病例

1）家族性多发性结肠息肉症（FPC）：临床主要症状是患者的结肠壁上有许多大小不等的息肉，便血并伴有黏液。随着年龄的增长，在 30 岁左右，息肉可发生恶变导致结肠癌。

在系谱中，先证者 II₃ 的结肠息肉已经恶变为结肠癌，手术后复发。他的母亲 I₂、姐姐 II₁ 均死于结肠癌。依据分离定律，患者的子女将有 1/2 的风险发生结肠息肉症

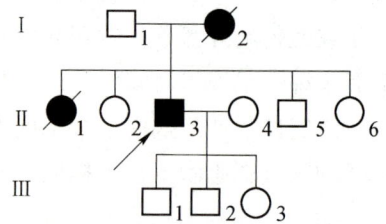

图 11-7　家族性结肠息肉症系谱

（见图 11-7）。系谱中先证者的三个子女表型正常，可能由于年龄尚小，未到发病年龄阶段，但随着年龄的增长，每个孩子都有 50% 的发病危险。

2）短指症：主要症状是患者的指骨（或趾骨）短小或缺如，致使手指（或足趾）变短。图 11-8 是 1903 年 Farabee 报道的一个美国家族的短指症系谱。

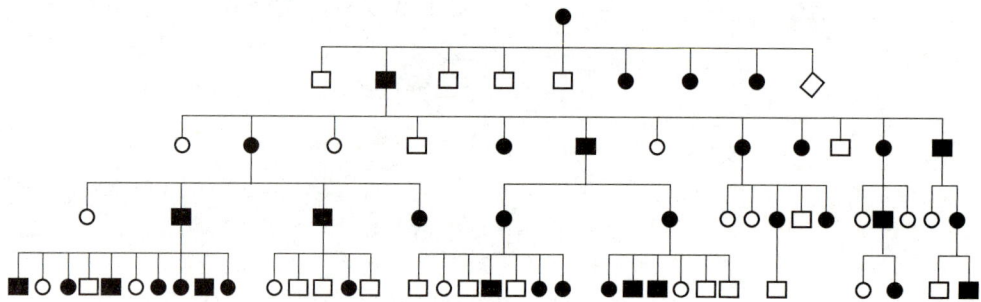

图 11-8　短指症系谱

（3）常染色体完全显性遗传病的系谱特征

1）患者双亲中必有一方患有相同遗传病，但绝大多数为杂合子。

2）患者的同胞中，约有 1/2 正常，1/2 患病；发病与性别无关，男女均可发病，机会均等。

3）系谱呈现连续遗传现象，即家族中连续几代都有患者出现。

4）双亲无病时，子女一般不会发病（除非发生新的基因突变）。

根据 AD 的系谱特征，临床上可对常染色体显性遗传病进行发病风险的估计。

2. 不完全显性遗传

（1）不完全显性遗传（incomplete dominant inheritance） 指杂合子（Aa）的表型介于纯合显性（AA）与纯合隐性（aa）之间，也称为半显性（semi-dominance）或中间型遗传（intermediate inheritance）。

（2）不完全显性遗传病例

1）软骨发育不全症：主要临床特征包括体态异常、四肢短粗、躯干相对长、垂手不过髋关节、手指短粗、各指平齐、前额突出、马鞍形鼻梁、下颌明显前凸、臀部后突、下肢向内弯曲。发病的主要原因是患者长骨骺端软骨细胞的形成及骨化有障碍而影响了骨的增长。人群中几乎都为杂合体（Aa）患者，纯合体（AA）患者因病情严重多死于胚胎或新生儿期。

2）β-地中海贫血：原发于地中海区域，我国南方地区也常见。患者由于致病基因导致血液红细胞内血红蛋白 HbA 的功能异常，引起溶血性贫血，临床上有重型和轻型患者之分。

3）家族性高胆固醇血症：属一种原发性的血脂代谢异常疾病，以血浆中低密度脂蛋白（low density lipoprotein，LDL）清除缺陷和早发冠心病为特征。临床表现为肌腱黄瘤、高胆固醇血症和早期发生主要在冠状动脉的粥样硬化。纯合子患者通常在 30 岁以前死于心肌梗死或猝死，杂合子患者多数在 40~60 岁发生冠心病。女性杂合子患者绝经前，由于有雌性激素的保护作用，冠心病的发生率和死亡率都较男性杂合子低。

4）人类对苯硫脲（PTC）的尝味能力：是不完全显性遗传的典型遗传性状。苯硫脲是一种具有苦涩味的白色结晶状物质，人群中能尝出苦涩味者称 PTC 尝味者，尝味能力受显性基因 T 控制；不能尝出者为 PTC 味盲者，隐性基因 t 控制没有尝味能力（味盲性状）。杂合子 Tt 的尝味能力介于 TT 和 tt 之间。我国汉族人群中味盲者约占 1/10。

3. 不规则显性遗传

（1）不规则显性遗传（irregular dominanceinheritance）　由于受遗传背景或环境因素的影响，杂合子（Aa）有的表现显性性状（或疾病），有的不表现而成为隐性性状（或正常）；即使在表现者中的不同个体间其表型又存在有不同程度的差异，这种遗传方式称不规则显性遗传。

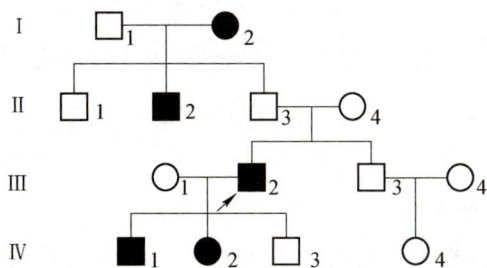

图11-9　多指（趾）症系谱

（2）不规则显性遗传病例　多指（趾），轴前型——赘指在拇指侧；轴后型——赘指在小指侧，赘生指可能有完整的指骨、关节、肌肉等，也可能发育不全而只有残迹，最轻者只有赘生的皮肤蒂（见图 11-9）。

系谱中先证者Ⅲ₂的子女Ⅳ₁和Ⅳ₂多指，其父Ⅱ₃和母Ⅱ₄均不多指，但其伯父Ⅱ₂多指，可以肯定先证者Ⅲ₂的基因型应是杂合子；又因其子女中的Ⅳ₃表型正常，所以致病基因不是由突变所致，从他的伯父Ⅱ₂得以旁证，因而Ⅲ₂的致病基因应从其父亲Ⅱ₃传来，且Ⅱ₃应是杂合子，只不过由于不完全外显而使其表型正常，系谱中出现隔代遗传的现象。

（3）发生不规则显性遗传的原因

1）可能是某些本身没有表型效应的修饰基因（基因组中除了主基因 A 和 a 以外的其他基因）影响主基因表达所致。

2）环境中的物理、化学因素、营养条件等也可造成表现度不一致和不完全外显。表现度（expressivity）是指一定基因型的个体形成相应表型的程度差异。如成骨发育不全症的临床主要症状是耳聋、蓝色巩膜、骨质脆弱易骨折；患者由于表现度的不同，有的只表现蓝色巩膜，有的既有蓝色巩膜，又伴有耳聋，严重者除表现全部临床症状外还伴有牙齿半透明、指甲发育不全等症状。**外显率**（penetrance）是指一定基因型的个体形成相应表型的百分率。如调查某一群体后推测具有多指基因的个体应为 100 人，而实际人群中只有 80 人具多指表型，则多指基因的外显率为 80%。若外显率为 100% 时称完全外显，低于 100% 时则称不完全外显或外显不全。

4. 共显性遗传

（1）共显性遗传（codominance） 指杂合子时一对等位基因间没有显隐性之分，两个基因同时发挥作用，所控制的性状都表现出来，这种遗传方式称共显性遗传。

（2）共显性遗传的实例

1）人类的 ABO 血型系统：人类的红细胞表面有 A 和 B 两种抗原，血清中有 α 和 β 两种天然抗体，依据红细胞表面抗原的组成，人类 ABO 血型系统可分为 A 型（I^AI^A、I^Ai）；B 型（I^BI^B、I^Bi）；O 型（ii），AB 型（I^AI^B）四种血型。决定人类 ABO 血型的基因位于 9 号染色体上，由 I^A、I^B、i 构成的一组复等位基因，但每个人只能具有其中的任意两个基因（见表 11-4）。其中 I^A 形成 A 抗原（A 型血），I^B 形成 B 抗原（B 型血）；I^A、I^B 对 i 是显性，I^A、I^B 间为共显性，AB 型血是典型的共显性遗传。

复等位基因（multiple alleles） 群体中同一基因座位上存在三个或三个以上的等位基因。指群体中一对基因座位上不只有两个基因，而是由三个或三个以上的基因成员组成。

2）人类的 MN 血型系统：M 血型的人红细胞表面有 M 抗原，决定于 4 号染色体上的基因 M，N 血型的人红细胞表面有 N 抗原，决定于基因 N；M 和 N 是一对等位基因，基因间为共显性。M 血型（MM）的人与 N 血型（NN）的人结婚后孩子的血型为 MN。

表 11-4 ABO 血型的特点

血型	基因型	红细胞抗原	血清中的天然抗体
A	I^AI^A，I^Ai	A	β
B	I^BI^B，I^Bi	B	α
AB	I^AI^B	A，B	—
O	ii	—	α，β

5. 延迟显性（delayed dominance） 指某些带有显性致病基因的杂合体，在生命早期不表现相应症状，当生长发育到一定年龄后，致病基因的作用才表达出来。如遗传性小脑共济失调症（图 11-10）、原发性血色病、Huntington 舞蹈症、家族性多发性结肠息肉症等都为延迟显性的疾病。由于患者往往成年后才发病，所以对于此类疾病的预防显得尤为困难，应加强婚育遗传咨询。

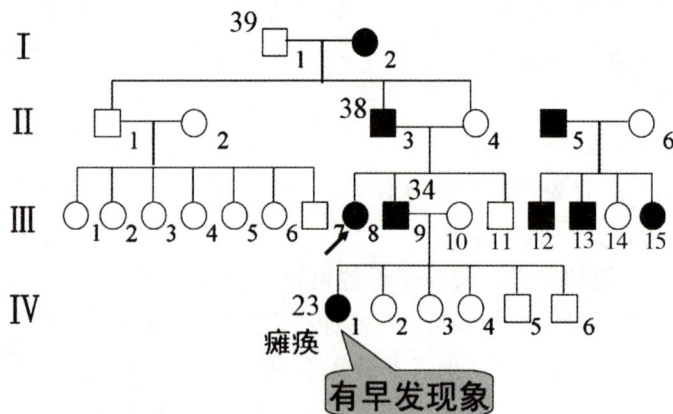

图 11-10 一例遗传性痉挛性共济失调的系谱

6. 早现遗传（anticipation）　指一些遗传病在连续世代传递过程中，发病年龄一代比一代提早，且病情逐渐加重，这种现象称为早现遗传。如强直性肌营养不良（myotomic dystrophy，MD），肌营养不良而无力，从面部开始逐渐遍及全身，并常伴有轻度智力低下。

7. 从性遗传（sex-conditioned inheritance）　指一些常染色体显性遗传病，杂合子（Aa）的表型受性别影响，在某一性别表现出相应性状，而另一性别不表现；或者某一性别的发病率高于另一性别。如秃顶：人群中男性秃顶明显多于女性，因为杂合子男性表现秃顶，杂合子女性则不表现秃顶，但可以将基因传递给后代。

8. 其他一些常见且主要的常染色体显性遗传病　见表 11-5。

表 11-5　一些常染色体显性遗传病

疾病中文名称	疾病英文名称
家族性高胆固醇血症	familial hypercholesterolemia
遗传性出血性毛细血管扩张	hereditary-hemorrhagic telangiectasia
遗传性球形红细胞症	elliptocytosis
急性间歇性卟淋症	porphyria, acute intermittent
迟发性成骨发育不全症	osteogenesisimperfecta, type I
成年多囊肾病	polycystic kidney disease, adult
α-珠蛋白生成障碍性贫血	alpha-thalassemias
短指（趾）症 A1 型	brachydactyly, type A1
特发性肥大性主动脉瓣下狭窄	supravalvular aortic stenosis
遗传性巨血小板病，肾炎和耳聋	fechtner syndrome
神经纤维瘤	neurofibromatosis, type I
结节性脑硬化	tuberous sclerosis
多发性家族性结肠息肉症	adenomatous polyposis of the colon
肌强直性营养不良	dystrophia myotonica 1

（二）常染色体隐性遗传

1. 常染色体隐性遗传（autosomal recessive inheritance，AR）　指控制某种性状或疾病的基因位于 1～22 号常染色体上，而且基因的性质为隐性，只有在隐性纯合时才表现出相应的性状或疾病，这种遗传方式称为常染色体隐性遗传。由于隐性致病基因的作用被正常显性基因所掩盖，杂合子的表型与正常人相同，不表现出相应的疾病，但可将致病基因遗传给后代，这种表型正常而带有隐性致病基因的杂合子个体称为**携带者**（carrier）。

2. 常染色体隐性遗传的病例　白化病、苯丙酮尿症、尿黑酸尿症、镰形细胞贫血症、先天性聋哑、高度近视、糖原累积病（Ⅰ型）等都属于 AR 遗传病。

（1）先天性代谢缺陷（inborn errors of metabolism）　指由于致病基因的作用，体内转录、翻译表达出活性降低或缺失的酶，导致代谢过程的中断或混乱而造成的疾病，也称为遗传性代谢病。

1）苯丙酮尿症（PKU）：由于患者体内缺乏苯丙氨酸羟化酶，导致苯丙氨酸不能形成酪氨酸而形成苯丙酮酸及其代谢产物，并聚积在血液和脑脊液中，部分经尿排出。排出的尿液及汗液中所混杂的代谢产物，使患者体表及尿液散发出特殊的"鼠尿味"。另外由于酪氨酸缺少，黑色素形成减少，皮肤、毛发色淡。若不及早采取低，苯丙氨酸饮食疗法，患儿会出现不可逆的大脑损伤，引发智力发育障碍导致的痴呆。

2）白化病：由于白化基因的存在，导致机体不能形成黑色素。患者全身毛发呈白色；皮肤、虹膜呈粉红色或淡红色，畏光，紫外线照射下皮肤易发生癌变（见图11-11）。

3）尿黑酸尿症：致病基因导致体内尿黑酸不能分解而聚积在血液中，经尿排出体外被氧化呈黑色，尿黑酸多聚物沉积于软骨和关节中，形成变性关节炎。

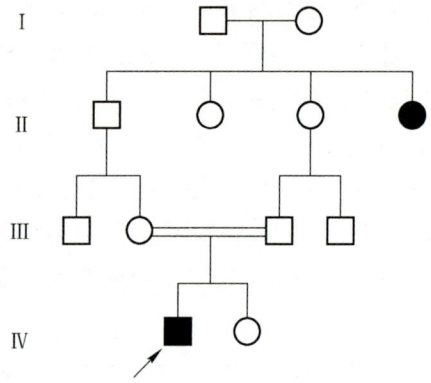

图 11-11　白化病家族系谱

（2）分子病（moleculardisease）　指由于体内蛋白质的分子结构或数量合成的异常所导致的疾病。如镰状细胞贫血症，由于纯合隐性基因编码的氨基酸有误导致患者血红蛋白性质改变，功能异常。在氧分压低的毛细血管内，血红蛋白黏性增加易形成结晶导致红细胞呈镰刀形，造成红细胞堆积，阻塞各器官内毛细血管，进而出现脾大、腹痛、四肢疼痛、血尿及肾衰竭、心力衰竭、脑血管意外等临床症状。

3. 常染色体隐性遗传病再发风险估计　常染色体隐性遗传病只有在隐性纯合状态（aa）时才会发病。人群中由于致病基因频率很低，一般为 0.001～0.01，所以 AR 患者极少，仅为 1/100000～1/10000。一般情况下，患者（aa）的双亲表型正常，但都是致病基因（a）的携带者，因此他们每次生育，都将有 1/4 的子女患病，3/4 的子女表型正常，其正常者中 2/3 是致病基因携带者（见图11-12）。

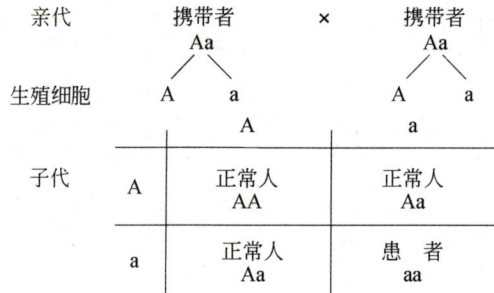

图 11-12　致病基因（a）的两个携带者婚配图解

4. 常染色隐性遗传病的系谱特征

（1）患者的双亲表型正常，但都为致病基因的携带者；

（2）患者同胞中约有 1/4 为患病个体，发病与性别无关，男女患病机会均等；

（3）患者的子女一般不患病，系谱中看不到连续传递现象，往往是散发的；

（4）近亲婚配时，子女患病风险比非近亲婚配者高。

5. 其他一些常见且主要的常染色体隐性遗传病　见表11-6。

表 11-6　常染色体隐性遗传病

疾病中文名称	疾病英文名称
镰状细胞贫血	sickle cell anemia
婴儿黑蒙性白痴	Tay-Sachs disease
β-地中海贫血	beta-thalassemias
同型胱氨酸尿症	homocystinuria
苯丙酮尿症	phenylketonuria
丙酮酸激酶缺乏症	pyruvate kinase deficiency of erythrocyte
尿黑酸尿症	alkaptonuria
半乳糖血症	galactosemia
肝豆状核变性	Wilson disease
黏多糖累积症 I 型	mucopolysaccharidosis type I
先天性肾上腺皮质增生	adrenal hyperplasia, congenital
血浆活酶前体缺乏症	PTA deficiency
囊性纤维变性	cystic fibrosis
血色素沉着症	hemochromatosis

三、性连锁遗传

人类有些性状或疾病在男女个体中出现的概率不同，是因为控制这些性状或疾病的基因位于性染色体（X 染色体或 Y 染色体）上，在上下代之间的传递总是与性别相关联，这种遗传方式称为性连锁遗传或伴性遗传。

男性性染色体的组成为 XY，女性为 XX，由于 Y 染色体很短小，所含基因的数量也很少，这就决定了位于性染色体上基因的传递方式呈现出差异。男性的致病基因只能从母亲传来，将来传给自己的女儿，不存在从男性到男性的传递，这种遗传特征称为交叉遗传。性连锁遗传可分为 X-连锁显性遗传、X-连锁隐性遗传和 Y-连锁遗传。

（一）X-连锁显性遗传

1. X-连锁显性遗传（X-linked dominant inheritance，XD） 是指控制某种性状或疾病的显性基因位于 X 染色体上的遗传方式。

由于致病基因是显性，所以不论男、女，只要 X 染色体上有致病基因就会发病。女性细胞中有 2 条 X 染色体，男性细胞中只有 1 条 X 染色体，Y 染色体上缺少与之对应的等位基因，这就意味着位于男性 X 染色体上的基因不成对，只有等位基因中的一个，因此称为 **半合子**（hemizygote）。由于男性为半合子，这样女性获得致病基因的机会就比男性多 1 倍，所以人群中女性患者多于男性患者，但病情较男患者轻。

2. X-连锁显性遗传病例　**抗维生素 D 佝偻病**（vitamin D-resistant rickets）又称低磷酸盐血症（hypophosphatemia），是一种以低磷酸盐血症导致骨发育障碍为特征的遗传性骨病（见图 11-13）。患者由于肾小管对磷酸盐重吸收障碍，导致血磷下降，尿磷增多，肠道对磷、钙的吸收不良而影响骨质钙化，形成佝偻病。患儿多于 1 周岁左右发病，最先出现的症状为 "O" 形腿，严重的有进行性骨骼发育畸形、多发性骨折、骨疼、不能行走、生长发育缓慢等症状。临床观察，女性患者的病情较男性患者轻，少数只有低磷酸盐血症，而无佝偻病的骨骼畸形，这可能是因为女性患者多为杂合子，X 染色体上的隐性正常基因可能具有一定的平衡作用。

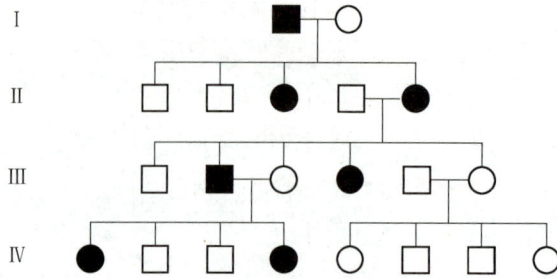

图 11-13　抗维生素 D 佝偻病系谱

3. X-连锁显性遗传病复发风险估计　如果用 D 表示致病基因，则 d 表示相应的正常等位基因，若男性患者与正常女性婚配，女儿都患病，儿子都正常（图 11-14）；若女性杂合子患者与正常男性婚配，则儿子、女儿各有 1/2 的发病风险（图 11-15）。

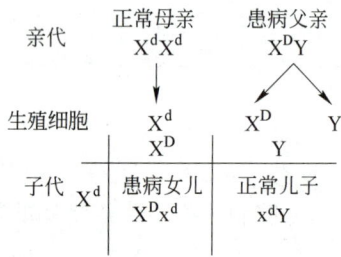

图 11-14　抗维生素 D 性佝偻病（父亲患病）

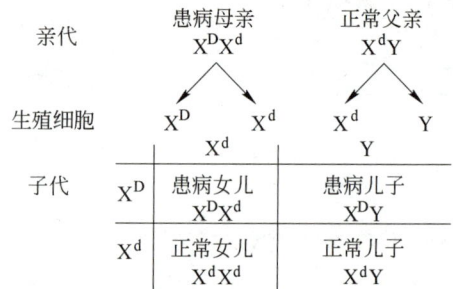

图 11-15　抗维生素 D 性佝偻病（母亲患病）

4. X-连锁显性遗传病的系谱特征

（1）系谱中女性患者多于男性患者，且前者病情常较轻；

（2）患者的双亲之一必为患者；

（3）男性患者的女儿全部患病，儿子都正常；

（4）女性患者的后代中，女儿和儿子各有 50% 的发病风险；

（5）系谱中常可看到连续传递的现象。

5. 其他一些常见且主要的 X-连锁显性遗传病　见表 11-7。

表 11-7　X-连锁显性遗传病

疾病中文名称	疾病英文名称
口面指综合征 I 型	Orofaciodigital syndrome I
高氨血症 I 型（鸟氨酸氨甲酰基转移酶缺乏）	Ornithine transcarbamylase deficiency
色素失调症	incontinentia pigmenti

（二）X-连锁隐性遗传

1. X-连锁隐性遗传（X-linked recessive inheritance，XR）　控制某种性状或疾病的隐性基因位于 X 染色体上的遗传方式称为 X-连锁隐性遗传（病）。女性细胞中有 2 条 X 染色体，只有在纯合隐性（X^aX^a）时才患病，杂合子时只能为携带者（X^AX^a）。因此，人群中男性患者远远多于女性患者。

2. X-连锁隐性遗传的病例

（1）红绿色盲　患者不能正确区分红色和绿色。

（2）**血友病 A**（hemophilia A）　又称经典型血友病或第Ⅷ因子缺乏症。患者血浆中缺少抗血友病球蛋白（AHG）或称凝血因子Ⅷ，不能使凝血酶原变成凝血酶，导致凝血功能发生障碍。患者临床症状表现为反复自发性或轻微损伤后的皮肤、肌肉内出血，形成出血导致的压迫症状或并发症；由于下肢各关节的关节腔内出血，可使关节呈强直状态，常累及膝关节，导致跛行，不经治疗者往往造成关节永久性畸形；颅内出血可导致死亡，但大量出血罕见。

英国的维多利亚女王一世为血友病基因携带者，由此引发历史上著名的血友病家族，由于王室间的联姻，使血友病在欧洲多个国家的王室成员中绵延不断，所以又称"皇家病"（见图11-16）。

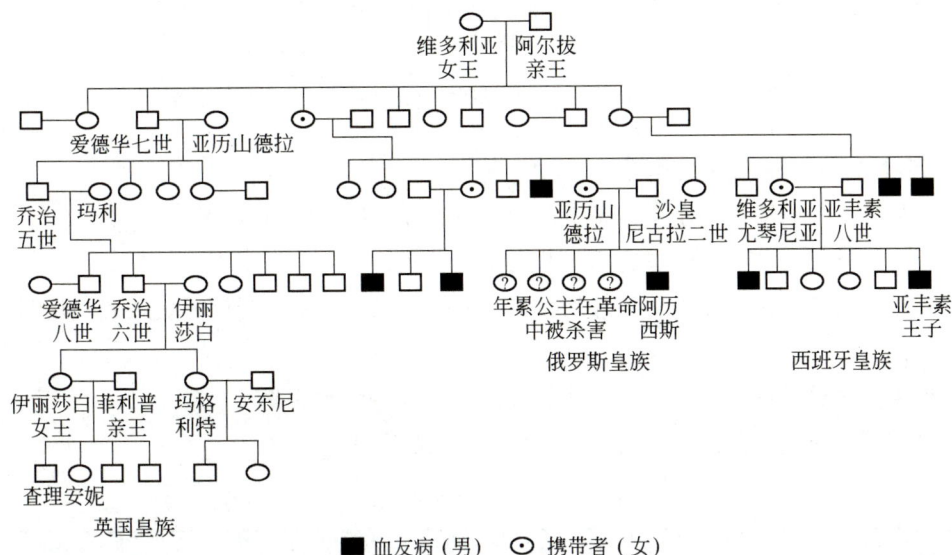

■ 血友病（男）　⊙ 携带者（女）

图 11-16　英国的维多利亚女王家族的血友病 A 系谱

3. X-连锁隐性遗传病再发风险估计

（1）女性携带者与正常男性婚配后代中儿子将有 1/2 的概率发病，且致病基因来源于母亲，女儿都不发病，但其中 1/2 为携带者（见图11-17）。

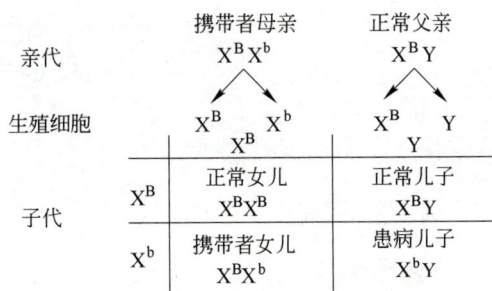

图 11-17　X-连锁隐性遗传病婚配图解

（2）男性患者与正常女性婚配后代中儿子都正常，女儿都是携带者，且致病基因源于父亲（见图11-18）。

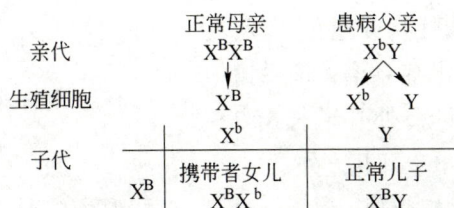

图 11-18　X-连锁隐性遗传病婚配图解（父亲患病）

（3）女性携带者与男性患者婚配后代中女儿将有 1/2 的几率发病，1/2 的几率为携带者；儿子将有 1/2 的几率发病，1/2 的几率正常（见图 11-19）。

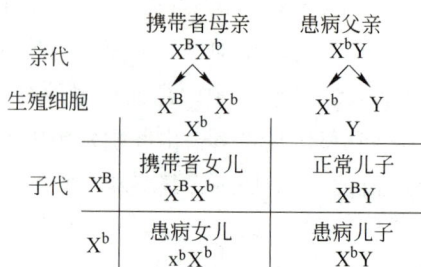

图 11-19　X-连锁隐性遗传病婚配图解（父亲患病，母亲为携带者）

4. X-连锁隐性遗传病的系谱特征

（1）人群中男性患者远多于女性患者，系谱中往往只见男性患者；

（2）双亲无病时，儿子可能患病，女儿则不会发病；

（3）男性患者的兄弟、外祖父、外甥、舅父、姨表兄弟、外孙等可能是患者，其他亲属则不可能是患者。

（4）如果女性是患者，其父亲一定是患者，母亲一定是携带者。

5. 其他一些常见且主要的 X-连锁隐性遗传病　见表 11-8。

表 11-8　X-连锁隐性遗传病

疾病中文名称	疾病英文名称
色盲	colorblindness
睾丸女性化	androgen insensitivity syndrome
鱼鳞癣	ichthyosis
眼白化病	albinism, ocular, type I
无丙种球蛋白血症	immunodeficiency with hyper-IgM, type 1
肾性尿崩症	diabetes insipidus, nephrogenic, X-linked
慢性肉芽肿病	granulomatous disease
血友病 B	hemophilia B
无汗性外胚层发育不良症	ectodermal dysplasia 1

（三）Y-连锁遗传

控制某种性状或疾病的基因位于 Y 染色体上的传递方式称为 Y-**连锁遗传**（Y-linked inheritance）。目前已知由 Y 连锁基因控制的性状或遗传病较少，例如图 11-20 为一个外耳道多毛症系谱，该系谱中的全部男性到了青春期，均可在外耳道长出 2～3cm 的成丛黑色硬毛，常可伸出于耳孔之外。

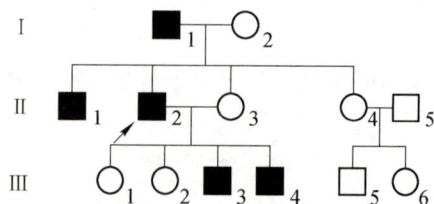

图 11-20　外耳道多毛症系谱

Y-连锁遗传的传递规律比较简单，就是从男性到男性的传递，即父传子、子传孙，因此又称全男性遗传。

第三节　两种单基因性状或疾病的传递

一、两种单基因性状或疾病的自由组合

当控制两种疾病的基因位于不同对染色体上时，将遵循孟德尔的自由组合定律。例如，一位并指的父亲与一位正常的母亲婚后定生下一个先天性聋哑的孩子，如果他们以后再生育，是遗传病患儿的几率有多大？根据自由组合定律，每次生育孩子时的情况如图 11-21 所示（并指基因 S，先天性聋哑基因 d）。

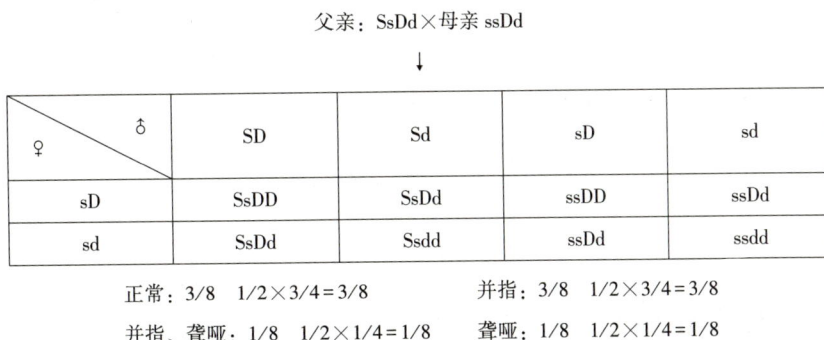

父亲：SsDd×母亲 ssDd
↓

♀ \ ♂	SD	Sd	sD	sd
sD	SsDD	SsDd	ssDD	ssDd
sd	SsDd	Ssdd	ssDd	ssdd

正常：3/8　1/2×3/4=3/8　　　　并指：3/8　1/2×3/4=3/8

并指、聋哑：1/8　1/2×1/4=1/8　　聋哑：1/8　1/2×1/4=1/8

图 11-21　并指父亲与正常母亲婚配图解

二、两种单基因病的连锁与互换

当控制两种疾病的基因位于同一对染色体上时，其传递将遵循摩尔根的连锁与互换定律。

例如，ABO 血型的基因和指甲髌综合征（AD 患者指甲发育不良，且髌骨缺如）的致病基因（NP）都位于 9 号染色体上（9q34），且紧密相邻，其中，NP 基因和 I^A 基因相连锁，NP 的正常等位基因 npP 与 IB 基因或 i 基因连锁，但已知 NP 和 I^A 之间的重组率为 10%。假设一位 A 型血指甲髌综合征患者与一位正常 O 型血正常人婚配，他们生育时子女的发病情况将是：5%A 型血是正常，5%O 型血患指甲髌综合征（见图 11-22）。

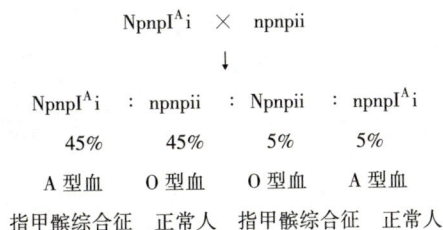

$NpnpI^A i$ × npnpii
↓

$NpnpI^A i$　：　npnpii　：　Npnpii　：　$npnpI^A i$

45%　　　　45%　　　　5%　　　　5%

A 型血　　　O 型血　　　O 型血　　　A 型血

指甲髌综合征　正常人　　指甲髌综合征　　正常人

图 11-22　A 型指甲髌综合征患者与 O 型血正常人婚配图解

思考题

1. 请理解以下名词的概念：性状、等位基因、系谱分析、完全显性遗传、复等位基因、表现度、外显率、交叉遗传、半合子等。

2. 父亲是红绿色盲患者，母亲表型正常，生下一个女儿是红绿色盲，一个男孩是甲型血友病。①他们所生的女孩中，色盲的概率是多少？正常的概率是多少？血友病的概率是多少？②他们所生的男孩中，色盲的概率是多少？血友病的概率是多少？正常的概率是多少？（用 X^b 表示色

盲基因，X^h 表示血友病基因）

3. 医院里一夜间出生了4个孩子，血型分别为 A、B、O 和 AB 型。他们父母的血型分别为：O 和 O、AB 和 O、A 和 AB、B 和 B。请将4个孩子准确无误地分送给各自的父母。

4. 从遗传学角度解释以下情况：①双亲全正常，其后代出现先天性聋哑；②双亲全为先天性聋哑，后代全为先天性聋哑；③双亲全为先天性聋哑，后代不聋哑。

5. 比较 AD 和 AR 的遗传特点，各举两例代表疾病。

第十二章

多基因遗传与多基因遗传病

扫一扫，查阅本章数字资源，含PPT、音视频、图片等

人类的许多性状是由环境因素和遗传因素共同决定的，如血压、血脂、肤色、头围、身高、体重和智力等。就遗传而言，这些性状是由多个基因决定的，这类由多对基因与环境共同作用所决定的遗传性状，称为多基因遗传性状（polygenic inherited traits），简称多基因性状（polygenic character）。

人类的许多常见病也由环境因素和遗传因素所决定，如糖尿病、肥胖症、高血压、冠心病、肿瘤等。就遗传而言，其发病与多个基因改变相关，这类由多对基因与环境共同作用产生的遗传性疾病称为多基因遗传病（polygenic inherited disorders），简称多基因病（polygenic disorders）。

第一节　多基因遗传的特点

多基因遗传性状或遗传病的遗传基础不是由一对等位基因控制，而是受多对等位基因控制，每对基因彼此间没有显性与隐性的区别而呈共显性，这些基因对遗传性状形成的影响都很微小，称为微效基因（minor gene）。多对微效基因的作用可以累加，形成明显的表型效应，称为累加效应（additive effect）。多基因遗传性状或遗传病的形成除受多个微效基因影响外，也受环境因素的影响。这类由多个微效基因的累加效应控制遗传性状或疾病的遗传方式，称为多基因遗传（polygenic inheritance），因其还受环境因素的影响，又称多因子遗传（multifactorial inheritance）。

一、质量性状与数量性状

质量性状（qualitative character）：单个基因控制的遗传性状主要由基因组内的一对等位基因所控制，个体之间性状的变异明显而且在群体中的分布是不连续的，可以明确地分为2~3个群。显然，常染色体完全显性遗传和常染色体隐性遗传的性状可以分为两个群；不完全显性的性状可分为三个群，群与群之间存在质的差异，所以，单基因遗传性状也称为质量性状，或交替性状（alternative character）。例如，人的苯丙氨酸羟化酶（phenylalanine hydroxylase，PAH）是由肝脏产生的一种氨基酸代谢酶，能催化苯丙氨酸转变成酪氨酸。检测发现其活性在正常人为100%，杂合子携带者为正常人的45%~50%，苯丙酮尿症患者仅为正常人的0~5%。所以，人群中的不同个体可以根据PAH的活性明确分为三个群，分别受控于PP、Pp和pp等三种基因型。如果将PAH活性这一性状的变异作图，可以呈现出三个不连续的峰（图12-1）。

数量性状（quantitative character）：多基因遗传性状的变异在一个群体中是连续的，只有一个峰，即平均值，不同个体之间没有质的区别，只有量的差异。这类性状称为数量性状。例如，让许多人站在一起，按高矮排列起来，可以看到由高到矮是逐渐过渡的，也就说人类身高的变异不

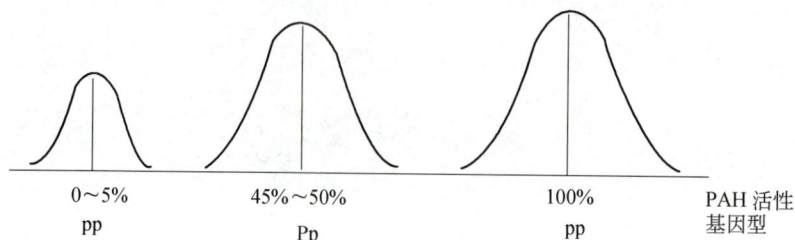

图 12-1 质量性状变异的分布图

明显而且是连续的，这种具有连续变异的性状叫数量性状。如果将这群人身高变异的分布绘成曲线，可以发现这个曲线呈正态分布。其中，很高的个体（高于 190cm）或很矮的个体（低于 140cm）是很少的，大部分个体具有中等身高，接近平均值（图 12-2）。另外，人体的其他许多性状如体重、血压、智力、肤色、体重，以及某些先天性畸形、高血压、精神分裂症等疾病，也都属于数量性状。数量性状是由多对基因决定的，数量性状的多基因遗传与质量性状的单基因遗传相比，要复杂得多。

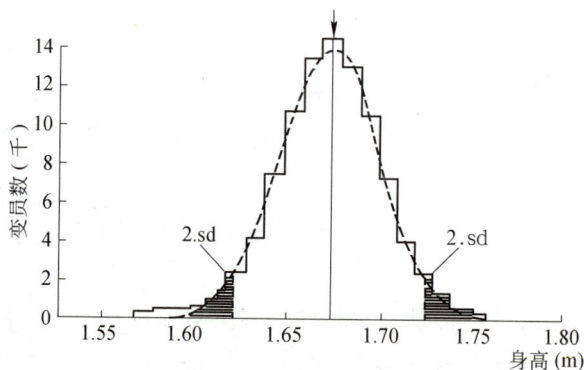

图 12-2 数量性状（人体身高）变异的分布图

二、多基因遗传的特点

多基因遗传或者说数量性状的遗传具有以下几个特点：①两个极端变异类型的纯种杂交后，其子一代都表现为中间类型，但由于受到环境因素的影响，子一代群体也具有一定范围的变异。②两个中间类型的子一代个体杂交后所产生的子二代大部分也是中间类型，但由于多对基因的分离和自由组合以及环境因素的作用，子二代的变异范围更加广泛，有时甚至出现少数接近极端类型的个体。③在一个随机交配的群体中，由于多对基因和环境因素的共同作用，变异类型很多，但大多数个体为中间类型，极端变异的个体很少。

人的身高就是多基因遗传的性状。假设人的身高受 AA′、BB′、CC′ 三对非连锁的基因所影响，这三对基因中，A、B、C 较 A′、B′、C′ 对身高有增强作用。A、B、C 三个基因各使人的身高在平均值（165cm）的基础上增高 5cm，而 A′、B′、C′ 三个基因各使人的身高在平均值基础上降低 5cm，那么具有 AABBCC 基因型的个体就是极高的人，具有 A′A′B′B′C′C′ 的个体是极矮的人。如果两人婚配，则子一代的基因型都将具有杂合的基因型（AA′BB′CC′），所以，从理论上说都将具有中等身高，但由于环境因素的影响，子一代中的不同个体的身高仍会出现一定差异。子一代中的不同个体如果再进行婚配，根据基因的分离和自由组合定律，父亲和母亲可能产生的配子种类分别都是 8 种（ABC、A′BC、AB′C、ABC′、A′B′C、AB′C′、A′BC′ 和 A′B′C′），这样，子二代的不同个体变异的范围进一步加大，可以出现 64 种可能的基因型，其中，大部分个体仍将接近中等身高，极端类型则可能很少出现。实际上，决定身高或其他数量性状的基因远不止 3 对，而且每一基因的作用也并不是等同的，再加上环境因素（如营养、光、温度、湿度等）的影响，使得身高等数量性状在群体中的变异范围将更加广泛，通常表现为一种连续的正态分布。

第二节　多基因遗传病

群体中，一些常见病，如高血压、冠心病、动脉粥样硬化、哮喘、糖尿病、胃及十二指肠溃疡、精神分裂症、风湿病、原发癫痫等，以及某些先天畸形，如唇裂、腭裂、脊柱裂等，其发病率较高，且病情复杂，无论是病因及致病机制的研究，还是疾病再发风险的评估，都既要考虑遗传（多基因）的因素，也要考虑环境因素，故称多基因遗传病或多因子遗传病。该类疾病发病呈家族倾向，但遗传方式复杂，又称复杂疾病（complex diseases）。

一、多基因遗传病的特点

多基因遗传病的发病率比单基因遗传病高得多，大多超过了千分之一。如原发性高血压的发病率为 4%～8%，哮喘的发病率为 4%，冠心病的发病率为 2.5%。但与单基因病相比，多基因遗传病患者同胞中的发病率要低得多，仅为 1%～10%，而单基因病患者同胞中的发病率可高达 25%～50%。

经过大量研究，分析归纳出多基因遗传病具有如下特点。

1. 有明显的家族聚集倾向，但无明显的遗传方式　患者的亲属发病率高于群体发病率，表现出家族性聚集倾向。但在系谱中，患者同胞的发病率显著低于 25% 或 50% 的比例，不符合所有的单基因遗传方式。

2. 随着亲属级别的降低，亲属发病风险率明显下降　患者双亲、同胞、子女的亲缘系数相同，有相同的高发病风险。随着亲属级别的降低，亲属发病率明显下降。如唇裂在一级亲属中发病率为 4%，二级亲属（叔、伯、舅、姨）中约为 0.7%，三级亲属（堂兄弟姐妹、姑、姨表兄弟姐妹等）仅为 0.3%。

3. 家族患者人数和病变程度影响亲属发病率　亲属发病率与家族中已有的患者人数和患者病变的程度有关，家族病例数越多，病变越严重，亲属发病率就越高。如一对夫妇已生育一例唇裂患儿，再生唇裂患儿的机会是 4%（一级亲属发病率）；已生育二例唇裂患儿，则再生唇裂患儿机会增至 10%；已生育三例唇裂患儿，则再生唇裂患儿的发病率可增至 16%。

4. 近亲婚配时子女的患病风险增高　近亲结婚所生子女的发病率比非近亲结婚所生子女的发病率高 50%～100%，但不如单基因遗传中的常染色体隐性遗传病显著。例如，无脑儿和脊柱裂的发病率在近亲婚配夫妇的后代中可高达 2.46%，而随机婚配后代的发病率只有 0.5%。

5. 有明显的性别和种族差异　有些多基因病有性别差异和种族差异。如先天性幽门狭窄，男性发病率为女性的 5 倍；先天性髋关节脱臼，日本人的发病率是美国人的 10 倍；唇裂在黑人中发病率为 0.04‰，白人为 1‰，而黄种人为 1.7‰，且男性发病率高于女性；无脑儿在英国的发病率为 2%，在北欧为 0.05%，且女性发病率高于男性。

二、易患性与发病阈值

（一）易感性和易患性

易感性（susceptibility）是指在多基因遗传病中，由多基因遗传基础决定某种多基因病发病风险的高低。

易患性是多基因遗传研究中使用的一个特定概念，它是在遗传因素和环境因素的共同作用下判断个体患病可能性的大小。就目前的技术水平，人们尚不能评估某一个体患某种疾病的易患性，因此易患性对于个体来说没有意义。但在群体中，易患性像一般多基因性状一样，若干个体的易患性变异呈正态分布。一个群体中每一个个体的易患性有高有低，但大多数人呈中等水平，即接近平均值，易患性很高或很低的个体都很少。

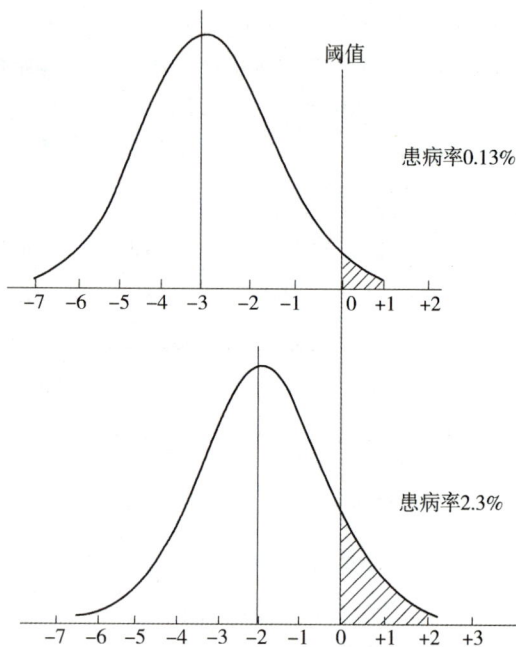

患病率0.13%

患病率2.3%

图 12-3　易患性平均值的测量图解

（二）发病阈值

当一个个体的易患性达到或超过一定水平，即达到一定限度时，此个体就会患病。这种由易患性决定的多基因病发病的最低限度称为阈值（threshold）。

一个个体的易患性高低是无法测量的，一般只能根据他们婚后所生子女的发病情况做粗略的估计。一个群体的易患性平均值，则可以从该群体的患病率（易患性超过阈值的部分）做出估计。简单地说，如果一个群体的患病率高，说明这个群体中引起该病的基因数量多，也可以说该群体的易患性高。因此，其平均值距离阈值近。相反，群体中患病率低，则群体中致病基因数量少，易患性低，其平均值距离阈值远。因此，通过比较两个群体某种疾病的患病率，可以间接地了解两个群体的易患性差异，这对于研究、分离疾病发生的遗传及环境因子，预防疾病的发生具有重要的意义。见图 12-3。

三、遗传度（率）

在多基因遗传病中，易患性的高低受遗传因素和环境因素双重影响，其中遗传因素所起作用的大小称**遗传度或遗传率**（heritability），一般用百分率（%）表示。环境因素的影响越大，遗传度愈低，比如在遗传度低的疾病中，遗传度可仅为30%～40%，这说明遗传因素在易患性变异和发病中作用较小，而环境因素起作用较大；环境因素的作用愈小则遗传度愈高，在多基因病中遗传度高者可达70%～80%，这说明遗传因素在决定个体的易患性变异和发病上起主要作用，环境因素的影响较小。不同的多基因遗传病其遗传度不同（见表12-1）。凡遗传度大于60%者，可看作遗传度较高。

表 12-1　常见多基因遗传病的遗传度

病名	遗传度	病名	遗传度
唇裂±腭裂	76%	哮喘	80%
先天性幽门狭窄	75%	冠心病	65%
无脑畸形	60%	原发性高血压	62%
先天性心脏病	35%	精神分裂症	80%
脊柱裂	60%	癫痫	56%

遗传度的大小，一般使用 Falconer 的下列公式求出：

$$h^2 = b/r \tag{1}$$

$$b = (X_g - X_r)/a_g \tag{2}$$

$$b = p(X_c - X_r)/a_c \tag{3}$$

公式中，h^2 代表遗传度，b 为亲属对患者的回归系数，r 为亲缘系数，X_g 为一般群体易患性平均值与阈值的差，a_g 为群体易患性平均值与患者易患性平均值之差，X_r 为患者亲属的易患性平均值与阈值的差，$p=1-q$，q 为对照组亲属发病率，X_c 为对照组的易患性平均值与阈值的差，a_c 为对照组的易患性平均值与患者易患性平均值之差（图 12-4）。X_g（X_c）值和 a 值均可由正态分布表所编制的对应于发病率的 X 和 a 值表（Falconer 表）查得。

利用上述三个公式求遗传度的依据是，患者一级亲属的发病率与遗传度有关。在已知患者一级亲属发病率的情况下，如果还知道该病的群体发病率，则可用公式（2）求出 b 值。如果不清楚群体发病率，但知道与患者一级亲属相对应的对照者一级亲属发病率，则可利用公式（3）先求出 b 值，再将 b 值和 r 值代入公式（1）便可算出该病的遗传度。

例如，先天性房间隔缺损的一般群体发病率为 0.1%，有人在某地区调查了 100 个该病患者的家系，发现这些患者的 669 个一级亲属中有 22 人发病，即患者一级亲属的发病率为 3.3%。有了以上条件，利用公式（1）、公式（2）和 X、a 值可以很方便地求出该病的遗传度。

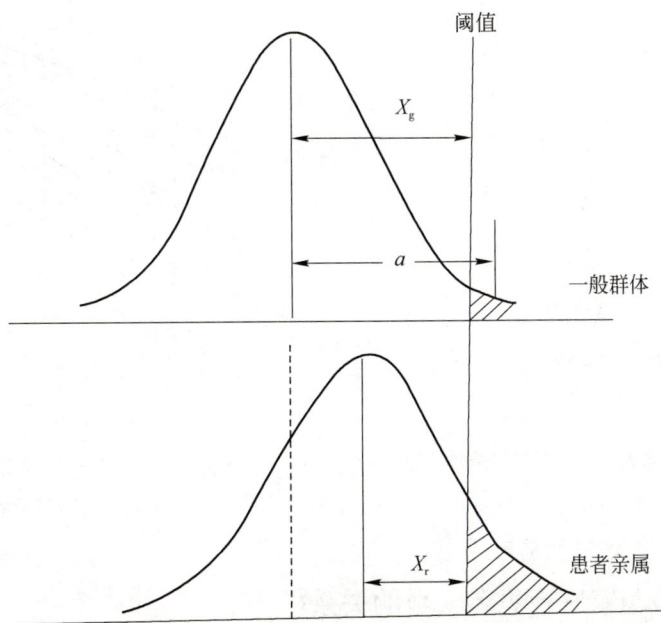

图 12-4　一般群体和患者亲属易患性平均值图解

查 X、a 值表得知：X_g 为 3.090、X_r 为 1.838、a_g 为 3.367，代入公式（2）：

$$b = (X_g - X_r)/a_g = (3.090 - 1.838)/3.367 = 0.371$$

已知一级亲属的亲缘系数为 1/2，再将 b 值和 r 值代入公式（1）：

$$h^2 = b/r = 0.371/0.5 = 0.744 = 74.4\%$$

这样，便计算出先天性房间隔缺损的遗传度约为 74%。

需要指出的是，遗传度估计值是由特定环境中特定人群的发病率估算得到的，不适宜扩展到其他人群和其他环境。此外，遗传度是群体统计量，用于个体则毫无意义。

四、多基因遗传病复发风险的估计

对多基因遗传病的复发（再现）风险（recurrent risk）进行估计是遗传咨询的重要内容之一，在临床上对于减少多基因病患者的出生具有一定意义。研究发现，多基因遗传病在患者亲属中的复发风险与亲缘关系的远近、家系中的患者人数、病情严重程度、该病的遗传度、性别和近亲婚配等因素密切相关。

（一）复发风险与亲属级别的关系

在多基因遗传病中，随着患者亲属级别的降低，发病风险迅速降低。由于患者与一级亲属之间有 1/2 基因可能相同；与二级亲属、三级亲属之间各有 1/4、1/8 基因可能相同。因此，当遗传度为 100% 时，则患者的一级亲属易患性平均值位于群体与患者易患性平均值的中间处；同理，二级亲属、三级亲属易患性平均值位于群体与患者易患性平均值的 1/4、1/8 处。即随亲属级别降低，易患性平均值距阈值越远，发病率也就越低（图 12-5）。然而，不同的多基因遗传病的发病率随亲属级别降低的值各不相同。当遗传度<100% 时，患者各亲属易患性平均值更接近群体易患性平均值，因此，发病率相对较低。有了群体患病率和遗传度，可通过图 12-6 对患者一级亲属患病率做出估计。

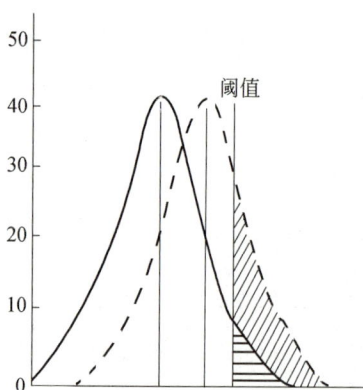

图 12-5　群体易患性与患者一级亲属易患性比较

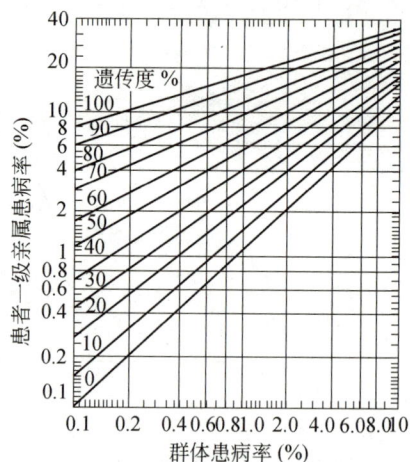

图 12-6　一般群体发病率、遗传度与患者一级亲属发病率的关系

（二）复发风险与家庭中患者人数的关系

如果一对夫妇已生了 2 个以上多基因遗传病患儿，说明他们携带了较多的致病基因，患儿同

胞易患性平均值更接近阈值。因此，复发风险率也相应增高。例如，人群中一对表型正常的人婚配，他们第一胎罹患唇裂的风险等于群体患病率 0.17%；如已生有一个此病患儿，第二胎再生唇裂患儿的风险上升到约 4%；如已生有两个此病的患儿，第三胎再生的风险就上升到约 10%。然而在单基因遗传病中，因父母亲的基因已定，无论已生出几个患儿，发病风险率都是 1/2 或 1/4。

（三）复发风险与家庭中患者病情严重程度的关系

由于微效基因的累加作用，病情严重程度和复发风险成正比。患儿的病情越严重，表明双亲带有更多的致病基因。例如，两侧唇裂并腭裂的患者，其一级亲属发病风险为 5.74%；单侧唇裂并腭裂的患者，其一级亲属发病风险为 4.21%；而单侧唇裂患者，其一级亲属发病风险为 2.46%。这一点也与单基因遗传病不同，在单基因遗传病中，不论病情的轻重如何，一般都不影响其再发危险率，即仍为 1/2 或 1/4。

（四）复发风险与家庭中患者性别的关系

某些多基因遗传病的发病率有性别差异，主要是由于男女发病阈值的差异所致。发病率低的性别阈值较高，如果一旦发病，说明已携带较多的致病基因，因而其后代的发病风险增高。特别是与其性别相反的后代；反过来，发病率较高性别的患者后代中发病风险降低，特别是与其性别相反的后代，这种现象称为 Carter 效应。例如，先天性幽门狭窄男性的发病率为 0.5%，女性的发病率为 0.1%，相差 4 倍。所以女性患者所生的后代中，男性发病率为 20%，女性为 7%；而男性患者所生后代中，女性发病率为 1.4%，男性发病率为 5.5%。

（五）复发风险与近亲婚配的关系

研究资料表明，近亲婚配夫妇后代中多基因病的发病风险将会增加，但不如常染色体隐性遗传病那么明显。例如，无脑儿和脊柱裂的发病率在近亲婚配夫妇的后代中可高达 2.46%，而随机婚配后代的发病率只有 0.5%。

在估计多基因病的发病风险时，必须全面考虑上述条件，进行综合判断，才能得出切合实际的结论。

第三节　多基因遗传病的研究方法

多基因遗传病属于复杂疾病。就遗传因素而言，它们受控于多对微效基因，又称易感基因（susceptible gene），发现这些易感基因是认识复杂疾病的关键。目前，多基因遗传病易感基因的研究主要从两方面进行探索。一方面是收集家系资料，用统计学方法进行分类分析、优势对数计分法连锁分析、受累同胞对分析、群体关联分析等，来证实易感基因的存在。另一方面，用候选基因检测法或全基因组扫描法来定位易感基因，并用定位克隆法来鉴定这些基因。

除遗传因素外，多基因遗传病还会受多种环境因素的影响，在某些多基因遗传病中，环境因素甚至占主导地位，因此，在预估多基因遗传病的发病风险时，环境因素也是一个重要考量。

一、遗传因素分析方法

（一）连锁分析

连锁分析（linkage analysis）是研究某一基因与其他基因排列和连锁关系的方法。目前常用优势对数计分法（log odds score，简称为 lods 法）进行连锁分析。如通过对乳腺癌的综合分离分析和连锁分析，成功地将乳腺癌主易感基因（BRCA1）定位于 17 号染色体。

（二）受累同胞对分析法

受累同胞对（affected sibling pair，ASP）分析法是通过受累同胞标记座位的基因分布来检验标记等位基因与疾病易感基因的分离是否独立，从而推断两者是否存在连锁关系的一种统计方法。

例如，在精神分裂症的研究中已采用这一方法。以美国为主的研究小组在对爱尔兰的 256 个精神分裂症家系进行连锁分析时，发现染色体 6p24-22 区域的一个遗传标记位点可能与一个有中度效应的致病基因连锁，因而在染色体 6p24-22 区域存在着起很小效应的精神分裂症致病基因，而此区域又是人类白细胞抗原（HLA）位点末端区，提示精神分裂症可能与 HLA 有关。

（三）关联研究

关联研究（associated studies）是基于群体中无亲缘关系的病例组和表现型正常的对照组在某个遗传标记位点上会出现不同的频率而设计的。通过两者频率的差异，推测所研究的遗传标记和某个遗传病易感位点之间是否存在因果关系。

例如，强直性脊柱炎病例组与人类白细胞抗原-B27（HLA-B27）的关联高达 90%，而一般群体只有 9% 的关联，说明强直性脊柱炎与 HLA-B27 存在显著关联。

二、多基因遗传病易感基因定位

在多基因遗传病易感基因的定位研究中，多采用候选基因分析法和全基因组扫描法。

（一）候选基因分析

候选基因（candidate gene）是指在对主基因进行检测时，作为候选者的并具有已知生物学功能的基因。候选基因分析是指通过对候选基因与性状表型值的关联分析，判断其是否就是主基因或是否与主基因紧密连锁。

如对原发性高血压的候选基因分析：首先，选择参与血压调节机制的基因，如血管紧张素原基因、血管紧张素转化酶基因、内皮素基因等；其次，将候选基因座位的遗传标记与原发性高血压病进行连锁分析，确定该候选基因座位是否与原发性高血压病相连锁；最后，筛查出与原发性高血压病存在连锁关系的所有候选基因座，比较各候选基因座在疾病人群与正常人群之间的频率差异，最终确定主基因及其定位。

（二）全基因组扫描

全基因组扫描（genome wide search）是从全基因组的遗传标记中寻找与特定性状或基因紧密连锁的标记，并在染色体上定位相关基因的方法。最常用的遗传标记如微卫星 DNA 多态性和单核苷酸多态性（SNP）。

一些常见的多基因遗传病，如2型糖尿病、哮喘、精神分裂症、原发性高血压等，都采用该法获得了一些易感基因。

多基因遗传病的遗传分析和易感基因的定位是一个复杂的系统工程，随着人类基因组计划的快速发展、各种信息资源的高度共享和新技术的不断出现，多基因病的基因定位将日益完善，多基因病的基因诊断和基因治疗将成为可能。

三、环境因素对多基因遗传病的影响

多基因遗传病的发病风险不仅由两对以上致病基因的累积效应决定，很大程度上也取决于环境因素，且不同多基因遗传病，环境因素的权重也各不相同。例如，抽烟、饮酒、肥胖、暴饮暴食、熬夜等因素可能会增加糖尿病、原发性高血压等多基因遗传病的发病风险；生活压抑、应激事件等影响情绪、精神的因素会增加精神分裂症、神经退行性疾病等多基因遗传病的发病风险。

（一）原发性高血压

高血压（hypertension）是一类以动脉压升高为主要特征，可并发心、脑、肾和视网膜等靶器官损伤及代谢改变的临床综合征。高血压可分为原发性高血压和继发性高血压，其中 90%～95% 的患者为原发性高血压。

原发性高血压相关基因主要有血管紧张素原（AGT）基因、血管紧张素转化酶（ACE）基因、β_2-肾上腺能受体基因、α-内收蛋白基因（ADD1）、G-蛋白 $\beta3$-亚单位（$GN\beta_3$）等。

原发性高血压发生的相关环境因素包括：

1. 膳食因素　许多流行病学研究表明，高能量、高脂肪、高钠的膳食与高血压的发生成正相关，钙、钾、镁与高血压的发生成负相关。钠通过使血管硬化和收缩血管作用加强而升高血压。钙有松弛血管平滑肌、降低血压的作用。钾的降压作用主要是促进胆固醇的排泄，增加血管弹力。血镁含量增加时，可对血管平滑肌起扩张作用，从而引起外周血管的舒张，使血压下降。

2. 精神因素　紧张、愤怒、惊恐、心理冲突等社会、心理因素的不良刺激可造成交感神经系统过度兴奋，促使肾上腺素、血管紧张素等分泌增多，心肌收缩增强，心输出量增加，全身小动脉痉挛，周围血管阻力增强，引起血压升高。

（二）糖尿病

糖尿病（diabetes mellitus，DM）是继心血管疾病和肿瘤之后的第三大非传染性疾病，为世界第 5 位死亡原因。

糖尿病的临床表现是以慢性血糖升高为特征的碳水化合物、蛋白质、脂肪代谢紊乱的综合征，包括 1 型糖尿病、2 型糖尿病、妊娠糖尿病等。

糖尿病的发生有着明显的遗传基础，常见的候选基因有胰岛素（insulin）基因、胰岛素受体（IR）基因、葡萄糖激酶（GCK）基因、人类白细胞抗原 DR（HLADR）基因、人类白细胞抗原 DQ（HLADQ）基因、肝细胞核因子 1α 和 4α（HNF1α、HNF4α）基因、线粒体基因等。

糖尿病发生的环境因素主要有以下几个方面。1 型糖尿病患者存在自身免疫调节异常，在某些病毒如柯萨奇病毒、风疹病毒、腮腺病毒等感染后导致发生自身免疫反应，破坏体内的胰岛素 B 细胞，导致胰岛素分泌不足，血糖升高。进食过多、体力活动减少导致的肥胖是 2 型糖尿病最主要的环境因素。肥胖会使外周靶组织的细胞膜胰岛素受体减少，而且伴有受体后缺陷，使胰岛

素的生物学效应降低，导致血糖升高。

（三）精神分裂症

精神分裂症是一种全球性的常见病，其社会负担居各种疾病的第 4 位。

精神分裂症发生的遗传因素有多巴胺（DRD）基因、5-羟色胺（5-HTR）系统基因、人类白细胞抗原（HLA）基因等众多易感基因或候选区域。

精神分裂症发生的环境因素主要有：

1. 子宫内感染与产伤　母亲孕期病毒感染或者营养不良、吸烟、饮酒、接触有毒物质等，都可能影响胎儿的神经系统发育，增加子女成年后患精神分裂症的风险。有产科并发症的新生儿，成年后发生精神分裂症的比例明显较高。

2. 社会心理因素　很多患者在发病前 6 个月内有应激事件的发生。孩童时期和青少年时期的成长环境、创伤性事件都可能是其成年之后发生精神分裂症的相关因素。以上多基因遗传病发生的遗传因素与环境因素各有不同，但作用机制基本相同。即环境因素可引起错误的表观遗传程序建立，进而导致多种人类疾病发生。但环境因素是通过哪些信号通路引起表观遗传学改变的？不同的表观遗传调控类型是否对特定的环境因素易感？如何对环境因素引起的表观遗传改变进行有针对性的干预？这些问题仍待深入研究。

思考题

1. 影响多基因病复发风险的因素有哪些？

2. 试比较数量性状与质量性状的不同点。

3. 如何判断一种疾病为多基因遗传病？

4. 先天性巨结肠为多基因遗传病，调查发现，女性发病率为男性的 4 倍。现有甲、乙两个家庭，甲家庭生育了一个该病的男患儿，乙家庭则生育了一个女患儿，如果这两个家庭再次生育，哪个家庭的发病风险高？

5. 什么是多基因遗传？多基因遗传有哪些遗传特点？

6. 如果皮肤颜色的深浅是由多对微效基因的累加效应所决定的，那么：两个中间肤色的个体婚后能产生深色皮肤或浅色皮肤的子女吗？两个浅肤色的个体之间婚配能产生深色皮肤的子女吗？试回答上述问题并说明其理由。

人类染色体与染色体遗传病

作为遗传信息的载体，染色体具有储存和传递遗传信息的作用。不同生物的染色体虽在数目、形态上各具特征，但均在世代间保持着相对恒定。位于染色体上的多种基因的组成与结构代表着生物个体的遗传特征，也控制着生物体的性状表现；通过染色体的复制和细胞的分裂，遗传信息可以完成在世代间的传递和延续。当染色体发生数目改变或结构畸变时，将导致其上多种基因功能的异常或丧失，从而引起相应遗传病的发生。

第一节　人类染色体

人类染色体数目为46条，这是1956年由著名细胞遗传学家蒋有兴和Leven首先在胎儿的肺组织培养细胞中发现并确认的。此后，伴随着各种显带技术的出现和分子生物学手段的应用，人类对染色体的认识越来越清晰，对染色体的组成、结构和功能的研究也日益深入。

一、染色体基本特征

染色质与染色体是同一物质在细胞间期和分裂期的不同表现形式。染色质一词是由 Flemming 在1882年首先提出的，是指细胞核内易被碱性染料着色的物质，呈细长并缠绕成网状不规则的结构，是遗传物质在间期细胞的存在形式。而在分裂期，伸展的染色质纤维高度螺旋化形成粗短的棒状结构，称为染色体。间期细长的染色质纤维有利于遗传信息的复制和表达，而分裂期粗短的染色体结构有利于遗传物质向子代的平均分配。

（一）染色质的组成与结构

染色质由核酸和蛋白质共同组成，含有 DNA、组蛋白、非组蛋白和少量 RNA 成分。这些成分按照一定的方式连接、组装在一起，并进一步缠绕折叠形成具有一定空间构型的遗传信息载体。染色质的组成和结构请详见第五章的相关内容。

（二）染色质的类型

在间期核内，染色质可分为常染色质和异染色质。**常染色质**（euchromatin）是指在间期核内螺旋盘曲程度低、着色浅且具有转录活性的染色质。其含量较高，可在 S 期早期活跃地进行 DNA 的复制和转录。主要为单一顺序和中度重复顺序 DNA。**异染色质**（heterochromatin）是指在间期核内螺旋盘曲程度高、着色深且一般无转录活性的染色质。其含量较低，为遗传惰性区。异染色质于 S 期晚期复制，一般为高度重复 DNA 序列，并含有较高比例的 A、T 碱基。异染色质又包括结构异染色质和兼性异染色质两种类型；**结构异染色质**（constitutive heterochromatin）在细胞周期的任何阶段均处于凝缩状态，无转录活性，一般位于中期染色质的着丝粒、端粒、副缢痕等区域；**兼性异染色质**（facultative heterochromatin）仅在特定类型细胞中或在一定发育阶段内存在，由常染色质凝缩而来，不具有转录活性，在松散状态时可转变为常染色质，并恢复转录活性。

（三）性染色质

在间期核中，性染色体的异染色质部分所显现出来的特殊结构称为**性染色质**（sex chromatin）（彩图 13-1、13-2）。根据其所在的性染色体的不同，分别命名为 X 染色质和 Y 染色质。

1. X 染色质　1949 年，Barr 等人在雌猫神经元细胞核中发现一种浓缩小体，而在雄猫见不到这一结构。这一小体随后被称为 Barr 小体或 X **染色质**（X-chromatin）。后来人们发现 X 染色质在其他哺乳动物（包括人类）不同类型细胞的间期核中均可被观察到；如在人类正常女性口腔黏膜细胞的核内侧有一大小约 1 μm 的 Barr 小体存在，正常男性则没有。女性具有 2 条 X 染色体，其基因产物为什么并不比只有 1 条 X 染色体的男性多？X 连锁突变基因纯合子女性的病情为什么并不比半合子的男性严重？1961 年，Mary Lyon 提出了 X 染色体失活假说，即 Lyon 假说，对上述问题做出了解释。要点如下：①女性间期细胞核内的两条 X 染色体中，只有一条具有转录活性，另一条则高度螺旋化形成异固缩状态的 X 染色质，无转录活性。男性因只有一条具转录活性的 X 染色体，故无 X 染色质。所以男、女性在 X 染色体的基因产物上是基本相等的，这种效应也称为 X 染色体的**剂量补偿**（dosage compensation）。一般来说，细胞内只有一条 X 染色体具有转录活性；X 染色质的数目等于 X 染色体的数目减 1，如 XX 型和 XXY 型细胞均含 1 个 X 染色质。②X 染色体的失活发生在胚胎发育早期（大约在妊娠第 16 天或更早时期）。③X 染色体的失活是随机的，既可以是来自父亲的 X 染色体失活，也可以是来自母亲的 X 染色体失活而成为 X 染色质。④失活是永久、恒定和可遗传的。如果某一特定细胞内失活的 X 染色体是父源的，那么由此细胞分裂产生的子代细胞中失活的 X 染色体都将是父源的。

值得注意的是，失活的 X 染色体上并非所有基因完全失活，部分基因仍保持着一定的活性。据估计，人类 X 染色体上完全失活的基因约为总量的 2/3，未失活基因中的一部分与 Y 染色体上的部分基因是同源的。因此，X 染色体数目异常的个体表型是不正常的。例如：47，XXY 的个体不同于 46，XY 的个体，且含 X 染色体数目越多时，表型的异常越严重。

2. Y 染色质　正常男性的间期细胞用荧光染料染色后，在细胞核内可出现一直径约 0.3 μm 的强荧光小体，称为 Y **染色质**（Y-chromatin）。Y 染色质就是 Y 染色体长臂远端的异染色质部分。因此，Y 染色质仅出现于含 Y 染色体的男性细胞中，而且与 Y 染色体的数目相同。细胞核中染色质的这种性别差异称为**核性别**（nuclear sex）。

（四）人类染色体的数目、形态与结构

在细胞增殖周期的不同时期，染色体的形态和结构是不断变化的。其中，在有丝分裂中期的细胞中，染色体的形态最为典型，最容易观察、辨认和分析，故常用于染色体研究及染色体病的诊断。

人类体细胞共含有 46 条染色体（彩图 13-3），为二倍体细胞，组成 23 对同源染色体，即 2n＝46。每条中期染色体均含有两条**染色单体**（chromatid），借助着丝粒彼此相连，各含一个 DNA 双螺旋分子，互称为姐妹染色单体。着丝粒区为结构异染色质，明显凹陷狭窄，称为主缢痕或**初级缢痕**（primary constriction）；着丝粒部位是与纺锤丝的结合处，是分裂过程中染色体运动不可

缺少的结构。着丝粒的存在使染色体分为长短不同的两个臂，较长的称为长臂（q），较短的称为短臂（p）。

根据着丝粒在染色体上相对位置的不同，染色体可分为 4 类：①**中央着丝粒染色体**（metacentric chromosome），着丝粒位于染色体纵轴的 1/2～5/8 处。②**亚中着丝粒染色体**（submetacentric chromosome），着丝粒位于染色体纵轴的 5/8～7/8 处。③**近端着丝粒染色体**（acrocentric chromosome），着丝粒位于染色体纵轴的 7/8 至末端。④**端着丝粒染色体**（telocentric chromosome），着丝粒位于染色体的端部，只有 1 个染色体臂（图 13-1）。人类染色体只有前三种类型。

在染色体长、短臂的末端分别有一特化部位，称为**端粒**（telomere）。端粒具有维持染色体形态结构的稳定性和完整性的作用，并可防止染色体末端的彼此黏着。

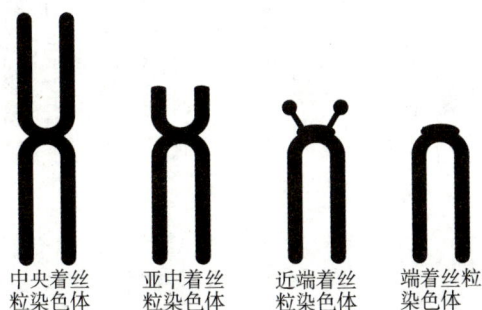

图 13-1　根据着丝粒位置的不同对染色体进行分类

在 1 号、9 号、16 号染色体的长臂和近端着丝粒染色体的短臂上，常可见有染色较浅的凹陷部位，称为副缢痕或**次级缢痕**（secondary constriction）。次级缢痕可以作为染色体的鉴别标志；位于近端着丝粒染色体短臂上的次级缢痕区域与分裂末期核仁的形成有关，故称为**核仁组织区**（nucleolar organizing region，NOR）。人类近端着丝粒染色体的短臂末端通过次级缢痕与一球状或棒状小体相连，该小体称为**随体**（satellite）（图 13-2）。随体主要由异染色质组成，其数目和大小是可遗传的，人类具有随体的近端着丝粒染色体共有 5 对。

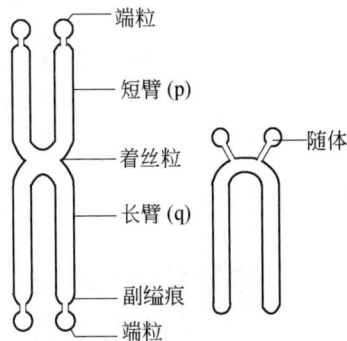

图 13-2　中期染色体结构示意图

二、染色体分组核型和显带技术

（一）染色体分组核型

人类正常体细胞共含 46 条染色体：常染色体 22 对、性染色体 1 对。一个体细胞中的全部染色体按其大小和形态特征有序排列构成的图像称为**核型**（karyotype）（图 13-3）。

1960 年，在美国丹佛（Denver）召开的第一届国际细胞遗传学会议上制定了人类染色体的特征描述方法及其分组原则，由此确定的人类染色体命名系统称为 Denver 体制。Denver 体制是识别和分析人类染色体病的基础；按照 Denver 体制将全部染色体配对、排列后，分析确定其与正常核型间的差异，即称为**核型分析**（karyotype analysis）。按照该体制，人类的 23 对染色体根据其长度和着丝粒所在位置的不同共分为 A～G 7 个组，每组染色体的分类特征如下。

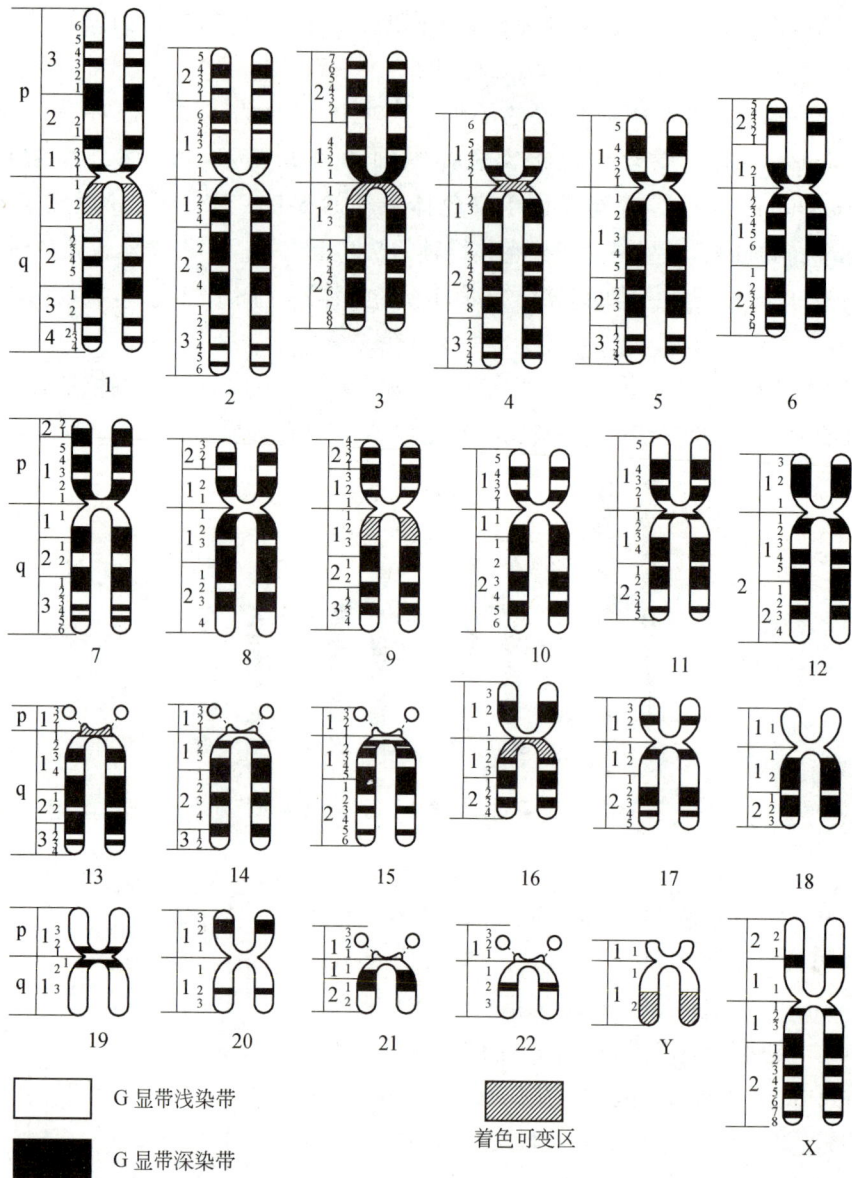

图 13-3 人类染色体 G 显带核型图

A 组 （1～3 号染色体）：最大，1、3 号为中央着丝粒染色体，2 号为亚中着丝粒染色体，在非显带核型上彼此能够区分；1 号染色体长臂上有时可见次级缢痕。

B 组 （4、5 号染色体）：较大，均为亚中着丝粒染色体，彼此间不易区分。

C 组 （6～12 号、X 染色体）：中等大小，均为亚中着丝粒染色体，彼此间不易区分。其中，6、7、8、11 号染色体及 X 染色体的短臂相对较长；9 号染色体长臂上常可见到次级缢痕；X 染色体的大小介于 7 号和 8 号染色体之间。

D 组 （13～15 号染色体）：中等大小，均为近端着丝粒染色体，彼此间不易区分；短臂末端均具有随体。

E 组 （16～18 号染色体）：较小，16 号为中央着丝粒染色体，17、18 号为亚中着丝粒染色体；16 号染色体长臂上有时可见次级缢痕；与 17 号染色体相比，18 号染色体的短臂相对较短。

F 组 （19、20 号染色体）：较小，均为中央着丝粒染色体；彼此间不易区分。

G 组 （21、22 号、Y 染色体）：最小，均为近端着丝粒染色体；彼此间不易区分。21、22 号染色体短臂末端均有随体，21 号染色体略短于 22 号染色体；Y 染色体比 21、22 号染色体略长，染色时着色往往较深，无随体。人类体细胞中正常男性核型表示为：46，XY；正常女性核型表示为：46，XX。

在核型分析的过程中，国际上常用臂比、着丝粒指数和相对长度三个参数来鉴别不同的染色体，其含义为：

臂比：染色体短臂与长臂的长度之比，即 p/q。

着丝粒指数：短臂占整条染色体长度的百分比，即 $[p/(p+q)] \times 100\%$。

相对长度：某条染色体的长度占一套染色体总长度的百分比。

知识链接

染色体标本制备

染色体标本的制备多以外周血为实验材料。制备时首先在细胞培养基中应用植物血凝素（phytohemagglutinin，PHA）以诱导淋巴细胞进入分裂期，转化为淋巴母细胞；然后应用秋水仙碱（colchicine）、0.075mol/L KCl 低渗溶液处理，使细胞胀裂、染色体分散排列；再经固定、染色等步骤后即可进行镜下观察。

（二）染色体显带技术

单纯用 Giemsa 染液染色的中期染色体标本，由于着色均匀，无法将每条染色体本身的细微特征完全显现出来，因此，在进行染色体的鉴别和分析时常常会难于判断，尤其是在划分 B、C、D、F、G 等组别染色体，特别是在判断排序相邻的染色体的准确序号时就更为困难。而且，在应用于分析研究染色体的结构畸变，以及要解决一些临床实际问题时，这样的染色方法显然无法满足要求。直至 1968 年，分带染色技术的出现使染色体分析的特异性和准确性大为提高，其过程是先将未染色的中期染色体进行一定的预处理，再用不同方法染色，使每条染色体上出现明显而稳定的染色条带。人类 24 种染色体（1～22 号常染色体和 X、Y 染色体）均能够显示出各自特异的带纹，称为**带型**（banding pattern）。根据其处理方法及显示部位、显色结果的差异，显带技术主要包括以下几种。

1. Q 显带　应用氮芥喹吖因（quinacrine mustard，QM）等荧光染料处理中期染色体后，在荧光显微镜下可见其沿长轴显示出一系列宽窄和亮度不同的横纹带，称为 Q **显带**（Q banding）。Q 带清晰准确，带型鲜明，但因标本无法长期保留，故需立即观察、拍照。

2. G 显带　将染色体标本先经过盐溶液、碱、胰蛋白酶或加热等处理后，再用 Giemsa 溶液染色，染色体上可沿纵轴出现与 Q 带对应的深浅相间的带纹，称为 G **显带**（G banding）。G 带的深染带与 Q 带的亮带对应，浅染带与暗带对应。G 带带纹清晰，操作简便，标本可长期保存，是应用最广泛的显带技术（彩图 13-4）。

3. R 显带　用一定的盐溶液处理染色体标本后再进行 Giemsa 染色，可显示出与 G 带对应但深浅相反的带纹，称为 R **显带**（R banding），也称为**反带**（reverse binding）。

4. C 显带　先用 NaOH 或 Ba(OH)$_2$ 等碱液预处理染色体标本后进行 Giemsa 染色，所显示的带纹称为 C **显带**（C banding）。C 带可特异性显示染色体的着丝粒区域和副缢痕部位的结构异染色质区，并可使 Y 染色体长臂远侧区段着色。

5. N 显带　用硝酸银处理可使染色体的核仁组织区（NOR）特异性深染，称为 N **显带**（N banding）。近端着丝粒染色体的随体和副缢痕即核仁组织区呈现 N 显带阳性反应。

显带技术的出现为人们准确辨认染色体和识别某一染色体的特定区段提供了可能。为了进一步便于这一技术的应用和国际间的交流，1971 年，在巴黎召开的第四届国际人类细胞遗传学会议及 1972 年爱丁堡会议上，提出了区分每条显带染色体区带的标准体系，其中包括多种统一的符号和术语，称为《人类细胞遗传学命名的国际体系》（An International System for Human Cytogenetic Nomenclature，ISCN）（表 13-1）。

表 13-1　用来描述染色体和染色体畸变的常用符号和术语

符号术语	含义	符号术语	含义
+（加号）	多出或增加	i	等臂染色体
-（减号）	丢失或减少	ins	插入
:（单分号）	断裂，用于繁式命名体系	inv	倒位
::（双分号）	断裂和重接，用于繁式命名体系	MI	第一次减数分裂中期
?（问号）	对某条染色体或某一染色体结构存在疑问	MII	第二次减数分裂中期
/（斜线）	用于分开组成嵌合体的不同细胞系	mal	男性
→（箭头）	从…到…，用于繁式命名体系	mar	标记染色体
AI	第一次减数分裂后期	mat	来自母方
AII	第二次减数分裂后期	min	微小体
Ace	无着丝粒断片	mn	众数
A-G	染色体组的名称	mos	嵌合体
B	断裂	p	染色体短臂
Cen	着丝粒	pat	来自父方
Chi	异源嵌合体	ph	费城染色体
Chr	染色体	pro	近侧
Ct	染色单体	psu	假
Del	缺失	q	染色体长臂
Der	衍生染色体	qr	四射体
Dic	双着丝粒染色体	r	环状染色体
Dir	正位	rcp	相互易位
Dis	远侧端	rea	重排
Dmin	双微体	rec	重组染色体
Dup	重复	rob	罗伯逊易位
E	交换	s	随体
End	核内复制	t	易位
F	断片	tan	串联易位
Fem	女性	ter	末端（染色体末端）
Fra	脆性位点	tr	三射体
G	裂隙	tri	三着丝粒
H	副缢痕	var	可变区

根据 ISCN 的规定，每条染色体都以显著而稳定的形态学特征作为**界标**（landmark）而划分为若干个连续的**区**（region）。每一区内又包含一定数量、一定大小、染色深浅不同的**带**（band），没有非带区。区带命名时，以近着丝粒一端作为命名的起始区域，即"1"区，向着长、短臂末端的方向依次为"2"区、"3"区等；同一区内带的命名也遵循相同的规则；界标所

在的带属于此界标以远的区，并作为该区的第一带（图 13-4）。在具体定义染色体上一条特殊的带时，需依次说明以下内容：①染色体序号；②臂的符号；③区的序号；④带的序号。例如 5q31 表示 5 号染色体长臂 3 区 1 带。

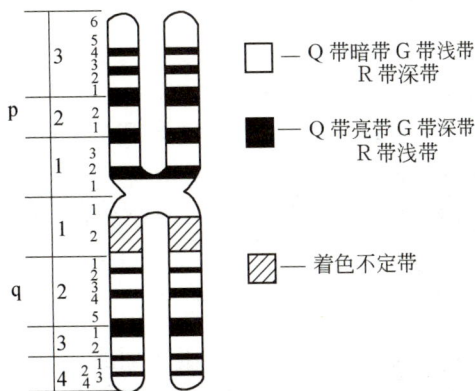

图 13-4　显带染色体的界标、区、带命名示意图

随着细胞同步化技术的应用和染色体显带方法的改进，在 20 世纪 70 年代后期出现了**高分辨显带技术**（high resolution banding technique）。常规 G 带显示的标准带型是 320 条带。通过高分辨显带可使 G 带条纹达到 550 条带、850 条带和 1000 条带（图 13-5），这是通过将原来的某些带又逐级细分为亚带和次亚带而实现的。对处在分裂期更早时期的染色体，其条带数目可达 3000 条以上。描述时，2p12.21 即表示 2 号染色体短臂 1 区 2 带第 2 亚带第 1 次亚带。

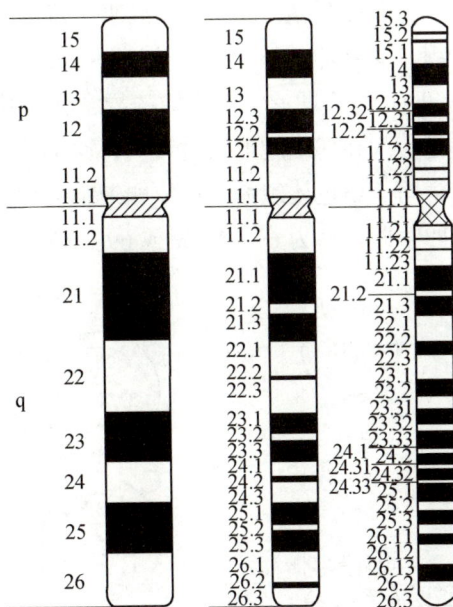

图 13-5　10 号染色体在三个条带水平的显带模式图

第二节　染色体畸变

体细胞或生殖细胞内染色体数目或结构上的异常变化称为**染色体畸变**（chromosome

aberration)。

染色体畸变可以自发地发生，称为**自发畸变**（spontaneous aberration）；也可受物理、化学、生物等诱变因素诱发产生，称为**诱发畸变**（induced aberration）。这些诱变因素包括药物、食品添加剂、电离辐射、病毒侵染等。同时，母亲的生育年龄、遗传素质等也可影响畸变的发生率。

一、染色体数目畸变

正常人体细胞为**二倍体**（diploid），包含两个**染色体组**（chromosome set），以 2n 表示（彩图 13-5）。以正常二倍体染色体组为基础，染色体数目有所增加或减少，即称为染色体数目畸变。根据染色体数目的增减是否以染色体组为单位，可分为整倍性改变和非整倍性改变两种类型。

（一）整倍性改变

如果染色体数目以一个染色体组（n）为单位成组增加或减少，称为整倍性改变，其结果将形成含有不同数量染色体组的**整倍体**（euploid）。

在发生染色体数目的整倍性改变后，根据细胞内最终含有的染色体组的数量，比二倍体少一个染色体组称为**单倍体**（haploid），多一个染色体组称为**三倍体**（triploid），多两个染色体组称为**四倍体**（tetraploid），依此类推；三倍体以上的统称为**多倍体**（polyploid）。其中，单倍体个体在人类尚未见到。

三倍体个体常见于流产胎儿中，能够存活到临产或出生的三倍体胎儿几乎是 2n/3n 的**嵌合体**（mosaic）；嵌合体是指体内含有两种或两种以上不同染色体组成的细胞群的个体。极罕见的三倍体活婴主要表现为智力和身体发育障碍、多发畸形、生命力低下并伴有性别模糊的外生殖器等。三倍体个体形成的主要机制是：①**双雄受精**（diandry），即受精时有二个精子同时进入一个卵细胞，导致三倍体合子形成的过程。受精卵的核型可能为 69，XXX、69，XXY 或 69，XYY 三种类型（图 13-6A）。②**双雌受精**（digyny），即一个二倍体的异常卵细胞与一个正常精子结合形成三倍体合子的过程。其发生主要是由于在卵细胞形成过程中，原本应进入第二极体的一套单倍体染色体组留在了卵细胞中，导致含两个染色体组的二倍体卵细胞的形成；与正常精子结合后产生了含三个染色体组的三倍体受精卵，即核型为 69，XXX 或 69，XXY 的合子（图 13-6B）。

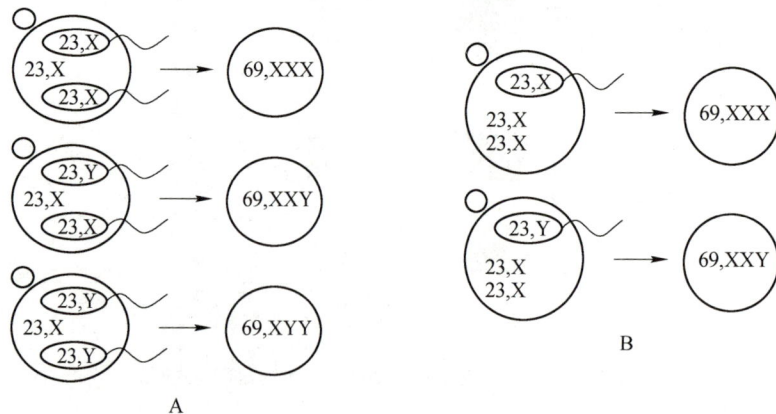

图 13-6 双雄受精（A）和双雌受精（B）

四倍体的病例在临床上极为罕见。其形成的主要原因是：①**核内复制**（endoreduplication），即细胞在一次分裂的间期，染色体复制了两次，结果导致子细胞含有四倍体染色体组。核内复制是癌瘤细胞较常见的染色体异常特征。②**核内有丝分裂**（endomitosis），当细胞进行分裂时，染色体在间期正常复制了一次，但在分裂前、中期，核膜未能破裂、解体，无正常纺锤体的形成，细胞分裂停滞于中期，使复制后的染色体无法正常分开，也无胞质分裂，导致 1 个细胞内含有 4 个染色体组，形成了四倍体。

（二）非整倍性改变

因个别染色体的增加或减少，使细胞中不再是整倍性染色体组数，称为非整倍性改变。非整倍性改变将导致**非整倍体**（aneuploid）的形成。

当细胞中的染色体总数比 2n 少一条或多条，称为**亚二倍体**（hypodiploid）；如果染色体总数比 2n 多一条或多条，则称为**超二倍体**（hyperdiploid）。

具体来说，当患者细胞中某对同源染色体少一条，称为**单体**（monosomy）（彩图 13-6）；患者细胞中某对同源染色体同时缺失称为**缺体**（nullosomy）。临床上最常见的单体型病例为 45，X，即缺少一条 X 染色体造成的性腺发育不全症；常染色体的单体型很难见到。当细胞内某号染色体为 3 条，称为**三体**（trisomy）；某号染色体增加 2 条或 2 条以上，统称为**多体**（polysomy）（彩图 13-7）。三体是人类染色体数目畸变中最为常见的类型，除 17 号染色体尚未有三体的病例报道外，其余的染色体均存在三体。临床上最常见的三体型病例为 21 三体和性染色体的三体型，其次是 18 三体和 13 三体。因额外的染色体会破坏遗传物质的平衡而干扰胚胎的正常发育，故多数三体型只见于胚胎期，以流产告终；少数存活下来的三体型也将伴有各种严重畸形。性染色体的三体型对机体的危害程度往往轻于常染色体的三体型，如 47，XYY 的男性，多余的 Y 染色体主要引起副性征、生殖器官及性格等方面的改变。在临床上一般只能看到性染色体多体型的个体。

细胞分裂过程中染色体的不分离或染色体的丢失是导致非整倍体形成的主要原因。这种异常可以发生于配子形成时的减数分裂过程中，也可以发生于受精卵卵裂时的有丝分裂过程中。

1. 染色体的不分离（non-disjunction）　当细胞分裂进入中、后期时，如果某一对同源染色体或一条染色体的姐妹染色单体之间未能正常分离，而是同时进入到一个子细胞当中，将导致分裂形成的子细胞中，一个因染色体数目增加而成为超二倍体，一个则因染色体数目减少而成为亚二倍体。

①减数分裂不分离：如果一对同源染色体在减数分裂后期Ⅰ发生不分离，将形成（n+1）和（n-1）两种不同染色体数目的次级生殖母细胞，并进一步生成（n+1）和（n-1）两种类型的配子；受精后将产生三体型（2n+1）和单体型（2n-1）的合子。如果一条染色体的姐妹染色单体在减数分裂后期Ⅱ发生不分离，形成的配子中正常（n）型占一半，（n+1）型和（n-1）型各占 1/4；受精后 1/2 为正常二倍体（2n），三体型（2n+1）和单体型（2n-1）各占 1/4（图 13-7）。

②有丝分裂不分离：如果在受精卵卵裂早期的有丝分裂过程中发生了姐妹染色单体的不分离，最终可导致产生含有两种或三种不同染色体组成细胞系的嵌合体。如果不分离发生在第一次卵裂当中，将形成分别含有染色体数目为 2n+1 和 2n-1 两个细胞系的嵌合体；如果不分离发生在第二次卵裂以后，则将形成含有 2n、2n+1 和 2n-1 等三个或三个以上细胞系的嵌合体。不分离发生的时间越晚，嵌合体中异常细胞系的比例将越小，临床症状将较轻。

2. 染色体的丢失　在细胞分裂过程中，因纺锤丝或丝粒功能障碍，或者由于行动迟缓，某条染色体在分裂后期、末期未能被牵引到某一极参与子细胞核的形成，而是滞留于细胞质中直至分解消失，这一过程称为**染色体丢失**（chromosome lose）或**后期迟滞**（anaphase lag）。

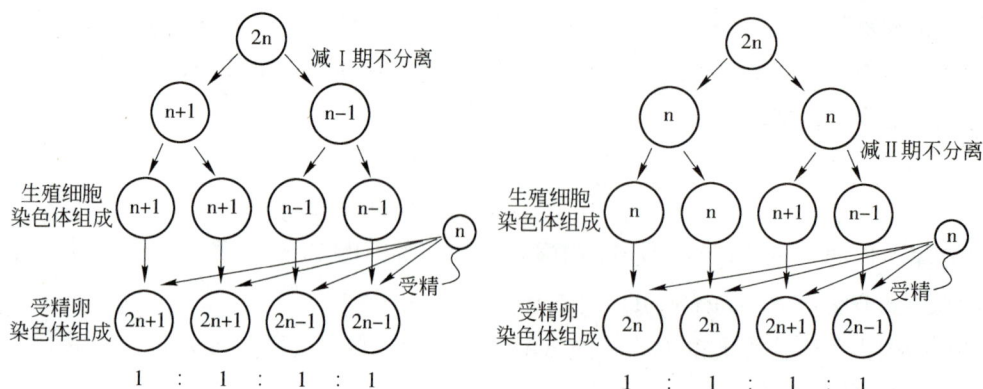

图 13-7 减数分裂不分离导致非整倍体的形成

二、染色体结构畸变

在射线、诱变剂等物理、化学、生物因素的作用下，染色体可发生断裂（breakage）。某些断裂可在原位接合，称为愈合（reunion）；此时将不会产生遗传效应。某些断裂则未在原位重接，而是移动位置、交换片段后变位重接，有时还可发生无着丝粒断片的丢失，这时就将引起染色体**结构畸变**（structural aberration）。

为了统一、规范地描述各种染色体结构畸变，人类细胞遗传学命名的国际体制规定了相应的命名符号及缩写术语（参见表 13-1），并制定了简式和详式两种描述方法。在简式中应依次写明：染色体总数，性染色体组成，重排染色体的畸变类型，在其后的 1 个括号内写明受累染色体的序号，在另一个括号内标明断裂点所在的区、带号。如果用详式表示，则在最后一个括号内不仅说明断裂点的位置，还必须详细描述重排染色体带的组成。如 1 号染色体在长臂 2 区 1 带发生断裂，且远侧端丢失，用简式应表示为：46，XX，del（1）（q21）；用详式应表示为：46，XX，del（1）（pter→q21:）。

临床上常见的染色体结构畸变类型主要有：缺失、重复、倒位、易位、插入、环状染色体、双着丝粒染色体和等臂染色体等。

1. 缺失 因染色体断裂导致部分片段丢失所引起的结构畸变称为**缺失**（deletion）。如果染色体的长臂或短臂上发生一次断裂且未能在原位重接，无着丝粒断片将会在以后的分裂过程中丢失，称为**末端缺失**（terminal deletion）。如图 13-8A 所示，1 号染色体在其长臂 2 区 1 带处发生了断裂，且远侧片段（q21→qter）丢失，余下的 1 号染色体由短臂末端至长臂 2 区 1 带构成。此结构畸变用简式可描述为：46，XX（XY），del（1）（q21）；详式可描述为：46，XX（XY），del（1）（pter→q21:）。如果染色体在长臂或短臂内发生两次断裂，两断点之间的片段丢失，其后染色体上的远、近两个断端重接，这种染色体畸变称为**中间缺失**（interstitial deletion）。如图 13-8B 所示，3 号染色体在长臂 q21 和 q31 处均发生了两次断裂，q21 与 q31 之间的断片丢失，之后染色

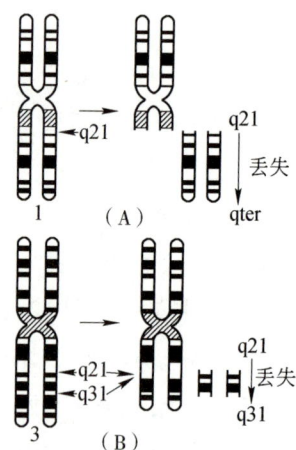

图 13-8 末端缺失（A）和中间缺失（B）

体又在两断点 q21 与 q31 处重接。该畸变用简式可描述为：46，XX（XY），del（3）（q21q31）；详式可描述为：46，XX（XY），del（3）（pter→q21:: q31→qter）。

2. 倒位 一条染色体发生两次断裂后，断片倒转 180°后再与两端的断片重接，称为**倒位**

（inversion）。如果两个断裂点之间含有着丝粒，则称为**臂间倒位**（pericentric inversion）。如图 13-9A 所示：2 号染色体 p21 至 q31 之间片段发生臂间倒位，用简式可描述为：46，XX（XY），inv（2）（p21q31）；详式可描述为：46，XX（XY），inv（2）（pter→p21∷q31→p21∷q31→qter）。如果两次断裂发生在着丝粒的同一侧，即在染色体的同一臂（长臂或短臂）内，则称为**臂内倒位**（paracentric inversion）。如图 13-9B 所示，1 号染色体 p22 至 p34 之间发生臂内倒位，用简式可描述为：46，XX（XY），inv（1）（p22p34）；详式可描述为：46，XX（XY），inv（1）（pter→p34∷p22→p34∷p22→qter）。

3. 重复　某一染色体片段含有两份或两份以上称为**重复**（duplication）。重复往往是同源染色体或姐妹染色单体之间染色体节段发生不等交换、单方易位或插入的结果。如果重复片段的原近着丝粒端仍处在近着丝粒一侧，称为**正位重复**（direct duplication）；如果原近着丝粒端处于远侧，则称为**倒位重复**（inverted duplication）。如图 13-10 所示，2 号染色体短臂内 p13→p23 片段发生倒位重复，用简式可描述为：46，XX（XY），invdup（2）（p13p23）；详式可描述为：46，XX（XY），invdup（2）（pter→p23∷p13→p23∷p23→qter）。

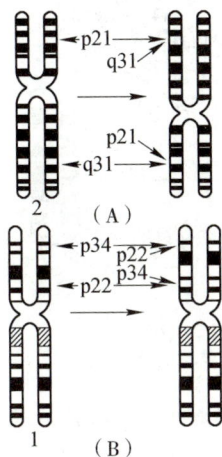

图 13-9　臂间倒位（A）
和臂内倒位（B）

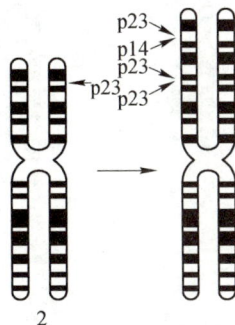

图 13-10　倒位重复

4. 易位　某条染色体断裂后形成的断片转移到另一条非同源染色体上，称为**易位**（translocation）。易位有以下几种主要类型：①相互易位：两条非同源染色体同时发生断裂，断片交换位置后重接，形成两条衍生染色体，称为**相互易位**（reciprocal translocation）。相互易位在临床上较为常见。如图 13-11A 所示，在 2 号染色体长臂 2 区 1 带和 5 号染色体长臂 3 区 1 带分别发生断裂，断片交换位置重接，形成相互易位，用简式可描述为：46，XX（XY），t（2；5）（q21；q31）；详式可描述为：46，XX（XY），t（2；5）（2pter→2q21∷5q31→5qter；5pter→5q31∷2q21→2qter）。描述时应注意首先描述序号较小的染色体，然后再描述序号较大的染色体。如果相互易位只涉及断片位置的改变，而无染色体片段的增减，则称为**平衡易位**（balanced translocation）。②罗伯逊易位：如果相互易位发生在 D、G 组两条近端着丝粒染色体之间，而且都在近着丝粒处断裂和重接，称为**罗伯逊易位**（Robertsonian translocation），也称为**着丝粒融合**（centric fusion）。结果导致两条染色体的长臂在着丝粒处重接形成一条大的衍生染色体，包含了原来两条近端着丝粒染色体的绝大部分遗传物质。两短臂也在着丝粒处融合为一条小染色体，该小染色体常常在以后的分裂过程中丢失；但因这条小染色体含有的遗传物质很少，且主要由异染色质组成，它的丢失不会引起明显的遗传效应。所以，罗伯逊易位携带者尽管只有45条染色体，但遗传物质和正常个体差异不大，表现型一般均属于正常，也称其为平衡易位携带者。如图13-11B所示，在14号染色体短臂1区1带和21号染色体长臂1区1带同时发生断裂，断片交换位置重接后，两长臂组成一条新的衍生染色体，其余部分丢失。该畸变用简式可描述为：45，XX（XY），-14，-21，+t（14；21）（p11；q11）；详式可描述为：45，XX（XY），-14，-21，+t（14；21）（14qter→14p11∷21q11→21qter）。该个体将可能产生少一条正常14号染色体，而多一条14、21易位染色体的配子，与正常配子结合后即为易位型21三体患者。③复杂易位：如果有三条或三条以上的染色体同时发生断裂，相互交换片段后重接，称为**复杂易位**（complex translocation）。此外，易位还包括在两条非同源染色体间，伴随染色体的丢失、插入现象一起发生的单方易位、插入易位等。

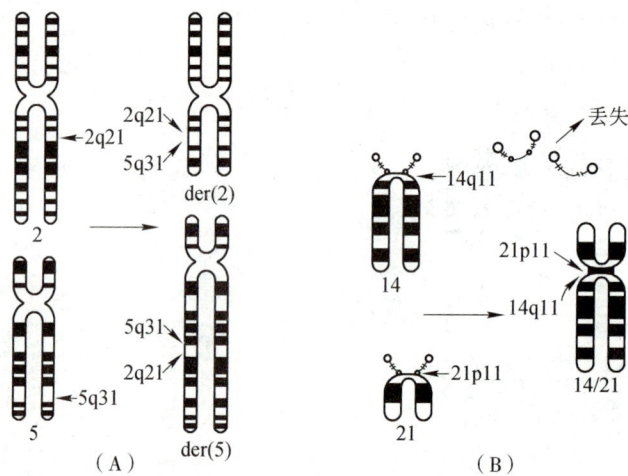

图13-11 相互易位（A）和罗伯逊易位（B）

5. 插入 某条染色体的长臂或短臂内发生两次断裂，中间断片转接到另一条染色体的某一断裂点处，这样形成的结构畸变称为**插入**（insertion）。如果插入片段的方向与原来相同，称为**正位插入**（direct insertion）；如果插入片段的方向与原来相反，则称为**倒位插入**（inverted insertion）。

6. 环状染色体 一条染色体的长、短臂上各发生一次断裂后，含着丝粒片段的两侧断端重接在一起，将形成一条**环状染色体**（ring chromosome）。原两侧断点以远的部分丢失，因此，环状染色体的形成也同时伴随着染色体片段的缺失。

7. 双着丝粒染色体 两条染色体各自发生一次断裂后，两个含着丝粒的片段相互连接在一起，形成一条具有两个着丝粒的**双着丝粒染色体**（dicentric chromosome）。剩余的两个无着丝粒的片段将在分裂中丢失。因这样形成的衍生染色体所具有的两个着丝粒在分裂时将分别被纺锤丝拉向两极，导致形成**染色体桥**（chromosome bridge），最终易被拉断而形成新的结构畸变，所以属于非稳定型结构畸变。

8. 等臂染色体 一条衍生染色体的两个臂在形态和遗传组成上完全相同，称为**等臂染色体**（isochromosome）。在正常分裂后期，着丝粒应纵裂使姐妹染色单体分开，而着丝粒如果发生了异常的横裂，则将产生两条只具有长臂或短臂的等臂染色体，即形成带有整臂缺失或整臂重复的染色体。

第三节　染色体病

染色体数目或结构畸变所导致的疾病称为**染色体病**（chromosome disease）。染色体畸变，即使是微小的差异，都将导致许多基因的增减或改变，所以往往将影响机体的多方面功能，带来严重的后果，形成多发畸形、智力低下、生长发育迟缓及多器官、系统的功能障碍，称之为染色体病。体细胞内的染色体畸变还经常与肿瘤发生有关。

染色体病常表现为多种症状的综合征，其诱因主要包括染色体数目异常或结构畸变两大类。由于染色体是基因的载体，因此当染色体发生畸变时，所涉及的基因较多，受累个体常表现为具有多种症状的综合征，如往往出现先天性多发畸形，智力发育障碍，生长发育迟缓以及流产或死胎等。很多患者还往往在刚出生或胎儿期夭折，少数能够出生并存活的个体也将出现严重的身体和智力障碍，故对人类危害极大。根据发病原因及表型的差异，下面将染色体病分为染色体数目异常导致的疾病、染色体结构异常导致的疾病及两性畸形三部分介绍。

一、染色体数目异常的疾病

（一）常染色体数目异常的疾病

1. 21 三体综合征　21 三体综合征（trisomy 21 syndrome）由 Langdon Down 在 1866 年首先描述，故也称为 Down 综合征，即唐氏综合征，是人类最常见的一种染色体病。在新生儿中发病率为 1/800～1/600。本病的主要临床特征为：身体发育迟缓，智力低下。患者呈现特种面容：眼间距宽，眼裂狭小，外眼角上斜，内眦赘皮，鼻根低平，耳小低位，舌大且常伸出口外（图 13-12）。患者常伴有各种先天性心脏病，肌张力低，有特殊皮纹改变，如通贯手、第 5 指只有一横纹、三叉点 t 高位等。男性患者常有隐睾，精子生成少，一般不育；女性患者少数可生育，并有可能将此病传给子代。

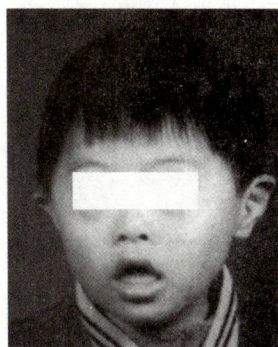

图 13-12　21 三体综合征患儿面容

先天愚型患者中约 92.5% 为 21 三体型，核型为 47, XX（XY），+21；其形成原因主要是配子发生减数分裂过程中 21 号染色体不分离，其中大多数是母亲卵子形成过程中的不分离造成的，而且其发生概率随母亲年龄升高而增加。嵌合型个体较少见，约占 2.5%，核型为 46, XX（XY）/ 47, XX（XY），+21，症状可较轻。先天愚型患者中约 5% 为易位型，一般患者的双亲之一为平衡易位携带者。

2. 18 三体综合征　18 三体综合征（trisomy 18 syndrome）由 Edwards 在 1860 年首先发现，故也称为 Edwards 综合征。

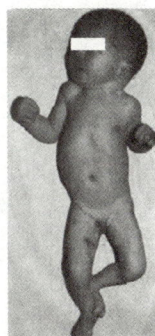

图 13-13　18 三体综合征患儿外观

在新生儿中发病率为 1/8000～1/3500。本病的症状较复杂，患者在宫内生长迟缓，95% 的胎儿流产；出生的患儿体重低，异常表型主要有：眼裂小，耳畸形伴低位，小颌，唇裂或腭裂；95% 有先天心脏病；手呈特殊握拳姿势，足呈摇椅样畸形足，智力低下，肌张力亢进（图 13-13）。婴儿期死亡率高，只有极个别患儿能活到儿童期。

患者中 80% 核型为 47，XX（XY），+18；约 10% 为嵌合型，核型为 46，XX（XY）/ 47，XX（XY），+18；其余患者为易位型，其中主要是 18 号染色体与 D 组染色体间的易位。

3. 13 三体综合征 13 三体综合征（Patau syndrome）本病由 Patau 在 1960 年首先发现，故也称为 Patau 综合征。新生儿发病率为 1/25000～1/5000。其症状往往较严重，主要表现在：小头、小眼球，耳畸形伴低位，唇裂或腭裂；神经系统严重发育缺陷，智力严重低下，无嗅脑；80% 伴有先天性心脏病；多指（趾），手呈特殊握拳姿势如 18 三体；性器官发育异常。99% 的 13 三体胎儿流产，已出生的患儿 90% 在六个月内死亡。

患者中约 80% 核型为 47，XX（XY），+13；多数为母亲卵子形成过程中第一次减数分裂不分离所导致的。5% 为嵌合型，10%～15% 为易位型（D/D 易位），其中以 13q～14q 为最多见。

（二）性染色体数目异常的疾病

1. 先天性睾丸发育不全综合征 本病由 Klinefelter 在 1942 年首先报道，故也称为 klinefelter 综合征（Klinefelter syndrome）。本病的发病率较高，在男性中的发病率为 1/1000～1/800，而在男性不育症患者中可占 10%。主要临床症状包括：身材瘦高，四肢细长；第二性征发育不良：阴毛、胡须稀少；音调高，无喉结。部分患者有乳房发育，皮肤细嫩。阴茎发育不良，睾丸小或隐睾，睾丸内曲细精管呈玻璃样变性，无精子生成，故不育（图 13-14）。少数患者可有轻度智力低下。一些患者有精神分裂症倾向。

患者中 80% 以上核型为：47，XXY；10%～15% 为嵌合型，如 46，XY / 47，XXY；46，XY / 48，XXXY 等。另外，少数患者核型为：48，XXXY、48，XXYY、49，XXXXY 等。47，XXY 核型产生的主要原因是生殖细胞形成过程中减数分裂时性染色体发生不分离，其中 60% 是卵子形成中发生的。

2. 性腺发育不全综合征 又称先天性卵巢发育不良综合征，本病由 Turner 在 1938 年首先报道，故也称为 Turner 综合征（Turner Syndrome）。本病在新生女婴中的发病率为 1/5000～1/2500。其主要临床症状为：出生体重低，身材矮小；蹼颈，后发际低，内眦赘皮，盾状胸，肘外翻。性腺呈条索状，原发闭经。可伴有先天性心脏病（图 13-15）。

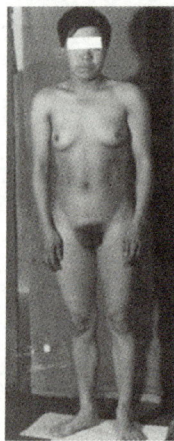

图 13-14 先天性睾丸发育不全综合征患者外观

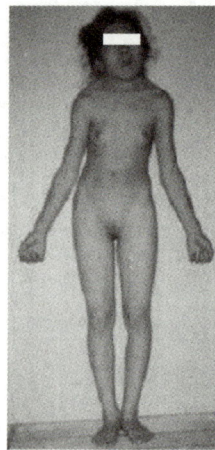

图 13-15 性腺发育不全综合征患者外观

患者中约 60% 核型为 45，X。其中 75% 以上由父亲精子形成时减 I 期 XY 染色体不分离引起。部分患者为嵌合体，如 45，X / 46，XX、45，X / 47，XXX 等；嵌合体症状较轻。还有部分患者因 X 染色体结构畸变造成，如长臂缺失（46，XXq⁻）、短臂缺失（46，XXp⁻）、X 长臂或短臂等臂染色体 [46，X，i（Xq）；46，X，i（Xp）]、环状染色体 [46，X，r（X）] 等。

二、染色体结构异常的疾病

1.5p⁻综合征　1963 年 Lejeune 等首先报道。本病因 5 号染色体短臂部分缺失所致，称为 **5p 部分单体综合征**（partial monosomy 5p syndrome）。新生儿发病率约为 1/50000，是染色体结构畸变中发病率较高的一种遗传病。由于患儿有似猫叫样尖细的啼哭声，因此也被称为**猫叫综合征**（cri-du-chat syndrome）。主要临床症状还包括：智力低下，生长发育障碍，肌张力低；小头，满月脸，眼间距宽，外眼角下斜，内眦赘皮，低位耳，下颌小。50% 伴有先天性心脏病（图 13-16）。大部分患儿可活至儿童期，少数可至成年。

患者核型为：46，XX（XY），5p⁻ 或 46，XX（XY），del（5）（p15）。其缺失部分的断裂点是 5p15，断裂后远端片段丢失。80% 患者为染色体长段的单纯缺失，约 10% 为不平衡易位引起。多数病例是父母生殖细胞中新发生的染色体畸变引起的。

2.易位型先天愚型　1960 年 Polani 首次报道了易位型先天愚型，约占先天愚型患者的 5%。患者多出的 21 号染色体并不是独立存在的，而是易位到 D 组或 G 组另一近端着丝粒染色体上，故患者整个核型的染色体总数仍为 46 条。易位型患者也表现出

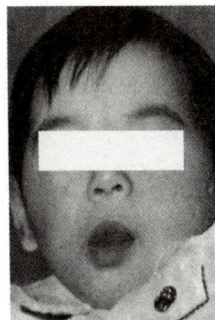

图13-16　5p⁻综合征患儿面容

典型的先天愚型症状。常见的有 D/G 易位，其中最常见的为 21 号染色体易位至 14 号染色体上，即 14/21 易位；患者核型为 46，XX（XY），-14，+t（14q21q）；患者的易位染色体可从亲代染色体平衡易位携带者遗传而来（图 13-17）。这种染色体平衡易位携带者在生殖细胞形成时，经减数分裂可产生 4 种类型的配子，受精后可形成 4 种核型的个体，即正常个体、21 单体型个体（死亡）、14/21 易位型先天愚型患者和 14/21 染色体平衡易位携带者。

知识链接

微缺失综合征

小片段染色体的缺失即**微缺失综合征**（microdeletion syndrome）是介于单基因病和染色体病之间的过渡类型，因其往往涉及多个基因位点的缺失，所以常可导致多器官受累。临床典型病例如普拉德-威利综合征、快乐木偶综合征、视网膜母细胞瘤、肾母细胞瘤等。

三、两性畸形

患者的性腺或内外生殖器、副性征具有不同程度的两性特征，称为两性畸形。如果患者体内兼具男性睾丸和女性卵巢两种性腺，则称为**真两性畸形**（hermaphroditism），患者的外生殖器和副性征均不同程度地介于两性之间；如果患者体内只有一种性腺，但其外生殖器和副性征具有两性特征，则称为**假两性畸形**（pseudo hermaphroditism）。

根据核型不同，真两性畸形主要包括：①46，XX 型：发病原因与 X 染色体或常染色体上具

有 Y 染色体的易位片段有关，而该易位片段含有 SRY 基因。②46，XY 型：发病原因一般认为是患者体内有部分核型为 46，XX 或 45，X 的细胞造成的。③46，XX／46，XY 型：发病原因是"双受精"导致了 XX 型受精卵和 XY 型受精卵融合在一个个体内形成了嵌合体，由两个染色体组成不同的合子构成的嵌合体也称为**异源嵌合体**（chimera）。根据体内性腺的种类，假两性畸形可分为两种类型：性腺为睾丸称为男性假两性畸形，性腺为卵巢则称为女性假两性畸形。

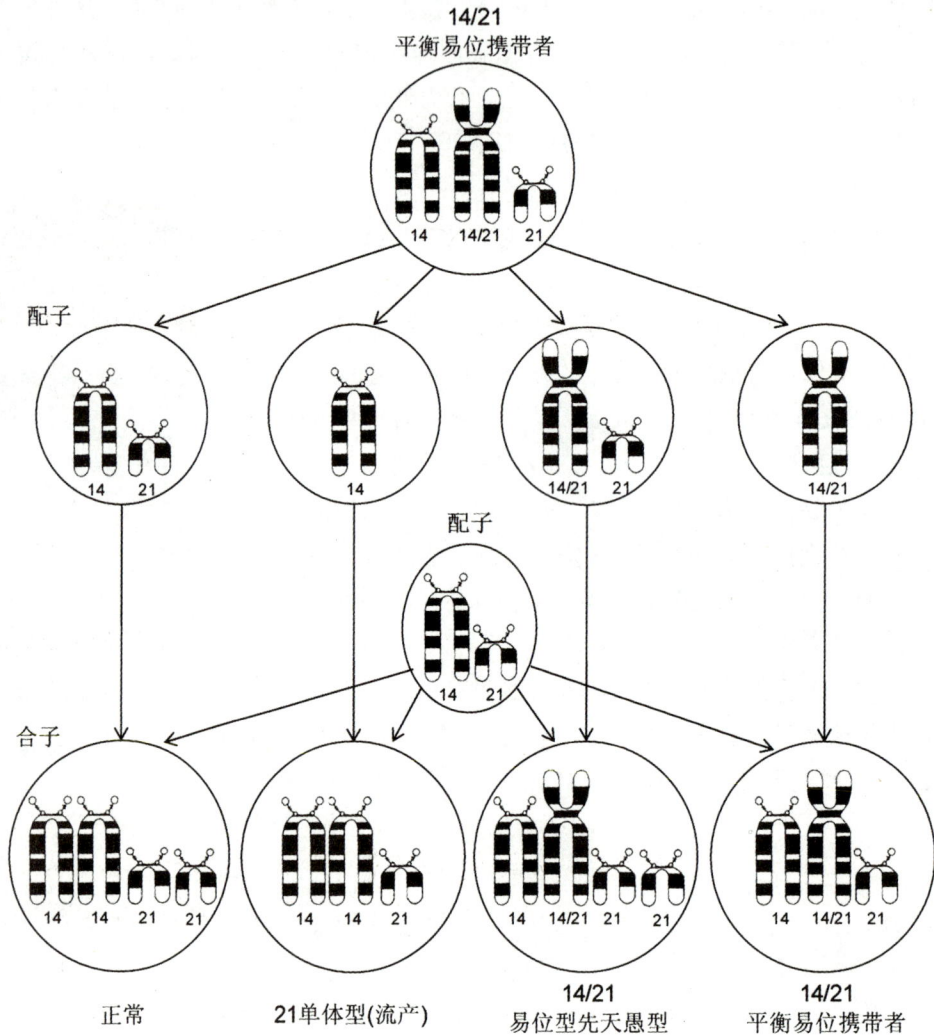

图 13-17   14/21 染色体平衡易位携带者与正常个体婚配图解

知识拓展

染色体的多态性

在正常健康人群中，染色体存在各种恒定的微小变异，称为**染色体的多态性**（chromosome polymorphism）；因此，同一编号的染色体在不同个体其带纹宽窄、着色深浅等方面均有差异。如 Y 染色体长臂结构异染色质区的变异、D 组和 G 组染色体短臂、随体及随体柄部次缢痕区的变异、第 1、9 和 16 号染色体次缢痕区的变异等。染色体的多态性在亲权鉴定、产前诊断（追溯染色体来源）及进行不同种族遗传学研究等方面均具有重要的理论和实践应用价值。

思考题

1. 染色体数目畸变的主要原因是什么？

2. 写出下列核型对应疾病的名称，并说明这些核型产生的主要机制：
①47，XY，+21　②45，X　③47，XXY　④46，XX，5p⁻　⑤46，XX/46，XY

3. 说明下述每组概念间的区别：
①常染色质与异染色质　②X 染色质与 Y 染色质　③自发畸变与诱发畸变

4. 描述正常人体细胞染色体的分组核型及其分类特征。

5. 一对夫妇表型正常，怀孕 5 胎中流产 2 次。存活的 3 个孩子中，女儿外表正常，但核型检测只有 45 条染色体。2 个男孩中，一个正常，一个染色体数虽为 46 条，但为先天愚型患儿。试问：这对夫妇及其子女的核型可能如何？子女的患病风险可能为多少？

第十四章
线粒体遗传与线粒体遗传病

1987 年，Wallace 等通过对 mtDNA 突变和 leber 遗传性视神经病关系的研究，提出 mtDNA 突变可以引起人类的疾病。广义的线粒体遗传病（mitochondrial genetics disease）是指以线粒体功能异常为病因学核心的一大类疾病，可以由线粒体基因突变引起，也可由编码线粒体蛋白的核基因突变导致。狭义的线粒体遗传病是指线粒体基因突变导致线粒体结构和功能异常的疾病，又称线粒体基因病。

第一节　线粒体遗传特征

线粒体基因和核基因的遗传比较，具有许多不同的特点。

一、半自主性

线粒体内含有 DNA 分子，是动物细胞核以外唯一含有遗传信息的细胞器，可以利用自身的遗传物质进行复制、转录和翻译，但这种自主性有限。mtDNA 的遗传信息很少，参与呼吸链-氧化磷酸化系统的线粒体蛋白质有 80 多种，mtDNA 仅编码其中的 13 种（图 14-1），其他大多数蛋白质亚基仍由核内 DNA（nDNA）编码；另外，mtDNA 复制和基因表达所需的酶，如 tRNA 聚合酶、mtDNA 聚合酶等，也由 nDNA 编码；其次，维持线粒体结构和功能的其他蛋白质都依赖 nDNA 编码。nDNA 编码的线粒体蛋白在细胞质中合成后，经特定转运方式转运到线粒体。mtDNA 复制和基因表达受 nDNA 的控制，线粒体呼吸链-氧化磷酸化系统的组装和维持，需要 nDNA 和 mtDNA 的协同作用。因此，线粒体功能受 nDNA、mtDNA 两套遗传系统共同控制，是一种半自主细胞器。同样，线粒体疾病受线粒体基因组、核基因组两套遗传系统共同控制。

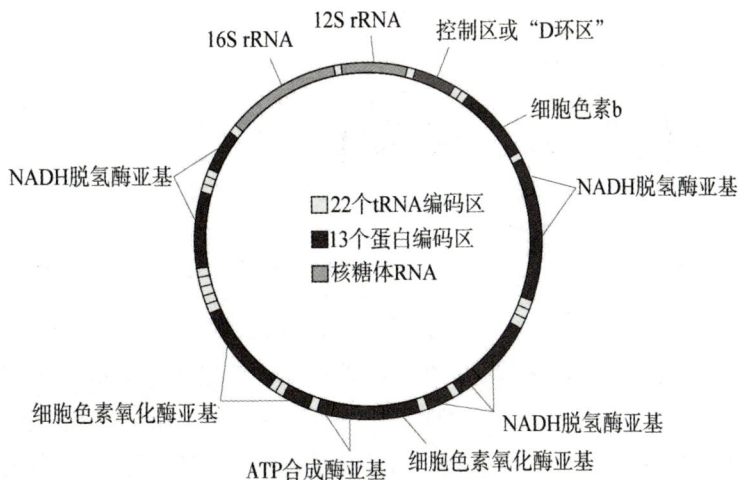

图 14-1 人类线粒体基因组示意图

二、母系遗传

人类卵母细胞拥有上百万的 mtDNA，而精子中只有很少的线粒体，精卵结合时几乎不进入受精卵。因此，受精卵中的 mtDNA 几乎全都来自于卵子，来源于精子的 mtDNA 对表型无明显作用，这种双亲信息的不等量表现决定了线粒体遗传病的传递方式不符合孟德尔遗传律，而是表现为母系遗传（maternal inheritance），即母亲将 mtDNA 传递给她的儿子和女儿，但只有女儿能将其mtDNA 传递给下一代。由于 mtDNA 是母系遗传，mtDNA 的突变也是以母系遗传的方式传递。如果家系中发现一些成员具有相同的遗传症状，并且是从受累的女性传递下来，而不是由受累男性传递时，其遗传可能是母系遗传。

三、同质性与异质性

正常人体细胞中只有一套核基因组，而人体细胞有数百个线粒体，每个线粒体内含有 2～10个 mtDNA，因此，细胞可有数千个 mtDNA，即为 mtDNA 的多质性（polyplasmy）。mtDNA 的多质性是 mtDNA 遗传同质性（homoplasmy）和异质性（heteroplasmy）的基础。如果细胞或组织中所有 mtDNA 分子都是相同的，则称为同质性；一些个体同时存在两种或两种以上类型的 mtDNA，这是由于 mtDNA 发生突变，导致一个细胞内同时存在野生型 mtDNA 和突变型 mtDNA，称为异质性。同一个体的不同组织、同一组织的不同细胞、同一细胞的不同线粒体、甚至同一线粒体内，每个 mtDNA 拷贝都可发生突变，因此 mtDNA 的异质性是比较普遍的。

细胞分裂时，突变型和野生型 mtDNA 发生分离，随机地分配到子细胞中，使子细胞拥有不同比例的突变型 mtDNA 分子。异质性水平与组织和年龄相关，中枢神经系统、肌肉异质性的发生率较高，血液中异质性的发生率较低（在连续的分裂过程中，子代细胞中突变型 mtDNA 和野生型mtDNA 的比例会发生漂变，向纯质的方向发展。分裂旺盛的细胞（如血细胞）往往有排斥突变mtDNA 的趋势，经无数次分裂后，细胞逐渐成为只有野生型 mtDNA 的纯质细胞。而在分裂不旺盛的细胞（如肌细胞）中逐渐积累，突变 mtDNA 具有复制优势，形成只有突变型 mtDNA 的纯质细胞。）；在成人中的发生率远远高于儿童中的发生率，而且随着年龄的增长，异质性的发生率增高。

异质性在亲子代之间的传递相当复杂。人类的每个卵细胞中大约有 10 万个 mtDNA，但只有随机的一小部分（200 个）可以进入成熟的卵细胞传给子代，这种卵细胞形成期 mtDNA 数量剧减的过程称为"遗传瓶颈"（genetic bottleneck）效应。通过遗传瓶颈保留下来的线粒体完全是随机的。不同的卵母细胞含有不同比例的突变型 mtDNA 和野生型 mtDNA。如果卵母细胞保留下来较高比例的突变型 mtDNA，由这个卵母细胞受精发育而来的后代更易出现线粒体遗传病；相反，如果卵母细胞经过减数分裂的遗传瓶颈后，卵母细胞不含有 mtDNA 突变，或含有较低比例 mtDNA 突变，那么这种卵母细胞受精发育而来的后代则可能不会发病，或症状较轻。

四、阈值效应

mtDNA 产生的效应取决于野生型与突变型 mtDNA 的比例，野生型 mtDNA 对突变型 mtDNA 有补偿作用，因此 mtDNA 突变时并不立即产生严重后果。只有突变型 mtDNA 达到一定比例（阈值）时才足以引起细胞的功能障碍，这种现象称为阈值效应。mtDNA 突变会降低 ATP 的产生，高度耗能又含有同质性突变 mtDNA 的细胞，会产生明显的功能障碍，反之低耗能细胞则影响较小。因此，线粒体基因突变有害效应的阈值，明显依赖于特定细胞或组织对能量的需求。中枢神经组织对 ATP 的依赖性最高，其他依次为骨骼肌、心脏、肾、肝。如肝组织中突变 mtDNA 达80%时，尚不表现出病理症状，而在脑组织或肌组织则会导致疾病。此外，在不同时间，同一组织的能量需求不同，对氧化磷酸化代谢损伤的反应也会不同，例如，婴儿刚出生时，肌肉组织中的 mtDNA 部分突变，不表现症状，随着年龄增长，受损的氧化代谢不能应对逐渐增加的能量需要时，即表现出线粒体肌病。

五、不同的遗传密码

在 mtDNA 遗传密码中，有 4 个密码子的含义与通用密码（nDNA 的遗传密码）不同。如 UGA 不是终止信号，而是编码色氨酸的密码子；线粒体 tRNA 兼用性较强，仅用 22 个 tRNA 来识别多达 48 个密码子。

六、mtDNA 的突变率极高

mtDNA 的结构特点决定了其突变率比 nDNA 平均高 10～20 倍，原因有以下几点：①mtDNA 中基因排列非常紧凑，任何 mtDNA 的突变都可能会影响到其基因组内的某一重要功能区域。②mtDNA 是裸露分子，无组蛋白的保护。③mtDNA 位于线粒体内膜附近，直接暴露于呼吸链代谢产生的超氧离子和电子传递产生的羟自由基中，极易受氧化损伤。④mtDNA 复制频率较高，复制时不对称。亲代 H 链被替换下来后，长时间处于单链状态，直至子代 L 链合成，而单链 DNA 可自发脱氨基，导致点突变。⑤缺乏有效的 DNA 损伤修复能力。线粒体中虽然存在 DNA 切除修复等所需的某些酶，但种类少，清除突变碱基的能力远低于 nDNA，而且这些酶在分裂旺盛的组织中有酶活性，在分裂终末组织中则无酶活性。

第二节　线粒体基因突变和线粒体遗传病

目前 mtDNA 突变有 100 多种点突变、200 多种缺失/重复与人类疾病相关。mtDNA 突变可影响线粒体氧化磷酸化功能，使 ATP 合成减少，从而导致线粒体疾病多发于能量需求旺盛的肌肉和中枢神经组织，并出现相应的临床症状。近年来，已发现人类 100 余种疾病与 mtDNA 突变有关，如 Leber 遗传性视神经病、冠心病、各种耳聋、糖尿病、肿瘤、帕金森病、痴呆及痉挛性癫痫等。

一、线粒体基因突变类型

mtDNA 突变主要包括点突变、缺失、重复和 mtDNA 数量减少。

（一）点突变

mtDNA 点突变发生的位置不同，所产生的效应也不同。已知的由 mtDNA 突变引起的疾病中，2/3 的点突变发生在 tRNA 或 rRNA 基因上，大约 60% 影响 tRNA，5% 影响 rRNA，结果导致 tRNA 或 rRNA 结构异常，影响所有 mtDNA 编码的蛋白质翻译过程，从而引起呼吸链多种酶合成障碍，如典型疾病癫痫伴碎红纤维病。35% 影响多肽链的亚单位，导致 mRNA 基因发生错义突变，使细胞的氧化磷酸化功能下降，如 Leber 遗传性视神经病。

（二）缺失与重复

mtDNA 以缺失较为常见，大片段缺失往往涉及多个基因。最常见的缺失是 8483～13459 位碱基之间 5.0kb 片段，约占全部缺失患者的 1/3，故称"常见缺失"，常见于神经性疾病及一些退化性疾病中，如 Kearns-Sayre 综合征（KSS）。另一种较为常见的缺失是 8637～16073 位碱基之间 7.4kb 的片段，多见于与衰老有关的退行性疾病。第三种常见的缺失是第 4389 至 14812 位碱基之间 10kb 的片段，由于大部分基因丢失，能量代谢受到严重破坏。

（三）mtDNA 数量减少

mtDNA 数量减少是指 mtDNA 拷贝数大大低于正常，这种突变较少，仅见于一些致死性婴儿呼吸障碍、乳酸中毒或肝、肾衰竭的病例。mtDNA 数量减少可表现为常染色体显性或隐性遗传，提示这种突变是核基因突变导致的线粒体功能障碍。

二、线粒体遗传病

（一）线粒体遗传病的分类

1. 临床分类　根据临床症状，线粒体遗传病分为：线粒体脑病，以中枢神经病变为主；线粒体肌病，以骨骼肌病变为主；线粒体脑肌病，中枢神经和骨骼肌都表现出明显的病变。

2. 生化分类　按照突变影响代谢功能来分类，线粒体遗传病分为 5 种类型：底物转运缺陷、底物利用缺陷、Krebs 循环缺陷、电子传递过程缺陷和氧化磷酸化偶联缺陷。线粒体疾病的生化分类如表 14-1。

表 14-1　线粒体疾病的生化分类

分类	缺陷
1. 底物转运缺陷 2. 底物利用缺陷 3. Krebs 循环缺陷 4. 电子传递过程缺陷 5. 氧化磷酸化偶联缺陷	肉碱棕榈酰基转移酶（CPT）缺陷；肉碱缺陷（肉碱转运体缺陷）丙酮酸脱氢酶复合体（PDHC）缺陷；β-氧化缺陷延胡索酸酶缺陷；乌头酸酶缺陷复合体 I、II、III、IV 单独缺陷；复合体 I、III 和 IV 联合缺陷氧化磷酸化脱偶联；复合体 V 缺陷

3. 遗传分类　可根据缺陷的遗传原因，线粒体病分为三大类：mtDNA 缺陷、nDNA 缺陷、mtDNA 和 nDNA 联合缺陷（表14-2）。

表 14-2　线粒体病的遗传分类

缺陷类型	遗传方式	遗传病
mtDNA 缺陷		
点突变	母系遗传	MELAS、MERRF、LHOH 等
缺失/插入	散发	KSS、Pearson 骨髓-胰腺综合征等
nDNA 缺陷		
组织特异性	孟德尔遗传	组织特异综合征
非组织特异性	孟德尔遗传	系统性疾病
联合缺陷型		
多发性 mtDNA 缺失	AD/AR	PEO
mtDNA 缺失	AD	肌病、肝病

注：MELAS：线粒体脑肌病伴乳酸酸中毒及卒中样发作综合征；MERRF：肌阵挛性癫痫伴碎红纤维病；LHOH：Leber 视神经萎缩；KSS：Kearns-Sayre 综合征；PEO：进行性眼外肌麻痹。

（二）mtDNA 突变引起的遗传病

mtDNA 突变引起的疾病属于母系遗传。由于 mtDNA 的易突变性，导致其在线粒体、细胞和组织水平都存在异质性。mtDNA 的异质性和组织分布特异性，可能引起致病基因表型的差异。因此，同一种 mtDNA 突变可能导致不同的疾病，而不同种 mtDNA 突变可能引起相同的疾病。例如，A8344G 和 T8356C 突变都可以导致肌阵挛性癫痫伴破碎红纤维病（myoclonic epilepsy with ragged red fibers，MERRF）。T8993G 突变比例较低时，导致神经病-共济失调-色素性视网膜炎综合征（Neuropathy-Ataxia，and Retinitis Pigmentosa Syndrome，NARP），而比例＞90%时，会导致罕见的遗传性神经代谢疾病——Leigh 综合征（Leigh syndrome，LS）；再如，高比例的 A3243G 突变造成线粒体脑肌病伴高乳酸血症和卒中样发作（Mitochondrial encephalomyopathy with lactic acidosis and stroke-like episodes，MELAS），而低比例时可导致母系遗传的糖尿病和耳聋。

近来，对 mtDNA 分子病理学的研究证实了 mtDNA 突变存在于许多病理、生理变化过程中，包括视神经疾病、脑病、心肌病、2 型糖尿病、肿瘤、帕金森病及衰老等。

1. Leber 遗传性视神经病　Leber 遗传性视神经病（Lebers hereditary optic neuropathy，LHON）由德国眼科医师 Theodor Leber 首次报道，主要症状为视神经退行性病变，故称 Leber 视神经病。一般 18~20 岁发病，男女发病比例约为 4∶1。其临床特点为出现巨大而浓密的中心暗点，视力突然而严重下降，影响双眼。患者可能伴有心脏传导缺陷及行动异常。

Leber 遗传性视神经病是线粒体遗传，即母系遗传。诱发 Leber 遗传性视神经病的 mtDNA 突变均为点突变。Leber 遗传性视神经病家系中 mtDNA 可有多个点突变，并且可观察到 2 个以上突变的协同致病作用。至少有 18 种错义突变可直接或间接地导致 Leber 遗传性视神经病。患者临床症状的严重程度随突变位点的不同以及突变的数目而有较大的差异。90% 以上的病例中存在三种错义（G11778A，G3460A，T14484C）突变中的一种；而且在这些患者中，G11778A 突变占 50%~70%，预后也最差，发病 36 个月后的自愈率仅为 4% 左右。G11778A 突变使电子呼吸链酶复合体I中 ND4 亚单位（NADH 脱氢酶）上的第 340 位 G 突变为 A，使高度保守的精氨酸替换成组氨酸，降低了 NADH 关联底物的氧化作用效率，影响了线粒体氧化磷酸化作用和产生 ATP 的能力。

采用聚合酶链式反应-单链构象多态（Polymerase Chain Reaction-Single Strand Conformation Polymorphism，PCR-SSCP）分析技术，可对 Leber 遗传性视神经病患者 mtDNA 点突变进行基因诊断。PCR-SSCP 分析技术是一种基于单链 DNA 构象差别的快速、灵敏地检测基因点突变的方法，其基本原理是对已知有基因点突变的遗传病，在其突变位点附近设计引物进行 PCR 扩增，将扩增的产物变性后在不含变性剂的中性聚丙烯酰胺凝胶中电泳，若与正常条带比较后出现泳带的变位，即可推测存在碱基置换，然后可通过 DNA 测序确定突变位点和碱基。

2. MERRF 综合征（肌阵挛性癫痫伴破碎红纤维病）　MERRF 综合征患者通常于 10～20 岁发病，形态异常的线粒体在骨骼肌中积累，肌红纤维呈破碎状，用 Gomori 三色染色法染色，可将线粒体和病变的肌纤维染成红色，胶原纤维和正常肌纤维染成绿色，细胞核染成紫色，所以该病被称破碎红纤维病。临床表现为阵发性癫痫，伴有进行性神经系统障碍（智力倒退、共济失调、意向性阵颤）。该病具有明显的母系遗传特性，病人的母系亲属常出现脑电图异常、感觉神经性听力丧失、痴呆、呼吸异常、扩张性心肌病和肾功能障碍等症状。

大多数与 MERRF 有关的 mtDNA 突变位于 tRNA 基因上，其中以 A8344G 突变最为常见。MERRF 综合征家族成员 mtDNA 突变通常为异质性，氧化磷酸化酶水平会随着年龄的增长而迅速降低，这些症状与 mtDNA 突变程度及年龄相关。一般而言，20 岁以下的个体，其 mtDNA 突变型达 95% 以上时才会表现出全部 MERRF 综合征症状，突变型为 85% 时表型仍正常，而 60～70 岁的个体 mtDNA 突变在 63% 时就表现中度症状，突变为 85% 时则表现严重症状。

3. MELAS 综合征（线粒体脑肌病伴高乳酸血症及卒中样发作）　MELAS 患者通常 10～20 岁发病，主要临床症状为阵发性呕吐、癫痫样发作和中风样发作、血乳酸中毒、四肢乏力等；有时伴痴呆、耳聋、身材矮小等症状；肌肉组织病变，有碎红纤维。一般很少见 MELAS 综合征的家系中患者有上述全部症状，其母系亲属也仅表现神经异常。约 80% 病例的 mtDNA 在 3243bp 处发生 A→G 碱基置换，引起异质性点突变。具有 mtDNA 突变的个体也常随年龄的增长而病情加重。此外，MERRF 可以与 MELAS 综合征合并存在，形成 MERRF/MELAS 重叠综合征（MERRF/MELAS overlap syndrome）。A3243G、T8356C 和 G12147A 等点突变可以分别引起 MERRF/MELAS 重组综合征。

4. 慢性进行性眼外肌麻痹（chronic progressive external ophthalmoplegia，CPEO）或 Kearns-Sayre 综合征（KSS）　CPEO 患者以眼外肌麻痹为主要症状，伴眼睑下垂、四肢无力，常在青春期或成年发病。若同时合并视网膜色素变性、小脑萎缩以及心脏传导阻滞，即为 KSS 综合征。KSS 和 CPEO 主要与 mtDNA 缺失有关，mtDNA 的缺失一般只有一处，但其大小和位置在个体间差异极大，现已发现有 100 多种缺失类型。一般认为，根据缺失的片段大小和部位不能预测临床表现，但缺失分布组织的不同可能对表型起决定作用。

5. 氨基糖甙类诱发耳聋　临床观察到链霉素、庆大霉素、卡那霉素、托普霉素和新霉素等氨基糖甙类抗生素能导致耳聋，但其分子机制不清。1993 年，Prezant 等通过三个母系遗传的氨基糖甙类抗生素诱导耳聋（AAID）家系的研究，首次报道了 mtDNA 12SrRNA 基因 1555bp A→G 的突变，同年 Ghodsian 和 Prezant 等人在散发患者中也发现 1555bp 位点的突变。我国张丽珊、严明等人对 AAID 家系的 66 个成员和 104 个 AAID 散发患者进行了 mtDNA 的检测，亦发现有 1555bp 位点的突变，先证者的父亲、外公、姨父 mtDNA 正常，而其母亲、姨妈及妹妹虽然表型正常，但携带有 mtDNA 1555bp 位点突变。在 133 个正常个体中未发现此突变，可见 mtDNA 1555bp 位点突变是氨基糖甙类抗生素致耳聋的重要诱因，呈现母系遗传。

其他与 mtDNA 突变有关的病有帕金森病（Parkinson disease，PD）、非胰岛素依赖型糖尿病（noninsulin - dependent diabetes mellitus，NIDDM）、衰老（aging）、肿瘤（tumour）、冠心病（coronary heart disease）等。

（三）nDNA 突变引起的线粒体遗传病

1. 编码线粒体蛋白的核基因缺陷　已确定的由编码线粒体蛋白的核基因缺陷引起的疾病并不多，如丙酮酸脱氢酶复合体缺陷、肉碱棕榈酰转移酶缺陷等。判断标准包括有无孟德尔遗传的家族史、生化方面有无可检测的特定酶缺陷、组织化学方面有无一些呼吸链蛋白亚基由核基因编码，也可利用 rho0 细胞（一种线粒体 DNA 缺失细胞）进行互补实验研究，如一个 Leigh 综合征与 COX 缺陷患者的成纤维细胞与 HeLa 细胞融合后恢复了正常的 COX 活性，由此推测其相关的酶或蛋白质是由 HeLa 细胞的核基因编码的。

2. 线粒体蛋白质转运的缺陷　nDNA 编码的线粒体蛋白质在胞质内合成并转送入线粒体的不同部位，转运的过程有较复杂的机制。胞质内合成的前体蛋白比成熟蛋白多了一个前导肽，前导肽作为一个识别信号与位于线粒体外膜上的受体蛋白相结合，并通过联系内外膜的一个通道进入线粒体基质，这个转运过程是耗能过程，进入基质后前体蛋白的导肽被线粒体蛋白酶水解。协助蛋白转运的其他因子还包括胞质和基质内的热休克蛋白，它可使转运的蛋白保持非折叠状态。两种基因突变会引起蛋白转运的线粒体疾病，一是前导肽上的突变，这种突变将损害指导蛋白转运的信号，使蛋白转运受阻；二是蛋白转运因子的改变，如前导肽受体、抗折叠蛋白酶等，也将影响蛋白转运过程。

3. 核基因和线粒体基因的联合缺陷　线粒体基因组依赖于核基因组，nDNA 编码的一些因子参与 mtDNA 的复制、转录和翻译。现发现有两类疾病的 mtDNA 有质或量上的改变，但它们均呈孟德尔遗传，因此 mtDNA 的改变只是第二次突变。

（1）多重 mtDNA 缺失　患者不像 KSS 等疾病表现为单一的缺失，而是表现为 mtDNA 的多重缺失，且呈孟德尔方式遗传，推测可能是 nDNA 上的基因存在缺陷。比较典型的如常染色体显性遗传的慢性进行性外眼肌麻痹（autosomal dominantly inherited chronic progressive external ophthalmoplegia，AD-CPEO）。

（2）mtDNA 耗竭　患者主要为 mtDNA 完全缺损，也就是 mtDNA 量的异常而不是质的异常，患者往往病情较重，早年夭折。根据临床症状主要分为 3 类：①致命的婴儿肝病；②先天性婴儿肌病；③婴儿或儿童肌病。这些疾病均呈常染色体隐性遗传，可能是控制 mtDNA 复制的核基因发生突变所致。

　　一般认为绝大多数线粒体病是由 mtDNA 突变引起的，但随着对线粒体病分子机制的深入了解，发现 nDNA 突变引起的线粒体疾病日益增多。

思考题

1. mtDNA 的结构特点有哪些？

2. 线粒体基因组有哪些遗传特征？

3. 简述 Leber 遗传性视神经病发病的分子机制。

4. 导致 mtDNA 高突变率的原因有哪些？

第十五章
遗传性疾病的诊断、治疗和预防

对遗传性疾病进行诊断、治疗和预防属于**临床遗传学**（clinical genetics）的范畴，它是医学遗传学的重要组成部分，是医学与遗传学的交叉领域。

第一节　遗传病的诊断

遗传病的诊断工作极为复杂，它需要各个学科的密切配合，需要先进的辅助诊断仪器设备和特殊的诊断技术。遗传病的诊断包括常规诊断和特殊诊断。常规诊断指与一般疾病相同的诊断方法，包括病史、症状、体征、常规实验室检查等；特殊诊断包括家系分析、家系调查、系谱分析、生化遗传学、细胞遗传学、分子遗传学等方法进行诊断，而且遗传病的特殊诊断往往是确诊的关键。

目前，临床上的遗传病诊断按诊断时期可分为以下四种：临症诊断、症状前诊断、产前诊断胚胎植入前遗传诊断。

一、临症诊断

临症诊断（symptomatic diagnosis）是医务工作者根据已出现症状患者的各种临床表现进行分析，并进行疾病的诊断和遗传方式的判断，是遗传病临床诊断的主要内容。

（一）病史、症状和体征观测

1. 病史　本着准确、详尽的原则，主要采集以下与遗传病家族聚集现象有关的项目。①家族史：患者家族中父、母家系各成员患同种疾病的历史。②婚姻史：婚龄、次数、配偶家系健康情况及两者是否近亲婚配等。③生育史：育龄、子女数及其健康情况；有无早产史、死产史和流产史，孕早期是否患过病毒性疾病或接触过致畸因素等。

2. 症状和体征　遗传病既有和其他疾病相同的症状和体征，往往又有其本身特异性症候群，为诊断提供初步线索。由于大多数遗传病在婴儿或儿童期即可有体征和症状表现，故除观察外貌特征外，还要注意身体发育快慢、智力增进情况、性器官及第二性征发育是否异常等。

（二）系谱分析

系谱分析不仅有利于确定患者所患疾病是否为遗传病，还有助于区分单基因病与多基因病，有助于区分某些表型相似的遗传病以及由于遗传异质性而出现的不同遗传方式。系谱分析时应注意系谱的系统性、完整性和可靠性。分析显性遗传病时，应注意出现延迟显性的年轻患者；由于外显不全呈隔代遗传时，不要误认为是隐性遗传；有些遗传病家系除先证者外，家庭成员中找不到其他患者，此时应考虑是否为新的基因突变；要注意显性与隐性概念的相对性，同一遗传病可因观察指标不同而得出不同的遗传方式，从而导致发病风险的错误估计。

（三）细胞遗传学检查

细胞遗传学检查，即染色体检查或核型分析，是确诊染色体病的主要方法。

染色体检查标本的来源，主要取自外周血、绒毛、羊水中脱落细胞和脐血、皮肤等各种组织。

染色体检查的指征：有明显的智力发育不全者；生长迟缓或伴有其他先天畸形者；夫妇之一有染色体异常，如平衡结构重排、嵌合体等；家族中已有染色体异常或先天畸形的个体；多发性流产妇女及其丈夫；原发性闭经和女性不育症；无精子症男子和男性不育症；两性内外生殖器畸形者；疑为先天愚型的患儿及其父母；原因不明的智力低下伴有大耳、大睾丸和多动症者；35岁以上的高龄孕妇。

1. 染色体显带技术 一般采用 G 显带和其他的显带技术，以分析患者是否存在染色体的数目或者结构异常，G 显带是分析人体染色体疾病的常规方法。

2. 流式核型分析 对于细胞悬液标本，可采用流式细胞仪，做流式核型分析。流式核型分析能测量个别染色体的 DNA 含量。将染色体悬液作荧光染色，然后用一种光子扩增器测定每一条染色体由镭射所激发出来的荧光强度。这种检查可用来作性别鉴定、非整倍体的检出和染色体大小异常的测定。

3. 荧光原位杂交 应用标记的 DNA 特异片段（探针）与玻片上的细胞中期染色体或间期核内的 DNA 或 RNA 杂交，研究核酸片段的位置、相互关系称为原位杂交。用荧光生物素和蛋白抗体进行免疫检测和放大杂交信号，使探针杂交区域发出荧光，这种原位杂交称为荧光原位杂交（fluorescence in situ hybridization，FISH）。荧光原位杂交可用来分析微小的染色体异常。目前，更多采用的是直接应用带有荧光标记的寡核苷酸探针，无需抗原抗体反应，使整个过程简化。此法灵敏度不如经典 FISH。但随着技术的进步，尤其是电脑辅助 FISH 分析系统的应用，目前直接法 FISH 的特异性和敏感性已能完全满足实际需要。

（四）生化检查

生化检查是以生化手段定性、定量地分析机体中的酶、蛋白质及其代谢产物，是临床诊断单基因病的首选方法，常用于检测单基因改变所导致的酶缺陷疾病。

对蛋白质和酶的检测方法有电泳技术、酶学分析、免疫学技术及蛋白质序列分析技术，对代谢产物的检测方法有高效液相色谱技术、氨基酸分析仪检测及质谱分析技术。

1. 电泳技术 电泳是分离带电荷物质尤其是生物大分子如蛋白质和 DNA 的有效方法。由于不同结构的蛋白质分子量存在差异，所带电荷也有所不同，在同一电场中移动速度会出现差异，经一段时间电泳后不同的蛋白质将停留在不同的位置。通过与正常蛋白质进行对比分析，可发现受检蛋白质分子结构的改变。电泳技术检测可作为 α-地中海贫血和 β-地中海贫血的辅助诊断。电泳法分析血清脂蛋白谱特征还可以辅助诊断家族性高脂血症。近年发展起来的毛细管电泳仪是一类以毛细管为分离通道，以高压直流电场为驱动力的新型电泳技术，具有分离效能高、分析速度快、样品用量少等优点，目前临床上普遍采用全自动毛细管电泳仪进行血红蛋白组分分析。

2. 酶学分析 酶学分析能够直接对蛋白质的功能进行检测，其特异性和灵敏度均较高。目前已知部分遗传病是特定酶的缺乏或活性减低所致，但当前酶的纯化有一定难度，除极少数可进行氨基酸结构分析外，多采用酶学分析来检测酶的变异，利用酶能专一而高效地催化特定化学反应的特点，通过测定酶促反应体系中底物或产物的浓度变化反映酶的活性，从而推断酶的含量。表 15-1 列举了可通过酶活性检测的常见遗传性代谢缺陷病。

表 15-1　可通过酶活性检测的常见遗传性代谢缺陷病

疾病名称	受检酶	所取材料
白化病	酪氨酸酶	毛囊
精氨酸琥珀酸尿症	精氨酸代琥珀酸裂解酶	红细胞
胱硫醚尿症	胱硫醚酶	肝、白细胞、成纤维细胞
组氨酸血症	组氨酸酶	指（趾）甲屑
同型胱氨酸尿症	丙氨酸、丁氨酸、胱硫醚合成酶	肝、白细胞、成纤维细胞
枫糖尿病	支链酮酸脱羧酶	肝、白细胞、成纤维细胞
苯丙酮尿症	苯丙氨酸羟化酶	肝
半乳糖血症	半乳糖临时尿苷转移酶	红细胞
黑朦性痴呆	氨基己糖酶	白细胞
杜氏肌营养不良症	磷酸肌酸激酶	血清

3. 免疫学技术　基于蛋白质的抗原性和抗原抗体反应的特异性，可制备某种蛋白质的特异性抗体，用于检测患者标本中是否存在相应的抗原。若基因发生突变，其编码的蛋白质缺失、减少或结构改变，不能与相应抗体结合或结合能力降低。酶联免疫吸附实验（ELISA 法）和化学发光免疫法还可以对蛋白质进行定量。免疫法具有特异性好、灵敏度高、操作简便等优点，可实现高通量检测。临床上用于 β 地中海贫血的大规模筛查和辅助诊断。

4. 蛋白质序列分析技术　又称为蛋白质的一级结构分析，即测定蛋白质多肽链的氨基酸排列顺序。1955 年，英国科学家 F. Sanger 利用自己新发现的桑格试剂即 2,4-二硝基氟苯（2,4-dinitrofluorobenzene）将胰岛素的氨基酸序列完整地定序出来，证明了蛋白质具有特定的氨基酸序列。

5. 高效液相色谱技术　高效液相色谱（high performance liquid chromatography，HPLC）技术以液体为流动相，采用高压输液系统，将具有不同极性的单一溶剂或不同比例的混合溶剂、缓冲液等流动相泵入装有固定相的色谱柱，在柱内各成分被分离后，进入检测器进行检测，从而实现对样本的分析。HPLC 是检测氨基酸常用的方法，其灵敏度高、重复性好、检测成本低。同时，HPLC 也可用来分析蛋白质。

6. 氨基酸分析仪检测技术　氨基酸分析仪是检测氨基酸的专用仪器，是经典的柱后衍生的检测手段。该仪器大多采用磺酸型阳离子树脂交换柱。阳离子树脂本身带有负电荷，低 pH 条件下所有的氨基酸带正电荷，在阳离子交换树脂上均被吸附，但吸附程度不同。碱性氨基酸结合力最强，其次为芳香族氨基酸、中性氨基酸，酸性氨基酸结合力最弱。按照氨基酸分析仪设定的洗脱程序，用不同离子强度、pH 的缓冲液将氨基酸按吸附力的强弱依次洗脱，得以分离，并可通过与茚三酮反应生成蓝紫色物质进行定量测定。

7. 质谱分析技术　质谱分析是一种测量离子质荷比（质量-电荷比）的分析方法，其基本原理是使各组分在离子源中发生电离，生成不同质荷比的带电离子，经电场和磁场作用聚焦得到质谱图，从而确定其质量。早期的质谱技术只能用来分析一些耐热的小化合物，20 世纪 80 年代末诞生了两项技术进步，即电喷射离子化技术（electrospray ionization，ESI）和基质辅助激光解析离子化技术（matrix assisted laser desorption/ionization，MALDI），这两项技术解决了生物大分子的离子化问题，极大地推动了质谱技术的发展。目前，质谱仪不仅能够检测蛋白质多肽的分子量和氨基酸序列，还能发现蛋白质的结合位点以及翻译后修饰情况。

（五）基因诊断

基因诊断是利用脱氧核糖核酸（DNA）重组技术在分子水平上检测人类遗传病的缺陷基因以诊断疾病，基因诊断方法的最大优点在于不受个体发育阶段和实验取材的限制，因此，在发病之前就能预先诊断，及早采取措施。基因诊断的方法主要是分子杂交、**聚合酶链反应**（polymerase chain reaction，PCR）及相关技术、DNA 测序、基因芯片技术等。

1. 分子杂交　分子杂交（molecular hybridization）是根据碱基互补配对的原则，将已知的特定基因（某些遗传病的特定基因）用同位素等标记，制成基因探针，利用分子杂交技术，基因探针与同源序列互补形成杂交体，以此检测组织细胞内有无特定基因或 DNA 片段的一种方法，包括斑点杂交、southern 印迹、northern 印迹及原位杂交等。

2. PCR 及相关技术

（1）聚合酶链反应（polymerase chain reaction，PCR）　PCR 通过变性、退火、延伸的循环周期，使特定的基因或 DNA 片段在短短的 2～3 小时内扩增数十万至百万倍，大大缩短了诊断时间。近年来出现的实时荧光定量 PCR 还可准确检测多基因遗传病组织或细胞中 mRNA 的表达量。

（2）PCR 相关技术　PCR 常结合其他技术进行诊断。

①PCR/ASO 探针斑点杂交　等位基因特异的寡核苷酸探针杂交（ASO）是最早用来检测点突变的方法。用人工合成的 19 个碱基左右长度的 ASO 探针，在严格的杂交洗脱温度下，可区分一个碱基的差别，用针对正常和突变的 ASO 可准确鉴定个体的基因型。使用 TMA 杂交系统，洗脱条件只与 ASO 的长度有关，而与 ASO 碱基组分无关，这样可将同一基因的不同突变的 ASO 探针固定在滤膜上反向杂交，通过标记待测个体 DNA 的 PCR 扩增产物，即可同时鉴定待测个体的基因型。

②PCR/单链构象多态性（single strand conformation polymorphism，SSCP）　DNA 单链构象多态性是指等长的单链 DNA 因核苷酸序列的差别而产生构象差异，在非变性聚丙烯酰胺凝胶中表现为电泳迁移率的差别。将突变所在区域的 DNA 片段进行 PCR 扩增后，进行电泳。根据单链条带位置的改变判断某个体是否存在特异的突变。以 SSCP 为线索，还可通过扩增片段的直接测序确定突变位点。但并不是所有的核苷酸序列改变都引起单链构象改变，因此 SSCP 并不能鉴别所有突变。

3. DNA 测序（DNA sequencing）　是诊断已知或未知突变基因的最直接可靠的方法。DNA 序列测定方法的诞生为详细分析遗传病等疾病的基因结构与功能奠定了基础。目前测序技术已从第一代的 Sanger 等发明的双脱氧测序法以及第二代的高通量基因组测序技术，发展到了以单分子实时测序为特点的第三代高通量测序技术。该技术有望为人类从基因水平深入理解疾病的发生、发展、诊断和治疗提供新的手段，使个体化医疗成为现实。

4. DNA 芯片（DNA chip）　是指将许多（成千上万）特定的寡核苷酸片段或基因片段作为探针，有规律地排列固定于支持物上，称 DNA 微阵列（microarray）技术。样品 DNA/RNA 通过 PCR 扩增、体外转录等技术掺入荧光标记分子，然后按碱基配对原理进行杂交，再通过荧光检测系统等对芯片进行扫描，并配以计算机系统对每一探针上的荧光信号做出比较和检测，从而迅速得出所要的信息。基因芯片技术具有多样品并行处理能力（高通量）、检测系统微型化、分析速度快、所需样品量非常少、污染少等优点。DNA 芯片应用于检测基因突变，不仅可以准确地确定突变位点和类型，其快速高效是目前的直接测序所无法比拟的，它可以同时检测多个基因乃至整个基因组的所有突变。

二、症状前诊断

症状前诊断（presymptomatic diagnosis）就是在症状出现之前就确认个体是否患有遗传病。某些常染色体显性遗传病的杂合子个体往往发病年龄延迟，比如 Huntington 舞蹈病杂合子的好发年龄在 40 岁左右，而这时的杂合子个体已经生儿育女，他们有 1/2 的机会将致病基因传给子代，造成子代患病。如能在可疑杂合子个体生育之前就做出诊断，就能避免影响子代的常染色体显性杂合子个体。症状前诊断主要依赖于家系调查和系谱分析，依赖于各种临床检查和实验室检查，也依赖于 DNA 诊断技术的应用。通过家系调查和系谱分析可估计出家系中各成员的杂合子风险。对风险较高的个体应做进一步检查，以明确诊断。目前，在症状出现前能明确诊断的方法主要有DNA 检查。

三、产前诊断

产前诊断（prenatal diagnosis）是对胚胎或胎儿在出生前是否患有某种遗传病或先天畸形做出准确的诊断，从而防止具有遗传病或先天畸形患儿的出生。

（一）产前诊断的对象

根据遗传性疾病的严重程度和发病率的高低可将出生前诊断的对象排列如下：①夫妇之一有染色体畸变，特别是平衡易位携带者，或夫妇染色体核型虽正常但曾生育过染色体病患儿；②35岁以上的高龄孕妇；③夫妇之一有开放性神经管畸形，或是生育过这种畸形儿的孕妇；④夫妇之一有先天性代谢缺陷，或生育过这种患儿的孕妇；⑤X 连锁遗传病基因携带者孕妇；⑥有原因不明的习惯性流产史的孕妇；⑦羊水过多的孕妇；⑧夫妇之一有致畸因素接触史的孕妇；⑨具有遗传病家族史，又系近亲婚配的孕妇。

（二）产前诊断的方法与应用

1. B 超　能详细地检查胎儿的外部形态和内部结构，可通过某些细微改变提示染色体异常，使许多胎儿的遗传性疾病得以早期诊断。B 超可用于诊断如下疾病：中枢神经系统异常，主要包括**神经管缺陷**（neural tube defect，NTD）、脑积水、小脑畸形等；面、颈部异常，如唇、腭裂和颈部囊状淋巴管瘤等；先天性心脏病；胸部异常包括支气管、肺发育畸形，先天性膈疝，膈膨出和胸腔积液等；染色体异常（已有报道证实超声检查的某些征象与染色体异常有关，如股骨短小和颈部皮褶增厚提示 21 三体征，其敏感性为 82%，特异性为 98%；脐动脉血流异常或单根脐动脉均提示染色体异常）；肢体缺陷；其他如先天性肾缺如、肾囊肿、先天性巨结肠等。由于 B 超对胎儿和孕妇基本无损害，因此，B 超检查为目前首选的诊断方法。

2. 磁共振检查　妊娠 16 周后，胎儿四肢长骨、短骨和肋骨已经骨化，可通过磁共振显像。磁共振检查效果显著优于 X 线检查，并且 X 线对胎儿有一定危害性，故目前已不用 X 线对胎儿进行产前诊断。磁共振检查主要用于了解胎儿有无先天性畸形，如无脑儿、脑积水、骨骼畸形、侏儒、多指、短指或缺肢、脊柱裂及胸廓畸形等。

3. 羊膜穿刺法　羊膜穿刺法（amniocentesis）是指在 B 超监视下，用注射器经孕妇腹壁、子宫壁到羊膜腔抽取胎儿羊水，然后将细胞收集、培养进行染色体分析、酶和蛋白质检测；也可以不进行培养，直接从细胞中提取 DNA 进行基因分析，它是产前诊断最基本的方法之一。羊膜穿刺一般在妊娠 16～20 周时进行。羊膜腔穿刺的操作是比较安全的，胎儿丢失的风险率很低（0.5%～1%），发生感染和血肿也较罕见；其他妇科并发症则更少。

4. 绒毛取样法　绒毛取样法（chorionicvillus sampling，CVS）是指在 B 超的监视下，用一特制的塑料或金属导管从阴道经宫颈进入子宫，再沿子宫壁到达预定的取样位置，并用内管吸取绒毛。绒毛取样一般在妊娠 7～9 周时进行。但经宫颈取样有易致标本污染、胎儿或母体感染，以及操作不便等缺点；也有人采用经腹壁获取绒毛的方法，因为该途径感染的风险低。绒毛可直接或经培养后进行类似羊水细胞取材的各项分析。绒毛取样法的优点是检查时间早，需要做出选择性流产时，不会给孕妇带来更多的损伤和痛苦。

5. 脐带穿刺术　脐带穿刺术（cordocentesis）是指在 B 超监视下用一细针经腹壁进入胎儿脐带并抽取胎儿血样作染色体或血液学各种检查。取样最好在妊娠 18 周。该方法引起流产的概率大约为 1%，低于羊膜穿刺（2.5%）和绒毛取样（7%）。

6. 胎儿镜检查　胎儿镜检查（fetoscopy）又称羊膜腔镜或宫腔镜检查，它可在进入羊膜腔后直接观察胎儿的外形、性别、有无畸形等，又可抽取羊水或胎血做各种检查，还可进行宫内治疗。因此，理论上这是一种最理想的方法。然而由于操作困难、易引起多种并发症，还不易被医护人员所接受。胎儿镜的最佳取样时间是 18～20 周。

四、胚胎植入前遗传诊断

胚胎植入前遗传诊断（preimplantationgenetic diagnosis，PGD）是通过体外受精或子宫灌洗法获得胚胎，取极体、卵裂球或胚泡，经过 DNA 诊断（PCR 技术或荧光原位杂交技术），蛋白及酶、代谢物的测定，推断胚胎是否正常。这项技术使孕妇既可避免分娩患遗传病的婴儿，又不必进行流产术。

第二节　遗传病的治疗

遗传病的治疗是对遗传病患者采取一定的措施以纠正或改善机体的病理性状。遗传病由于发病机制不同，治疗方法也因此不同。目前随着人们对遗传病发病机制的认识逐渐深入，以及分子生物学技术在医学中的广泛应用，遗传病的治疗已从常规治疗跨入基因治疗阶段，为根治遗传病带来了希望。

一、常规治疗

（一）手术治疗

当遗传病已发展到各种临床症状都出现，尤其是器官组织已出现损伤时，应对某些遗传病患者进行手术矫正畸形、改善症状、器官和组织移植来进行治疗。例如，先天性心脏病的手术矫正，肝移植治疗，α_1 抗胰蛋白酶缺乏等。

（二）药物治疗

药物疗法的原则为补其所缺、去其所余。药物治疗在胎儿出生前就进行，可以大幅度地减轻胎儿出生后的遗传病症状。若在出生后，遗传病发展到各种症状已经出现时，已对机体器官造成一定损害，此时药物治疗则主要是对症治疗。

1. 补其所缺   根据某些遗传病的病因给患者针对性地补充某些成分，但这种补充一般是终生性的。如给予甲型血友病患者抗血友病球蛋白，给予垂体侏儒症患者生长激素，给予 Turner 综合征患者性激素，给予免疫缺陷症患者输注免疫球蛋白等。

2. 去其所余   由于酶促反应障碍，患者体内贮存过多"毒物"，可使用多种理化方法将过多的毒物排出或抑制其生成。可用促排泄剂、螯合剂、代谢抑制剂、平衡清除法、换血或血浆过滤等方法减少体内多余的毒物，以减缓症状。如肝豆状核变性（Wilson 病）是一种铜代谢障碍性疾病，应用青霉胺与铜离子能形成螯合物的原理，给患者服用青霉胺，可除去患者体内细胞中堆积的铜离子。

（三）饮食治疗

饮食疗法的原则是禁其所忌。针对因代谢过程紊乱而造成的底物或前体物质堆积的情况，进行特殊的饮食疗法或配以药物，以控制底物或前体物质的摄入量，降低代谢产物的堆积，如以低苯丙氨酸饮食疗法治疗苯丙酮尿症患者。目前已针对不同的代谢病设计出 100 多种奶粉和食谱。患儿年龄越小，治疗效果越好。

二、基因治疗

基因治疗（gene therapy）是指将人的正常基因导入靶细胞，以纠正或补偿因基因缺陷和异常引起的疾病，达到治疗目的。基因治疗是一种根治遗传病的方法，但基因疗法作为医学界的一项划时代的变革，目前还处在研究和探索阶段之中。

（一）基因治疗的原理与策略

1. 原理   基因是具有遗传效应的 DNA 分子片段。基因通过指导蛋白质的合成来表达自己所携带的遗传信息，从而控制生物个体的性状。遗传病的根源即在于基因异常，对异常基因给予纠正就可以使疾病获得根治。基因疗法正是基于这种思考而产生的。

2. 策略   基因治疗的策略取决于疾病的分子机制。

（1）基因修复   原位修复有缺陷的基因，使其在质和量上均能得到正常表达。目前在技术上似乎还无法做到。

（2）基因代替   指去除整个变异基因，用有功能的正常基因取代之，使致病基因得到永久的更正。

（3）基因抑制和（或）基因失活   导入源基因除去干扰，抑制有害的基因表达。

（4）基因增强   是指将目的基因导入突变细胞或其他细胞，目的基因的表达产物可以补偿缺陷细胞的功能或使原有的功能得到加强。这一方案最适宜隐性单基因疾病的治疗，目前所做的基因治疗均属此类。

（5）重新开放已关闭的基因   目的在于促使有类似功能的基因表达，以超过或代替异常基因的表达。例如，通过去甲基化使已关闭的 γ 珠蛋白基因重新开放，合成 HbF（$\alpha_2\gamma_2$），用以治疗 β 地中海贫血症。

（二）基因治疗的途径

就基因转移的受体细胞不同，基因治疗有两种途径，即生殖（种系）细胞基因治疗和体细胞基因治疗。

1. 生殖细胞基因治疗（germ cell gene therapy） 是将正常基因转移到患者的生殖细胞（精细胞、卵细胞和早期胚胎），使其发育为正常个体并世代传递。这种方法的优点是可以从根本上解决后代的遗传缺陷问题，缺点是只适用于排卵周期短且次数多的动物，而且受精卵易受显微注射和基因转移手术的严重损伤，难以发育成幼体，同时生殖细胞的基因转移还涉及伦理学问题，因此，现在一般不考虑人类的生殖细胞基因治疗。

2. 体细胞基因治疗（somatic cell gene therapy） 是指以体细胞为受体细胞，将目的基因随机整合到核 DNA 中进行表达，以补偿异常基因的功能缺陷，这种方法较易成功，但可能会由于外源基因的随机插入而产生新的突变。体细胞基因治疗不必矫正所有的体细胞，只需集中于该基因特定表达的体细胞即可。因为每个体细胞都具有相同的染色体。有些基因只在一种类型的体细胞中表达，因此，治疗只需集中到这类细胞上。其次，某些疾病只需少量基因产物即可改善症状，不需全部有关体细胞都充分表达。

（三）基因治疗的方法与临床应用

1. 基因治疗的方法

（1）基因转移 基因转移是基因治疗的关键和基础。基因转移的途径有两类：一类是 *in vivo*（**体内**），称为直接活体转移，这是将外源基因装配于特定的真核细胞表达载体，直接导入体内。另一类为 *ex vivo*（**离体**），称为回体转移，这是指将含外源基因的载体在体外导入人体自身或异体细胞（或异种细胞），经体外细胞扩增后，输回人体。*ex vivo* 基因转移途径是目前基因治疗普遍采用的方法。此法安全，效果较易控制，但是步骤多、技术复杂、难度大，不容易推广；*in vivo* 法操作简便，容易推广，缺点是方法尚未成熟，存在疗效短、免疫排斥和安全性问题，但它是基因转移的方向，只有 *in vivo* 基因转移方法成熟了，基因治疗才能真正走向临床。基因转移方法可分为物理、化学和生物学等方法。物理法包括显微注射法、电穿孔法、DNA 颗粒轰击等；化学法包括磷酸钙沉淀法、DEAE-葡聚糖介导转染法、脂质体法等，其中以脂质体法介导的应用较多；生物学法主要指病毒介导的基因转移，病毒为载体是当今最有效的转移目的基因的方法，常用的是反转录病毒和腺病毒。

（2）反义核酸疗法 包括反义 RNA 技术和反基因技术两种。前者是将人工合成的反义 RNA 导入靶细胞，与特定 mRNA 分子互补结合，抑制特定基因的表达。近来又有人引入核酶，使特异的 mRNA 分子降解，以抑制特异基因的表达。反基因技术是将一段 DNA 分子导入靶细胞，与 DNA 双螺旋分子的专一序列形成三螺旋 DNA，以阻止基因的转录。

2. 临床应用 目前发现的遗传病已经达到 8000 多种，然而由于种种因素的限制，迄今为止，只有 20 种遗传病被列为基因治疗的主要对象，其中部分疾病研究已进入临床试验阶段。

（1）腺苷脱氨酶（ADA）缺乏症 ADA 缺乏症是常染色体隐性遗传病，患者 ADA 的缺乏可使 T 淋巴细胞因代谢产物的累积而死亡，从而导致严重的联合性免疫缺陷症（SCID）。ADA 缺乏症的基因治疗是用反转录病毒载体将 ADA 基因转移到从 SCID 病人体内分离出的 T 淋巴细胞中。1990 年 9 月，美国 Blease 小组对一位 4 岁 ADA 缺乏症的儿童进行了世界首次基因治疗临床试验，向患者体内输注遗传修饰的自身 T 细胞，患者的症状得到改善，但未能发现导入基因的长效作用。1999 年法国学者 Cavazzana-calva 等在造血干细胞的水平上，对两名患 ADA 缺乏症的婴儿成功进行基因治疗，恢复了患儿正常的免疫功能，这是人类历史上第一次真正意义上的基因治疗。

（2）血友病 B 血友病 B 是 X 连锁隐性遗传病，患者凝血IX因子缺乏（相应基因定位在

Xq27. 1-q27. 2)，临床表现为出血、凝血时间异常。1991 年，血友病 B 成为世界上第二个进入遗传病基因治疗临床试验的病种，我国复旦大学薛京伦教授等尝试将Ⅸ因子基因插入转录病毒载体并转移到患者皮肤成纤维细胞中，经体外培养，再植入患者的皮下获得表达；随后把这些转染的细胞再送回到患者体内，患者血浆中凝血因子Ⅸ浓度上升，其临床症状也有所改善。2003 年，薛京伦等又成功研制重组 AAV-2 人凝血因子Ⅸ注射液，将腺病毒载体介导的Ⅸ因子基因直接肌肉注射到体内，方法简单，易于推广。

（3）囊性纤维化（cystic fibrosis，CF） 是白种人常见的致死性疾病，为常染色体隐性遗传，该病是由于跨膜转导因子（CFTR）基因突变，导致上皮细胞氯离子通道异常，多种器官功能受损。应用腺病毒输入正常的 CFTR 基因到达呼吸道上皮的多基因治疗的实验已经成功，应用腺病毒将 CFTR 基因转移到体内胆管上皮细胞内最初全部表达。

第三节　遗传病的预防

近年来，我国遗传性疾病比例上升，预防遗传性疾病发病的问题日益重要。遗传性疾病目前多无有效的治疗方法，因此，做好婚前检查、开展好遗传病的预防十分重要。国际上采用遗传咨询、产前诊断、遗传筛查三结合的方法，我国遗传病的预防也从这三方面进行。为了更好地控制各地区遗传病以及针对其进行预防，控制其在一些家庭中的发生及群体中的流行，遗传病的登记和随访、遗传保健也是遗传病预防中不可缺少的方法。

一、遗传筛查

遗传筛查（genetic screening）是以群体为对象，检测个人是否携带致病基因（通常指隐性遗传病基因）或某种疾病的易感基因型、风险基因型，以防止可能的疾病在个人身上或者遗传到后代身上发生。遗传筛查包括出生前筛查、新生儿筛查、携带者检测三个方面。

（一）出生前筛查

出生前筛查也称**产前筛查**（prenatal screening），是指通过使用无创伤性方法对孕早、中期孕妇进行检查，从而发现高风险胎儿的检测。对于筛查到的高风险病例必须再通过其他诊断方法检查以做最后的诊断。目前开展的出生前筛查主要方法是：通过测定孕妇血清标志物如妊娠相关血浆蛋白-α（PAPP-α）、人绒毛膜促性腺激素-β（β-hCG）（hCG）和甲胎蛋白（AFP）等，结合遗传学超声检查，对发病率较高的 21 三体综合征、18 三体综合征和开放性神经管缺损等疾病进行筛查、诊断。进行检查的最佳时期是妊娠 15～20 周。

（二）新生儿筛查

新生儿筛查（neonatal screening）是指对全体新生儿进行某些遗传性疾病或先天畸形的筛查。它主要针对那些危害大、出生时症状不明显、早治早防收效明显的疾病。目前我国主要开展对苯丙酮尿症（PKU）、先天性甲状腺功能低下、β 地中海贫血、G6PD 缺乏症等的筛查。新生儿标本通常采集足跟血，制成干纸血片进行筛查。

（三）携带者筛查

携带者是指表型正常但带有致病基因或异常染色体，能传递给后代使之患病的个体，包括隐性遗传病的杂合体、染色体平衡易位的个体、带有显性致病基因而暂时表达正常的顿挫型或迟发外显者。

携带者筛查（carrier screening）是指对某一群体有高发病率的遗传病进行的群体检查。一般采用经济实用、准确可靠的方法进行。筛出携带者后进行婚育指导，以达到预防该病在群体中发生的目的。携带者的检出方法包括临床水平、细胞水平、酶和蛋白质水平、基因水平四大类，必要时还应结合系谱分析方法。

（四）症状前筛查

症状前筛查（presymptomatic screening）是对迟发显性遗传病在症状出现前进行检查，作出预测性的诊断。其目的是在群体中检测和发现携带有致病基因但尚未出现临床症状的个体，以便及时进行预防性治疗，防止或降低可能发生的严重的临床后果。目前已开展的症状前筛查疾病包括成人多囊肾、亨廷顿舞蹈症、血色素沉着症、遗传性乳腺癌、非息肉性结肠大肠癌、老年性痴呆等。症状前筛查检测一些常见病相关基因，这对疾病的防治和人类寿命的延长以及生命质量的提高具有重要意义。

二、遗传咨询

遗传咨询（genetic counseling）是由临床医生和遗传学工作者解答遗传病患者及其亲属提出的有关遗传性疾病的病因、遗传方式、诊断、治疗及预防等问题，估计患者的子女再患某病的概率并提出建议及指导，以供患者及其亲属参考。

（一）遗传咨询的对象和步骤

1. 遗传咨询的对象　有以下情况者应进行遗传咨询：①夫妇一方患有某种遗传病需要给予生育指导者；②一对夫妇生了一个遗传病患儿，询问再发风险者；③一对夫妇婚后多年不育或妻子出现不明原因的习惯性流产，要求从遗传角度寻找不育或流产的原因者；④婚前或婚后了解到家属中有遗传病患者，担心子代也会患此遗传病者；⑤近亲婚配的夫妇要求给予生育指导者；⑥家庭成员中得了病因不明的疑难杂症，要求肯定或排除遗传病的可能性者。

2. 遗传咨询的程序

（1）通过病史、家族史绘制系谱图，并根据现有症状、体征、实验室检查（包括染色体检查、生化检查等）以及辅助性仪器检查确定是否为遗传病。

（2）根据该遗传病的发病规律等确定其遗传方式，并由此推算出预期的风险率。

（3）向患者及其家属提出建议，如终生不能生育、终止妊娠或需要进行产前诊断后再做决定等。对高危对象要进行监护和随访。

（二）遗传病再发风险的评估

遗传病再发风险评估是遗传咨询的核心内容，也是遗传咨询门诊有别于一般医疗门诊的主要特点。再发风险率又称为复发风险率，是指曾生育过一个或几个遗传病患儿，再生育该病患儿的概率。现在这一概念已经扩大到凡有信息可导致一对夫妇再生育患儿（包括第一胎）的概率，但这一情况称患病风险较适当。

再发风险的估计一般遵循下列原则：染色体病和多基因病以其群众发病率为经验危险率，只有少数例外。单基因病则根据孟德尔规律做出再发风险的估计，介绍如下。

1. 亲代基因型已推定时　子代的再发风险率可按单基因不同遗传方式的传递规律加以估计。

（1）常染色体显性遗传病　此类疾病的先证者多为杂合子患者。夫妇一方患病时，子代每胎再发风险率是1/2；夫妇双方均为患者时，子代再发风险率为3/4；夫妇双方均正常时，子代再发风险率是0。

（2）常染色体隐性遗传病　此类疾病的患者均为隐性纯合子。先证者双方均为杂合子，他们子代的再发风险率是1/4，表型正常的子代是杂合子的可能性为2/3，完全正常的机会是1/4；如夫妇一方为患者，另一方为显性纯合子，此时子代不会发病，但全部是杂合子；如夫妇一方为患者，另一方为杂合子时，子代发病机会是1/2，携带者的机会也是1/2，需要注意的是遗传异质性现象，如白化症夫妇或先天性耳聋夫妇生育了正常子代，这是因为这对夫妇的致病基因不在同一位点上，造成子代为双重杂合子（double heterozygote），但不构成隐性纯合子。

（3）X连锁显性遗传病　此类疾病的发病率男女有别。当丈夫患病、妻子正常时，他们的儿子全部正常，而女儿全部是杂合子患者；当妻子有病、丈夫正常时，他们的儿子和女儿的发病机会均为1/2；当夫妇双方均为患者时，女儿全部得病，而儿子仅有1/2机会得病。

（4）X连锁隐性遗传病　此类疾病，女性患者为隐性纯合子，男性患者为半合子。在丈夫患病、妻子正常时，儿子全部正常，女儿全部是杂合子；在妻子是患者、丈夫正常时，儿子全部患病，即再发风险率为1，女儿全部是杂合子；在妻子为杂合子、丈夫正常时，儿子得病机会是1/2，女儿得病机会为0，但女儿有1/2机会成为杂合子；在丈夫为患者、妻子是杂合子时，儿子得病的机会是1/2，女儿得病机会也是1/2。

2. 亲代基因型未能推定时　子代的再发风险率可按bayes逆概率定理加以估计。

三、遗传登记和随访

（一）遗传登记

遗传医学中心为了控制该地区某遗传病的发生，在遗传咨询的基础上必须进行遗传登记（genetic register）。遗传登记的内容应包括个人病史、发育史、婚育史、生育次数、亲属病情、系谱绘制、风险个体、近亲婚配资料的统计整理等内容。遗传登记可在以下几方面发挥作用：①保存先证者及其家系成员的资料，在适当时机调出资料以供应用；②与家系成员保持长期联系，一旦有新的治疗方法，可再与咨询者联系，以充分利用新方法控制遗传病；③保存随访资料，以利于检查遗传服务的效率。

（二）遗传随访

遗传随访（genetic follow-up）是对已确诊的遗传病患者及其家属做定期的门诊检查或家访，以便动态观察患者及其家属各成员的变化情况，同时给予必要的医疗服务。一般来说，对遗传登记的家系均应进行长期随访。

四、遗传保健

遗传保健（genetic health care）是遗传医学的一个组成部分，它不仅为遗传病患者提供服务，更重要的是为遗传病家系成员和人群中的遗传病高风险对象提供医学遗传服务。它要为遗传病患者提供最好的现代医学处理，为遗传病家系成员和人群中的遗传病高风险者提供遗传咨询，通过婚前咨询、群体筛查、杂合子检出、出生前诊断、症状前诊断等各个环节的措施预防遗传病患儿的出生，尽可能保证遗传病家系成员的健康。

　　遗传保健首先是防止环境污染（废气、废水、废渣放射），其次是纠正不良的生活习惯（吸烟、喝酒、食用不当食物等）。遗传保健是提高人口素质的根本所在，最终会对人类社会产生巨大的推动作用。

思考题

1. 羊膜穿刺和绒毛膜取样可以进行哪些方面的检查？
2. 什么是产前诊断？产前诊断的对象有哪些？
3. 遗传病治疗的主要手段有哪些？
4. 什么是遗传咨询？哪些人需进行遗传咨询？

第十六章

生物信息学

扫一扫，查阅本
章数字资源，含
PPT、音视频、
图片等

生物信息学（bioinformatics）是建立在数学、计算机科学和生命科学基础之上的一门交叉科学。它包括生物信息的获取、加工、存储、分发、分析和解释等各方面，综合运用数学、计算机科学和生物学的各种工具，来阐明和理解大量数据所包含的生物学意义。生物信息学的出现极大地推动了分子生物学、基因组学、蛋白质组学和代谢组学等的发展，已经成为医学、农学、生物学等学科发展的强大推动力，也是药物设计、环境监测等的重要技术支撑。生物信息学在基因的功能发现、疾病基因诊断、蛋白质结构预测、基于结构的药物设计、药物合成和制药工业中起着极其重要的作用。

第一节　生物信息学概述

一、生物信息学发展简史

1953 年，Watson 和 Crick 提出 DNA 的双螺旋结构模型，揭开了分子生物学研究的序幕。1956 年，在美国召开了首次"生物学中的信息理论研讨会"。20 世纪 60 年代，虽然当时没有具体地提出生物信息学的概念，但是一些计算生物学家开始进行相关研究，做了许多生物信息搜集和分析方面的工作。1962 年，Zucherkandl 和 Pauling 研究了序列变化与进化之间的关系，开创了分子进化研究新领域。随后，通过序列比对确定序列的功能及序列分类关系成为序列分析的主要工作。1967 年，Dayhoff 研制出蛋白质序列图集。20 世纪 70 年代，Needleman 和 Wunsch 提出了序列比对算法。20 世纪 80 年代诞生了三大序列数据库。目前生物信息学的专有名词——"bioinformatics" 一词是由林华安（Hwa A. Lim）博士在 1987 年首创的，1990 年，林华安组织了第一届生物信息学与基因组研究国际会议（Bioinformatics and Genome Research International Conference）。

纵观生物信息学的发展历史，可将它分为 4 个主要阶段：

1. 理论基础形成期（20 世纪 60～70 年代）　以 Dayhoff 的替换矩阵和 Needleman-Wunsch 算法为代表，它们组成了生物信息学的一个最基本内容：序列比较。它们的出现代表了生物信息学的诞生。

2. 学科成熟期（20 世纪 80 年代）　以分子数据库和 BLAST 等数据库序列搜索程序为代表。1982 年，三大核苷酸序列数据库的国际合作使数据共享成为可能，以 BLAST、FASTA 等为代表的数据库工具软件和相应的新算法被大量提出和研制，极大地提高了管理和利用分子数据的能力。在这一时期，生物信息学作为一个新兴学科已经形成，并确立了自身学科的特征和地位。

3. 高速发展期（20 世纪 90 年代～2005 年）　基因组测序计划特别是人类基因组计划的实施，产生了海量的分子数据。以基因组测序、拼接和分析技术为基础，开展了基因组水平上的分析，使生物信息学的优势得以充分体现，基因组信息学成为生物信息学中发展最快的学科。生物信息学在这十余年间经历了长足的发展。

4. 高通量测序技术期（2006 年～）　以第二代、第三代、第四代测序技术及其相关数据分析技术为这一时期的代表。高通量测序技术带来了一系列生物信息学方法的变革和创新，例如高通量测序技术结合基因组拼接等方法，能获得大规模的基因组水平的遗传变异数据，从根本上改变了很多研究的思路和水平。

二、生物信息学定义

生物信息学的定义随着其研究发展与实际需要而几经改动。一般认为，1995 年美国人类基因组计划第一个五年总结报告中生物信息学的定义较为完整。这个定义是：生物信息学是一门交叉学科，是包含了生物信息的获取、处理、存储、分发、分析和解释等在内的一门学科，它综合运用数学、计算机科学和生物学的各种工具，来阐明和理解大量数据所包含的生物学意义。

三、生物信息学主要研究内容

随着研究技术和手段的创新，生物信息学研究内容也在不断扩充、变化中。目前，生物信息学研究工作主要集中在下面几个方面。

（一）序列比对

序列比对（sequence alignment）是生物信息学的一项基本技术，应用于生物信息学的大部分内容中，其本质是比较两个或两个以上符号序列的相似性或差异性。在生物学研究过程中，为了确定新测序列的生物属性，经常需要进行序列同源性分析，就是将新序列加入一组与之同源、但来自不同物种的序列中进行多序列比较，以确定该序列与其他序列间的同源性大小。

序列比对的理论基础是进化学说。如果两个序列之间具有足够的相似性，就推测两者可能有共同的进化祖先，但序列相似和序列同源是不同的概念，序列之间的相似程度是可以量化的参数，而序列是否同源需要有进化事实的验证。

（二）测序与拼接

核酸、蛋白质等生物大分子的测序过程中贯穿着生物信息学方法。对于上亿个甚至更多的碱基序列很难一次测完，一般要将大的 DNA 序列切断成小片段才能测定。对于生物的全基因组序列测定，测序策略主要有两种：一种是将全基因组切断成大的 DNA 序列，然后将大的 DNA 序列切断成较小的 DNA 序列片段，重复几次，最后获得可由 DNA 自动测序仪直接测序的小 DNA 片段；另一种测序策略是全基因组鸟枪法，即一次就将全基因组切断成可以直接测定的小片段，这种方法对拼接技术的要求很高。拼接是将已测出序列的片段按顺序连接，还原出原来的全长序列的工序。

（三）基因预测

基因预测是从给定的一段基因组 DNA 序列中预测出基因所在的精确位置。虽然基因有很多类型，但目前基因预测主要还是针对那些编码蛋白质的基因。早期的基因预测方法比较简单，主要是针对蛋白质编码区的识别，后来基因预测的主要研究方向转移到了识别完整基因上来。随着基因预测研究的不断深入与发展，基因预测的准确性也不断提高。

　　根据基因识别原理的不同，基因预测方法可分为同源性预测法和基于序列组成的统计学特征预测法。同源性预测法主要是基于基因具有同源性的特点，使用序列比对工具进行数据库搜索，利用已知序列的信息，通过同源比对来发现基因。基于序列组成的统计学特征预测法又称从头预测方法，就是根据蛋白质编码基因的一般性质和特征进行识别，通过统计数值区分外显子、内含子及基因间隔区域。编码基因通常具有两种类型的特征。一类特征是"信号"，由一些特殊的序列构成，通常预示着其周围存在一个基因。例如：上游启动子区特征序列（TATA box、CAAT box、GC box）；5′端外显子位于核心启动子 TATA 盒的下游，含有起始密码子；3′端外显子的下游包含终止密码子和 polyA 信号序列。综合多个序列特征信息确定外显子的边界，识别编码区域。另一类特征是"内容"，即蛋白质编码基因所具有的某些统计学特征，如密码子使用偏好性和双联密码子出现频率。因此，基于序列组成的统计特征预测法又可分为基于内容识别的基因预测法和基于信号识别的预测法。

（四）生物进化与系统发育分析

　　不同生物种类之间的差异，最终可以理解为核酸序列的差异、蛋白质序列的差异及蛋白质结构的差异。生物信息学的发展，使亲缘关系分析能集中在反映生物学本质的核酸序列与蛋白质序列的演化上。在具体分析时，经常会选择某段核酸序列进行多个生物种类的相关序列的同源性分析，查明这些种类的亲缘关系及进化程度，通过全基因组的比较进行系统发育分析，根据这些数据构建进化树。不过目前由于计算能力的限制，寻找特异的序列片段并运用合适的数学方法分析生物的系统发育，是当下更常用的方法。未来量子计算机的应用会使基于全基因组的比较进行的系统发育分析成为可能。

（五）蛋白质结构预测和分析

　　生物的各项生理活动及多种分类性状都直接或间接地与蛋白质功能相关，蛋白质功能与其结构有着密切的联系。传统研究蛋白质结构的方法费时费力。蛋白质的一级结构即氨基酸序列和二硫键位置，通常须采用质谱分析和 Edman 降解法测定；二级结构须采用傅立叶红外光谱法和圆二性色谱法测定；三级结构则需要利用三维电镜技术和核磁共振技术、结合 X 射线衍射法测定。这些实验的费用较高，且在一般实验室很难完成。随着生物信息学的出现和基因测序技术的飞速发展，这一切将迎刃而解。

　　蛋白质序列分析包括蛋白质序列的理化性质分析、亲疏水性分析、跨膜区结构预测、卷曲螺旋和翻译后修饰位点预测，以及蛋白质二级结构预测和信号位点分析、蛋白质结构域分析、蛋白质三维结构模拟、蛋白质超家族分析等等。利用生物信息学相关软件，只需知道氨基酸序列顺序或者基因序列顺序，就可以预测和分析上述信息。如蛋白质理化性质可用 ProParam 分析、蛋白质亲疏水性可用 ProtScale 程序分析，甚至蛋白质功能也可用 PROSITE 数据库分析。

（六）RNA 结构预测

　　RNA 是重要的生物大分子，由于 RNA 序列长度较 DNA 和蛋白质短，并且在很多情况下难以得到 RNA 晶体，所以对 RNA 结构的研究曾一度不够深入。研究发现，RNA 序列分析比 DNA 序列分析与蛋白质序列分析更为复杂。RNA 的结构决定了 RNA 分子的功能，如 tRNA 的三叶草结构使其在蛋白质翻译过程中负责携带和运送氨基酸，rRNA 的结构保障核糖体功能的发挥，mRNA 的结构对基因表达与表达调控起关键的作用。RNA 二级结构预测有两种主要方法：一种是能量最小化方法，另一种是基于序列比对的方法。能量最小化方法是根据能量最小化模型预测二级结构；基于序列比对的方法主要是通过多重同源序列比对，根据相似序列具有相似结构的原理进行二级结构预测。

（七）DNA 非编码区分析

DNA 非编码区是指不能转录为相应 mRNA 的 DNA 片段。这一区域虽然不转录 mRNA，但通常具有调控编码区基因转录的作用，还具有降低编码区碱基突变率的作用。非编码区往往包含启动子、终止子、调控基因和 DNA 聚合酶结合位点。DNA 非编码区分析是利用生物信息学的方法对非编码区的 DNA 片段进行定性、定量分析及结构剖析，找出调控编码区基因转录机理的过程。

（八）其他

基因表达谱分析、分子设计及药物设计、代谢网络分析、基因和蛋白芯片等已成为生物信息学中新兴的重要研究领域。

第二节　组学与生物信息学

在过去的二十年中，高通量测序技术以前所未有的速度发展，促使组学研究呈爆发式增长。在生物学中，组学一般指对一类生物分子进行综合或全局评估，如基因组学、转录组学、蛋白组学和代谢组学等。其目的在于对生物体结构、功能和动态生命活动相关的分子群体进行集体表征和全面量化，从而为生物基础研究与医药研发提供有利的先决条件，为探讨人类健康或疾病提供不同形式、不同层次的生命组学数据。

一、基因组学

（一）概念

1. 基因组（genome）　是指有机体的一组完整的基因，它由 DNA 的全序列决定，包括细胞核基因组及核外基因组，其大小以基因组中全部 DNA 总量来衡量，称为 C 值（C-value）。广义的基因组也包括病毒基因组。

2. 基因组学（genomics）　是由美国科学家于 1986 年提出的，指研究生物基因组全部基因的结构、功能及基因之间相互作用的科学。基因组学包括以全基因组测序为目标的结构基因组学和以基因功能鉴定为目标的功能基因组学。任何一种生物的基因组计划的完成都标志着三套完整数据的获得：遗传图、物理图、全序列图。遗传图提供了各基因间的相对距离，物理图则给出了各基因间的实际物理距离，全序列图提供的是全部基因的序列结构和基因的精确定位。

（二）基因组数据

基因组数据分析是目前研究生物基因组最重要的策略之一，它是对全基因组的核苷酸序列的整体比较和分析。相似性、同源性、直系同源以及旁系同源是基因组学分析中经常涉及的四个最基本的概念。目前国际上有 3 个主要的存储 DNA 序列的公共数据库，分别是欧洲分子生物学实验室（The European Molecular Biology Laboratory，EMBL）建立的 EMBL-DNA 数据库，美国国家生物技术信息中心（National Center for Biotechnology Information，NCBI）建立的 GenBank 核酸数据库和日本 DNA 数据库（DNA Data Bank of Japan，DDBJ）。

二、转录组学

（一）概念

1. 转录组（transcriptome） 是指特定组织或细胞在某一发育阶段或功能状态下转录出来的全部 RNA，包括编码蛋白质的 mRNA 和非编码 RNA，如 rRNA、tRNA 和 microRNA 等。转录组受外源和内源因子调控，反映个体特定器官、组织在特定发育阶段或生理条件下细胞所有基因的表达水平，可用来比较基因表达差异，发现与特定功能相关的基因，推测未知基因。

2. 转录组学（transcriptomics） 最早在 20 世纪 90 年代提出，是研究特定组织或细胞群在某一特定状态下基因组产生的全部转录产物，包括转录产物的种类、结构和功能，从 RNA 水平研究基因组的表达情况。

（二）转录组数据

用于转录组数据获取和分析的方法，目前主要包括基于杂交技术的芯片技术、基于序列分析的基因表达系列分析、大规模平行信号测序系统以及 RNA-Seq 技术等。RNA-Seq 技术是目前检测细胞和组织中全转录组数据的一种强有效的高通量测序方法。这种技术不局限于已知的基因组序列信息，也适用于未知基因组序列的物种。相比芯片检测技术，RNA-Seq 技术对基因表达有较宽的检测范围，定量准确度高，可重复性强，操作简单，可在单细胞水平上进行表达谱分析。转录组数据可用于新基因和新转录本的预测、非编码 RNA 注释、基因的差异表达分析、SNP（单核苷酸多态性）检测以及可变剪切事件检测等。

三、蛋白质组学

（一）概念

1. 蛋白质组（proteome） 由澳大利亚学者于 1994 年首次提出，是指由全部基因组编码的一组蛋白质，或者在一个细胞、组织中产生的全部蛋白质的总和。蛋白质组是一个动态概念，同一机体的不同组织和细胞在不同发育阶段、不同生理状态、不同外界条件下的蛋白质组都是不同的。

2. 蛋白质组学（proteomics） 是以蛋白质组为研究对象，对细胞不同发育时间和空间发挥功能的特定蛋白质群体进行研究，阐明生物体全部蛋白质的表达及功能模式。蛋白质组学研究内容包括从整体水平上研究蛋白质的组成和水平、修饰状态、相互作用方式及活动规律等。

根据研究目的及方法的不同，蛋白质组学可以分为表达蛋白质组学、结构蛋白质组学和功能蛋白质组学。表达蛋白质组学主要采用双向凝胶电泳和图像分析等经典蛋白质组学技术，对细胞内蛋白质表达进行定量研究。结构蛋白质组学包括对氨基酸序列的分析以及对蛋白质空间结构的解析。功能蛋白质组学主要是对蛋白质功能模式的研究，包括蛋白质的相互作用研究以及蛋白质的功能分析。蛋白质组学的研究不仅能为揭示生命活动规律提供物质基础，也能为众多种疾病机制的阐明提供理论根据和解决途径。

（二）蛋白质组数据

蛋白质组数据包含已经被鉴定的蛋白质组信息，如蛋白质的氨基酸序列、3D 结构、翻译后修饰、蛋白质功能和相互作用关系等。蛋白质组数据的获取和分析可采用二维凝胶电泳技术、蛋白质芯片分析技术、免疫共沉淀技术、酵母双杂交技术、表面展示技术、荧光共振能量转移技术等方法。

目前已有几十个蛋白数据库，如 UniProt、InterPro、Conserved Domain Database 等，其中 UniProt 是蛋白质信息最全面、使用频率高、冗余度最低的蛋白数据库，可免费获取高质量的蛋白序列和功能信息。数据库数据主要来自基因组测序项目完成后获得的蛋白质序列，包含了大量来自文献和人工注释的蛋白质生物功能信息。此外还有面对某些特别蛋白的数据库，如 IUPHAR-DB（The International Union of Basic and Clinical Pharmacology-database），提供 G 蛋白偶联受体、离子通道相关蛋白的基因、功能、结构、配体、表达图谱、信号转导机制、多样性等数据。

四、代谢组学

（一）概念

1. 代谢组（metabolome）　是指一个细胞、组织或器官中所有小分子代谢物的集合。

2. 代谢组学（metabolomics）　是对某一生物或细胞所有小分子代谢产物进行定性和定量分析，为寻找疾病的生物标记物提供疾病的诊断方法，由英国学者于 1999 年提出，其研究对象是相对分子质量小于 1000 的小分子活细胞代谢产物。

代谢组学研究方法包括代谢物分离、检测及鉴定、数据采集分析等，其研究手段有高分辨率核磁共振、色谱和质谱等。任何疾病的发生和发展都会影响机体代谢，导致体液中代谢产物发生显著变化。对这些代谢产物的变化进行数据采集、分析，将代谢信息与病理生理过程中的生物学事件关联起来，确定发生这些变化的靶器官和作用位点，寻找疾病的生物标记物，有助于临床上对疾病的诊断和分型。

（二）代谢组学数据

目前发布的人类代谢组数据库有十多种，包括 METLIN、MssBank、KEGG、Golm Metabolome Database 等，为研究者提供了全面、广泛的人类代谢组学数据。代谢功能障碍会导致疾病的发生，如肥胖、非酒精性脂肪性肝病、糖尿病、先天性代谢和癌症。将患者的代谢组检测数据与代谢组学数据库进行比对，对疾病的精准诊断有很大帮助。

第三节　生物大数据资源库

自 1995 年人类测定了第一个能独立存活的生命体——流感嗜血杆菌（Haemophilus influenzae）的基因组起，生物学数据迅速积累。目前，公共的数据库中保存了来自上千个不同物种的数十亿个碱基的 DNA 序列数据。《Nucleic Acids Research》杂志每年的第一期都会详细介绍各种数据库的更新情况，包括核酸序列数据库、基因组数据库、人类基因和疾病数据库等，数据库可概括分为三大类。第一大类：综合数据库、DNA 数据库、RNA 数据库、蛋白数据库。第二大类：按照物种分类的数据库，如人类基因组数据库、原核生物基因组数据库、原生生物和线虫基因组数据库、昆虫基因组数据库、鱼类基因组数据库等。第三大类：按照功能分类的数据库，如序列比对类数据库、核酸序列的预测分析类数据库、细胞器数据库、代谢途径和细胞调控数据库等。本节重点介绍几个有代表性的数据库。

一、美国国家生物技术信息中心（NCBI）

NCBI 是指美国国家生物信息技术中心（National Center for Biotechnology Information），它在 1991 年建立了以 GenBank 为核心的综合数据库。GenBank 属于第一大类数据库中的综合数据库，包含了所有已知的核酸序列和蛋白质序列，以及与它们相关的文献著作和生物学注释。每条 GenBank 数据记录包含了序列本身、序列的科学命名、对序列的简要描述、物种分类名称、参考文献、序列特征表等。序列特征表包含对序列生物学特征的注释，如编码区、转录单元、重复区域、突变位点或修饰位点等。

除了 GenBank 序列数据库，NCBI 还提供了众多功能强大的数据检索与分析工具，如检索数据库的核酸序列、获取蛋白质序列、获取基因和染色体图谱、进行计算生物学研究、检索 PubMed 数目文献数据等功能，这些功能多半是由 BLAST（Basic Local Alignment Search Tool）——基于局部序列比对算法的搜索工具发展而来。

二、KEGG 数据库

京都基因和基因组百科全书（Kyoto Encyclopedia of Genes and Genomes，KEGG）是一个综合数据库，它们大致分为系统信息、基因组信息和化学信息三大类。进一步可细分为 16 个主要的数据库。如其中的 GENES/SSDB/KO 数据库提供关于在基因组计划中发现的基因和蛋白质的相关知识，COMPOUND/GLYCAN/REACTION 数据库提供生化复合物及反应方面的知识，PATHWAY 数据库整合当前分子互动网络（比如通道，联合体）的知识。KEGG 在给出染色体中一套完整的基因的情况下，基于在相关知识基础上的网络推测计算工具，可以对蛋白质交互网络在各种细胞活动中的行为进行预测，为科研工作者的研究工作提供重要参考。

三、OMIM 数据库

在线人类孟德尔遗传数据库（Online Mendelian Inheritance in Man，OMIM）属于第三大类数据库，1985 年由美国国家医学图书馆和约翰霍普金斯大学合作创建，现已集成至 NCBI 系统中。网页中每一个常见疾病的表型与基因的关系、临床简介、疾病基本信息与描述、临床特征、诊断、临床管理、发病机制、分子遗传、群体遗传、动物模型、背景历史、研究进展和参考文献都被详细收录，是一个全面的、权威的人类基因、遗传表型以及二者之间的关系的数据库，被称为人类基因及其相关疾病与遗传特征的百科全书。此外，网站条目也包含了大量其他遗传资源（数据库）的链接。

四、HGMD 人类基因突变数据库

人类基因突变数据库（The Human Gene Mutation Database，HGMD）是唯一对人类遗传疾病的种系突变进行全面整理的数据库，包括在人类核基因编码、调控和剪接相关区域中已发表的单碱基对替换、缺失、重复、插入、微小片段的插入与重排，以及与遗传性疾病相关的许多不同类型的复杂重排。然而，HGMD 不收录体细胞功能异常和线粒体基因组突变，但提供了覆盖线粒体基因组突变的 MitoMap 数据库的链接。

五、MitoMap 人线粒体基因组数据库

MitoMap 是一个人类线粒体 DNA（mtDNA）变异及其与人类进化和疾病关系的综合数据库。随着人们对 mtDNA 变异在人类起源、退行性疾病、癌症和衰老中的作用的研究增多，MitoMap 的数据内容迅速增长。MitoMap 提供了基因功能的描述和各种呼吸复合体晶体结构的相关参考资料，并汇编了所有已知的致病 mtDNA 突变。

六、TTD 靶点数据库

生物学靶点（biological target）是指位于生物体内，能够被其他物质（配体、药物等）识别或结合的结构。常见的药物靶点包括蛋白质、核酸和离子通道等。药物靶点数据库（therapeutic target database，TTD）是全球第一个提供免费药物靶标信息的在线数据库，是药物靶标发现和新药开发领域具有国际影响力的数据平台，能够提供目前已知或者处于探索阶段的、具有治疗价值的蛋白或核酸靶点的相关信息。此外，TTD 数据库还发展了一系列辅助药物靶点发现的新功能，包括药物靶点差异表达分析和突变识别、药物靶点调节因子发现和信号通路分析、药物靶点的相似性搜索等，使得药物靶点数据与药物靶点发现工具之间互相支持，为药物靶点的研究打下了坚实的数据和工具基础。

七、PharmGKB 药物遗传学和药物基因组学知识库

随着精准医疗与医疗保健的关系越来越密切，药物基因组学领域也在临床环境中获得突出地位。药物遗传学和药物基因组学知识库（Pharmacogenetics and Pharmacogenomics Knowledge Base，PharmGKB）是由美国国立卫生研究院和美国国家综合医学科学研究所资助的公开资源库，提供了药物剂量指南、药物标签注释、临床和变异注释、以药物为中心的途径、药物基因摘要以及基因、药物和疾病之间的关系等数据资料。

第四节　生物信息学与中医药研究

中医药是中华民族的瑰宝，整体观和辨证论治是中医理论的重要特色。生物信息学正是基于整体的观念，对生物体内的分子、信息进行收集、整理、比对、联系，它与中医药的交叉结合有助于解读中医的治疗机理、寻找中药的治疗靶点、评价中药质量、促进中医药现代化。

中药是一个由多种化学成分组成的复杂体系，其作用分子机制是一个多靶点、多途径、网络化的整体过程，传统的单个功能的研究方法难以完全解析其机制。

一、生物信息学在中药药理学中的应用

有些疾病与众多基因结构、调控和表达异常密切相关，采用生物信息学技术如蛋白质组学技术，可以从基因组和蛋白质组水平研究中药控制细胞生命进程的路径、对细胞信号转导途径的干预及效应蛋白质图谱等，揭示中药复方的作用靶点和药理学作用机制。生物信息学理论和技术在中药药理学中的应用，必将从更深层次和更广泛的角度揭示中药作用的分子机制，为中药的临床使用和疗效的提高提供科学依据。

二、生物信息学在中药药效物质鉴定中的应用

采用生物芯片技术，把疾病相关的基因或蛋白质如酶、受体、离子通道等高密度点布于载体上，制成检测芯片，不但可用于筛选中药的有效成分或作用部位，优化中药的配方和组成，还能预测中药潜在的作用靶蛋白，确定中药药效部位，为临床用药提供组方依据。

三、生物信息学在中药药材资源研究与鉴定中的应用

我国传统中药材种类繁多，很多药用植物具有相似药效物质，但其药效、药性具有明显区别。通过基因组学技术比较分析相关中药药材的基因组，可以从分子层面解读中药药材的药性、药效等相关内容。此外，源于不同药用植物的中药资源研究也面临着海量数据的挑战，将生物大数据计算与处理技术运用到中药资源研究中也是必然趋势。

四、促进中药毒理学的研究

采用生物芯片技术研究药物的致基因突变作用，进行药物的安全性评价，已成为分子毒理学的重要内容。如已有团队开展了从分子水平阐明中药"十八反、十九畏"的机制研究，结果发现传统的"十八反、十九畏"中部分有分子机理依据，而另一部分则缺乏，从而为传统中药的配伍提供了使用依据和破除依据。

运用生物信息学进行中医药研究实例示范：基于数据挖掘及网络药理学探讨中药治疗深静脉血栓用药规律及机制研究。

深静脉血栓（deep vein thrombosis，DVT）被称为危险的沉默杀手，其最直接的后果是脑梗和心梗，最严重的会造成肺栓塞，死亡风险极大。中药对深静脉血栓有良好的治疗效果。从中国知网（CNKI）检索到 2015—2020 年治疗深静脉血栓的方剂总计 106 首，共 120 味药，运用中医传承辅助平台建立数据库分析中药治疗深静脉血栓的用药规律，其中当归、黄芪、红花排在使用药物频次的前 3 位。通过中药系统药理学数据库与分析平台（TCMSP）检索得到"当归-黄芪-红花"药对中主要有 44 个活性成分与 448 个靶蛋白，从 Genecards、NCBI 和 OMIM 数据库筛选出DVT 的疾病靶点 1783 个，将 448 个靶蛋白与 1783 个靶蛋白合并、去重，得到 136 个交集靶点。将共有靶点输入 String 数据库，运用 Cytoscape 软件建立蛋白相互作用网络（PPI）图，再用DAVID 数据库进行 GO 生物过程分析，发现 44 个活性成分与 2270 个生物学过程相关，通过KEGG 信号通路富集分析得到 PI3K-Akt、AGE-RAGE 等 162 条信号通路。最后，将成分-疾病-通路-靶点网络文件导入 Cytoscape 3.8.0 进行通路网络图的绘制（图 16-1），可以得到更直观的当归-黄芪-红花的成分-疾病-通路-靶点网络图（图 16-2）。

研究结果表明：治疗深静脉血栓的中药方中以"当归-黄芪-红花"药对使用频次最高，核心药对中出现频次最高的化合物单体为槲皮素、木犀草素、山奈酚等，它们作用于丝氨酸/苏氨酸蛋白激酶（AKT1）、白蛋白（ALB）、白介素 6（IL-6）、半胱氨酸肽酶（CASP3）、宿主的原癌基因（JUN）等关键靶点，能调控 PI3K-Akt、AGE-RAGE、IL-17 等多条信号通路，参与了抗凝、抗炎、溶栓和氧化应激反应等生物过程，发挥综合治疗 DVT 的作用。该研究为 DVT 的临床用药及新药研发提供了有价值的参考依据。

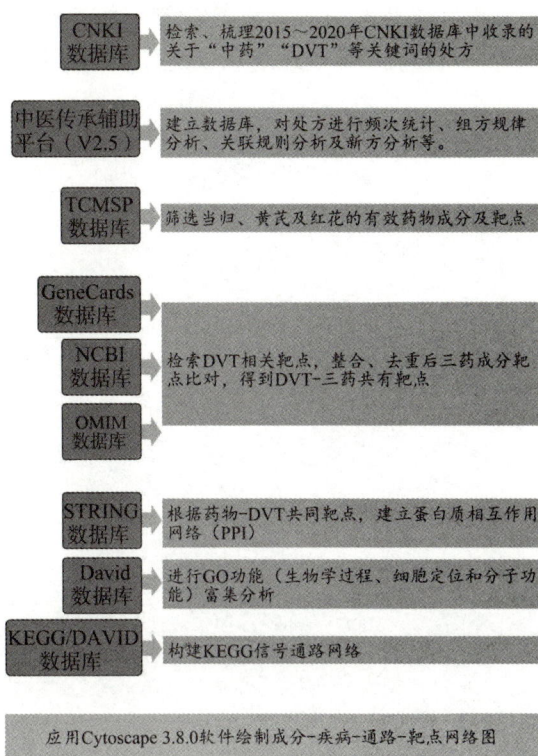

图 16-1 应用 Cytoscape3.8.0 软件绘制成分-疾病-通路-靶向网络图

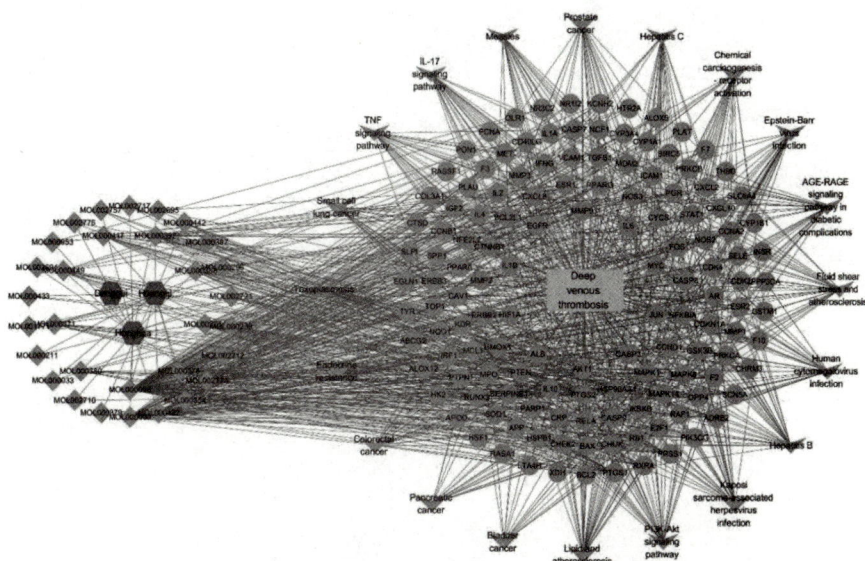

左:六边形:中药,菱形:化合物;右:长方形:疾病,
圆形:疾病靶点,三角形:信号通路

图 16-2 当归-黄芪-红花的成分-疾病-通路-靶点网络图

思考题

假设你是一位中医药研究者，你想利用人工智能辅助生物信息学方法研究四物汤的化学成分、作用靶点、参与的信号通路、涉及的生物学过程以及针对个体患者加减方的依据等等，应该如何进行？

N

O

Y

Z

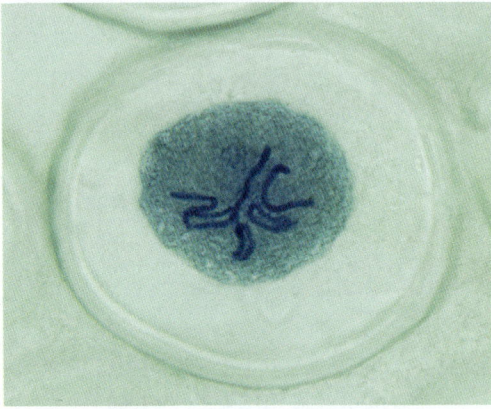

彩图2-1　马蛔虫卵细胞大而圆
（铁苏木精染色，×1000）

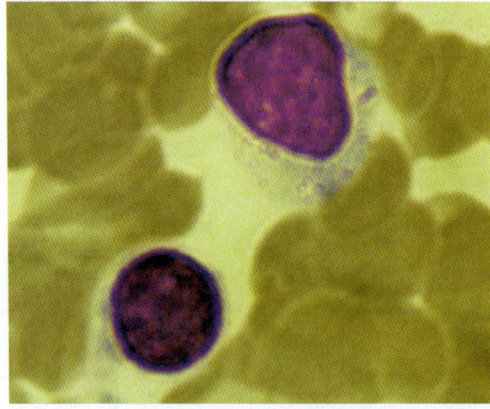

彩图2-2　人血液白细胞球形
（瑞氏染色，×1000）

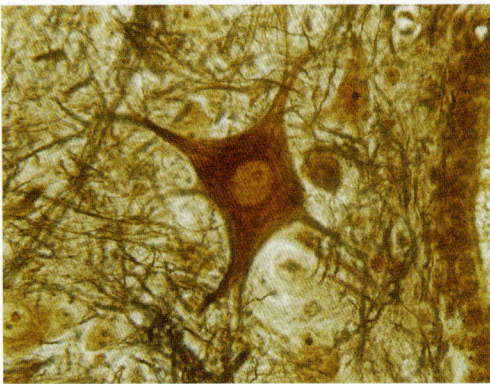

彩图2-3　脊髓前角运动神经元细胞体大，凸起多
个（硝酸银染色，×400）

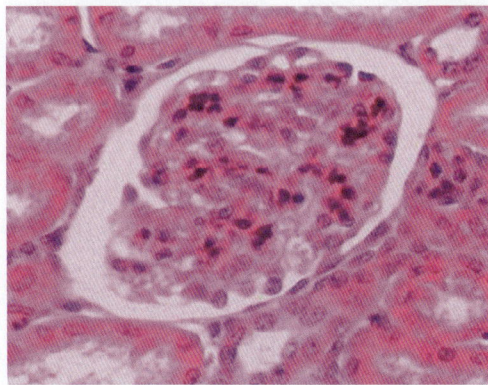

彩图2-4　肾小体肾小囊壁层细胞为扁平细胞侧面
观（HE染色，×1000）

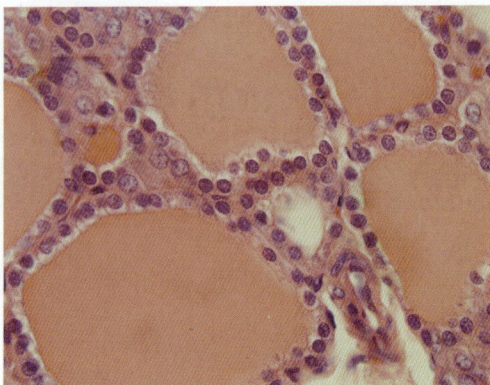

彩图2-5　甲状腺滤泡甲状腺细胞为立方形细胞
（HE染色，×1000）

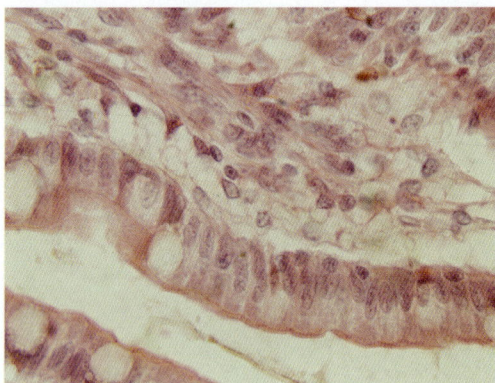

彩图2-6　小肠单层柱状上皮细胞为柱状，杯状细
胞为高脚杯状（HE染色，×1000）

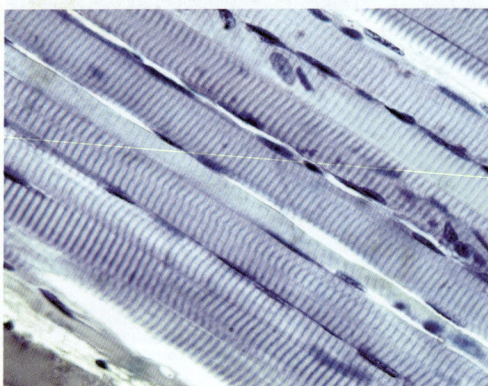

彩图2-7　骨骼肌细胞为长圆柱状
（铁苏木精染色，×1000）

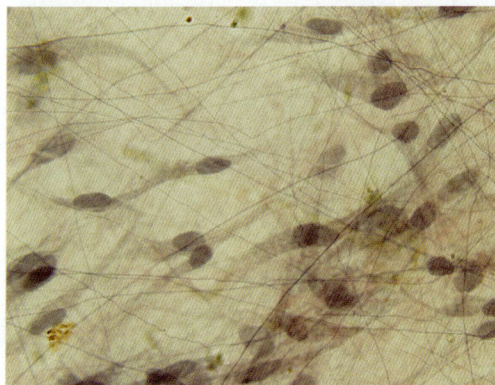

彩图2-8　疏松结缔组织成纤维细胞细胞扁平多突
起（特殊染色，×1000）

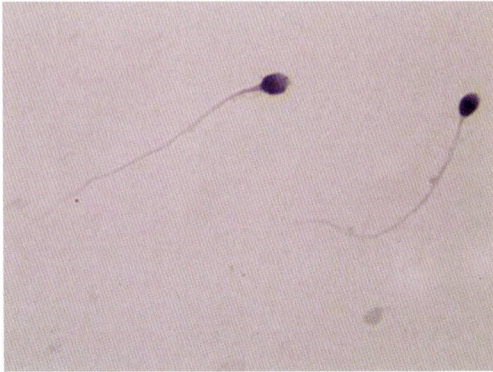

彩图2-9　人精子蝌蚪状（改良巴氏染色，×1000）

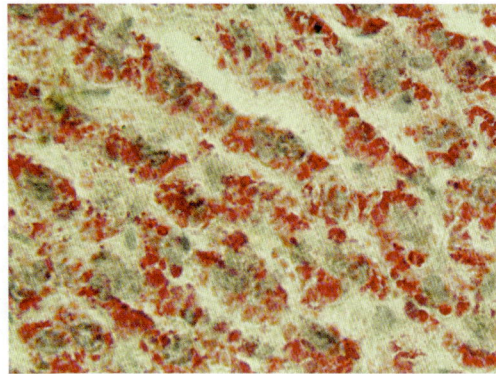

彩图4-1　肝脏肝细胞糖原（PAS染色，×1000）

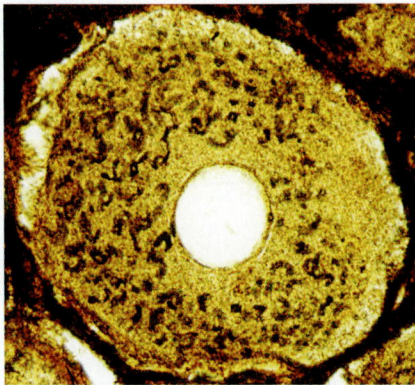

彩图4-2　高尔基体（脊神经节切片，硝酸银染色，×1000）

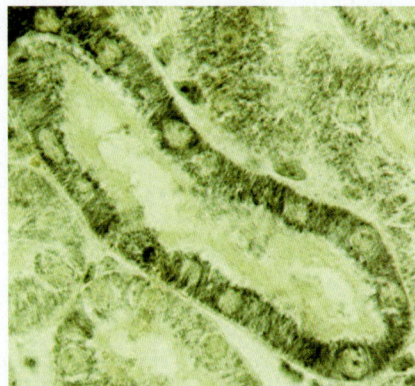

彩图4-3　线粒体（蛙肾脏肾小管切片，铁苏木精染色，×1000）

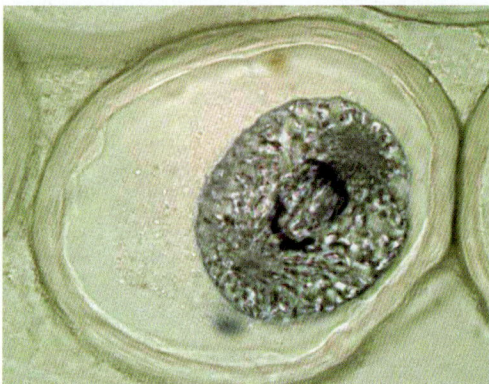

彩图4-4　中心体 马蛔虫卵有丝分裂后期，可见细胞两侧中心体（铁苏木精染色，×1000）

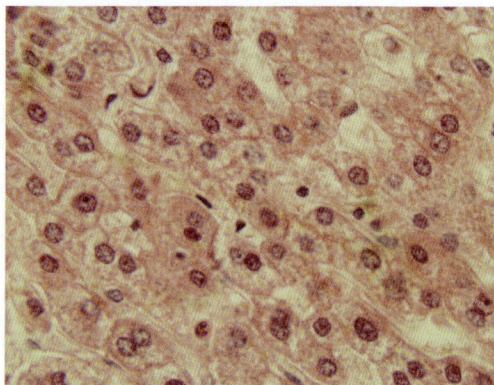

彩图5-1　肝脏肝细胞细胞核圆形（HE染色，×1000）

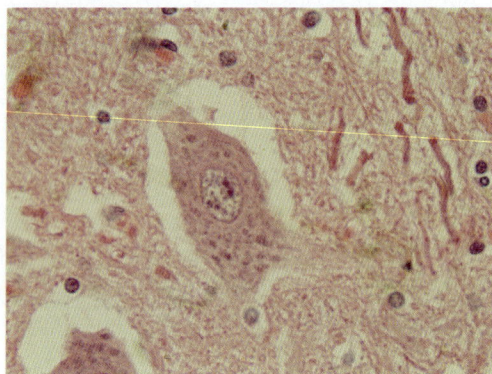

彩图5-2　脊髓前角运动神经元细胞核大而圆，核仁明显，核内可见常染色质和异染色质（HE染色，×1000）

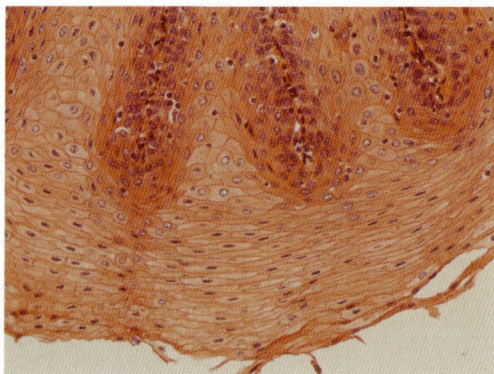

彩图5-3　食道复层扁平上皮表层数层细胞为扁平细胞，核为椭圆形（HE染色，×400）

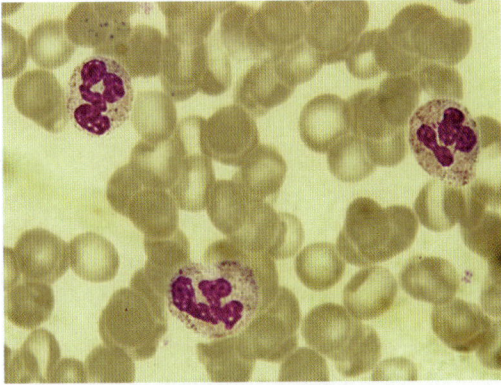

彩图5-4　人血液中性粒细胞细胞核分叶状，
成熟红细胞无细胞核（瑞氏染色，×1000）

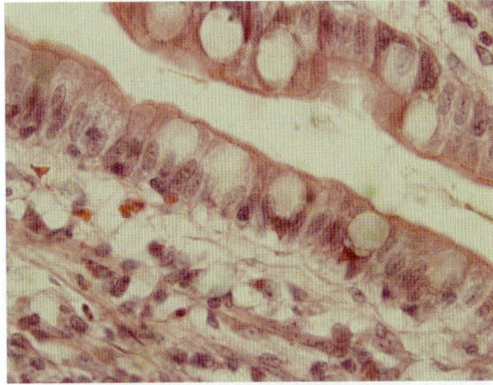

彩图5-5　小肠单层柱状上皮吸收细胞为柱状，其
细胞核为椭圆形（HE染色，×1000）

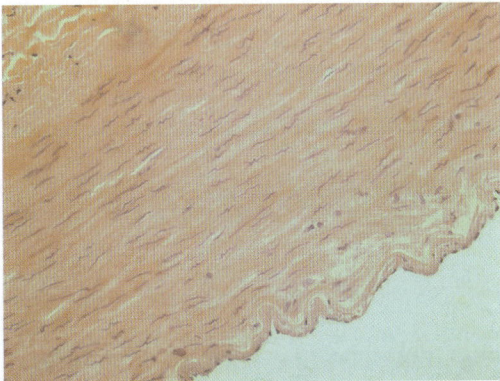

彩图5-6　中动脉中膜平滑肌细胞核长杆状
（HE染色，×1000）

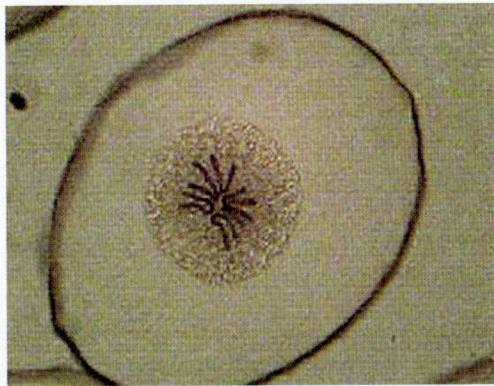

彩图5-7　马蛔虫卵细胞细胞核内可见棒状染色体
（铁苏木精染色，×1000）

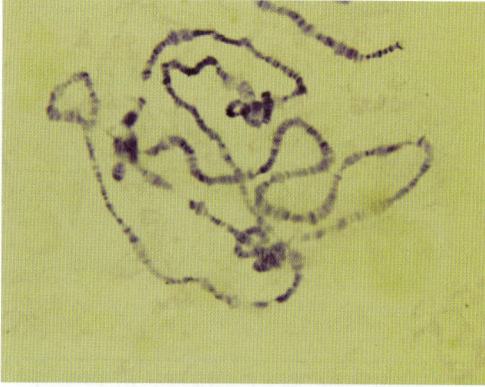

彩图5-8　果蝇唾液腺巨大染色体
（铁苏木精染色，×1000）

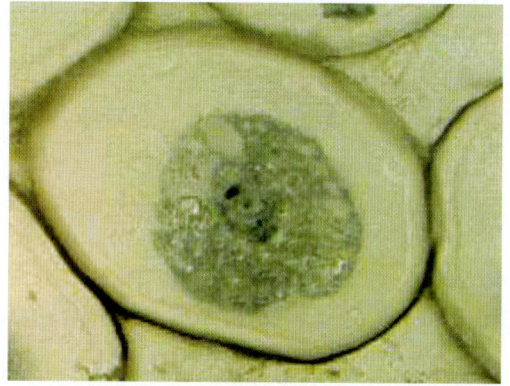

彩图7-1　马蛔虫卵细胞分裂间期
（铁苏木精染色，×1000）

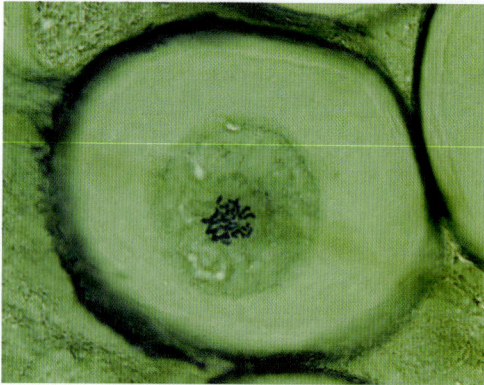

彩图7-2　马蛔虫卵有丝分裂前期
（铁苏木精染色，×1000）

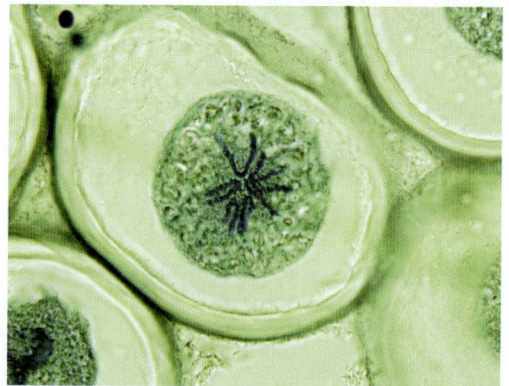

彩图7-3　马蛔虫卵有丝分裂中期极面观
（铁苏木精染色，×1000）

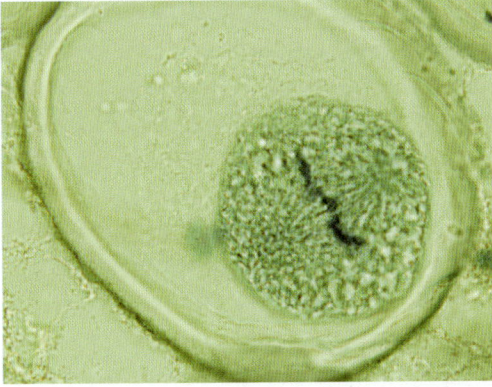

彩图7-4 马蛔虫卵有丝分裂中期侧面观
（铁苏木精染色，×1000）

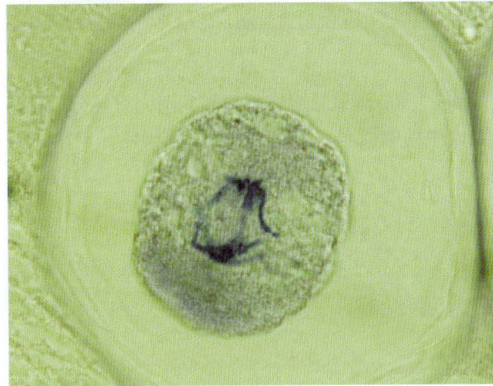

彩图7-5 马蛔虫卵有丝分裂后期
（铁苏木精染色，×1000）

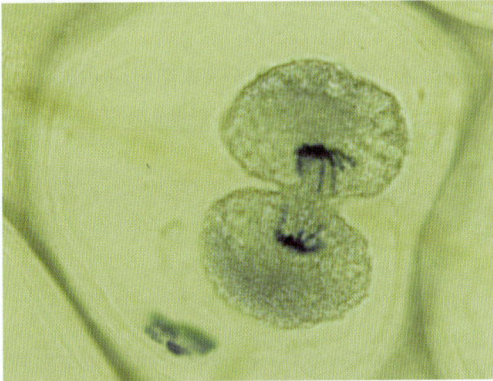

彩图7-6 马蛔虫卵有丝分裂末期
（铁苏木精染色，×1000）

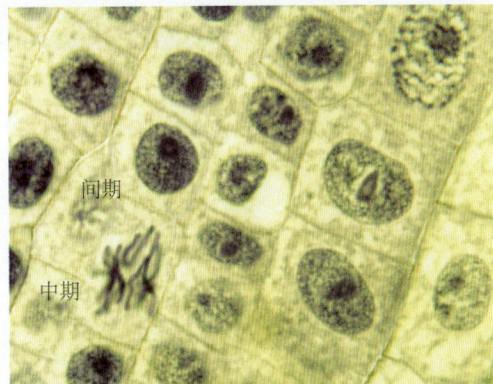

彩图7-7 洋葱根尖细胞分裂间期、有丝分裂前
期、中期极面观（铁苏木精染色，×1000）

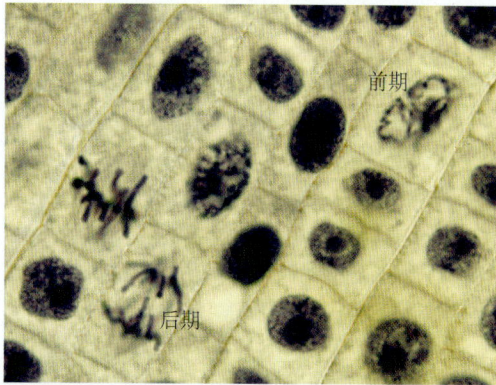

彩图7-8　洋葱根尖细胞分裂间期、有丝分裂前期、中期侧面观、后期（铁苏木精染色，×1000）

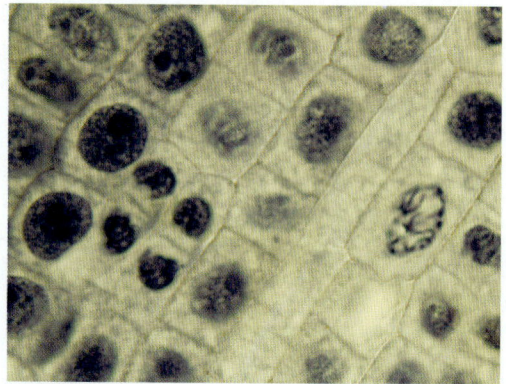

彩图7-9　洋葱根尖有丝分裂末期2个子细胞（铁苏木精染色，×1000）

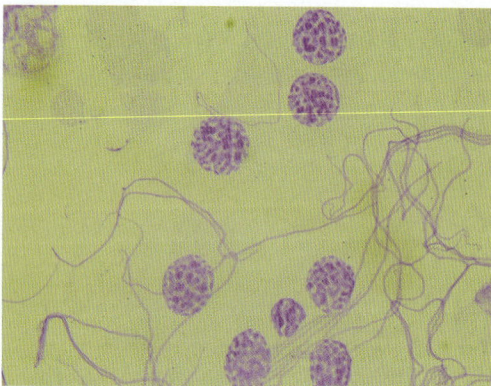

彩图7-10　精原细胞 蝗虫精巢减数分裂装片（苯酚品红染色，×1000）

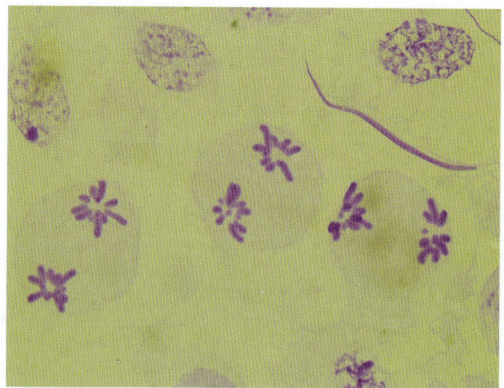

彩图7-11　减数分裂前期I细线期、后期I极面观 蝗虫精巢减数分裂装片（苯酚品红染色，×1000）

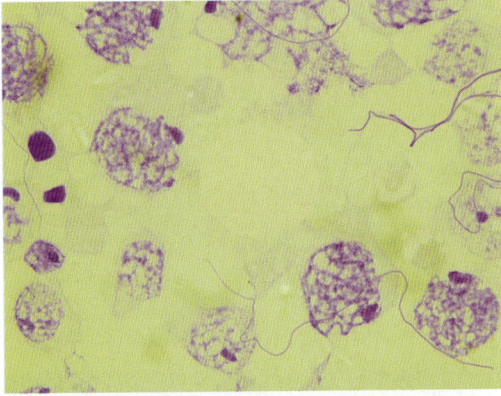

彩图7-12　减数分裂前期Ⅰ细线期、偶线期蝗虫精
巢减数分裂装片（苯酚品红染色，×1000）

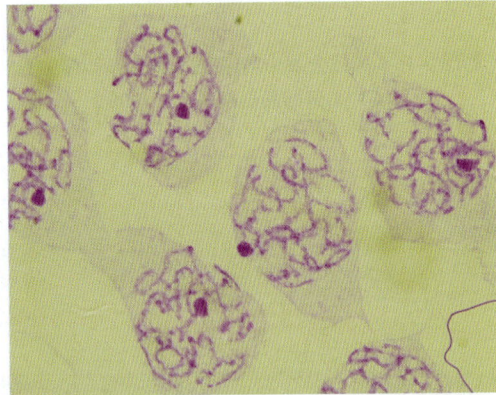

彩图7-13　减数分裂前期Ⅰ粗线期蝗虫精巢减数分
裂装片（苯酚品红染色，×1000）

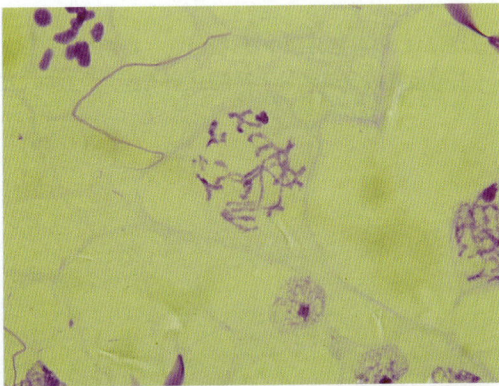

彩图7-14　减数分裂前期Ⅰ双线期蝗虫精巢减数分
裂装片（苯酚品红染色，×1000）

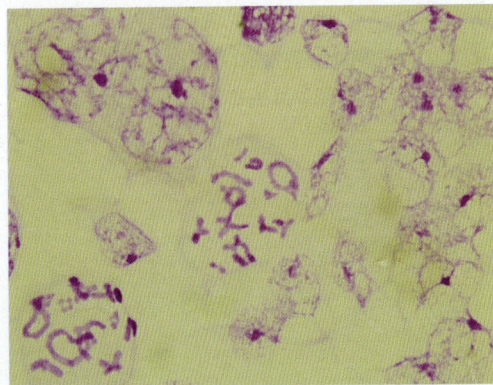

彩图7-15　减数分裂前期Ⅰ终变期蝗虫精巢减数分
裂装片（苯酚品红染色，×1000）

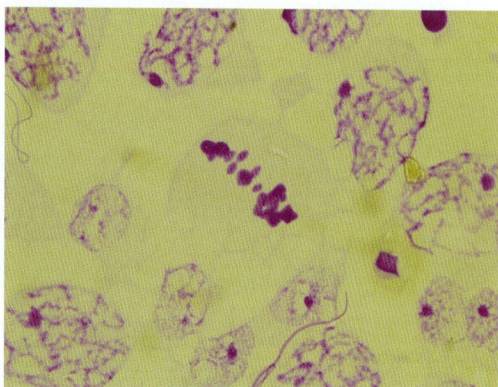

彩图7-16　减数分裂中期I侧面观蝗虫精巢减数分
裂装片（苯酚品红染色，×1000）

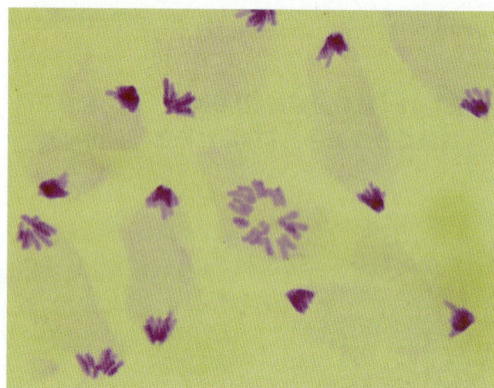

彩图7-17　减数分裂中期I极面观，后期I侧面观蝗
虫精巢减数分裂装片（苯酚品红染色，×1000）

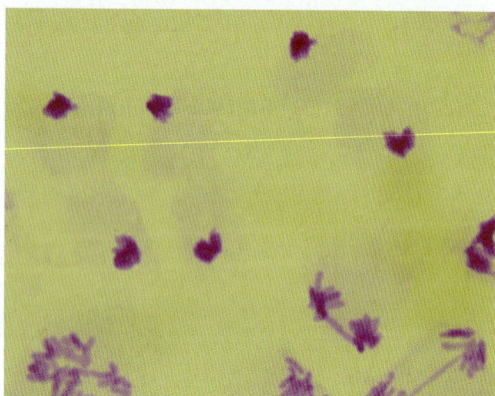

彩图7-18　减数分裂末期I蝗虫精巢减数分裂装片
（苯酚品红染色，×1000）

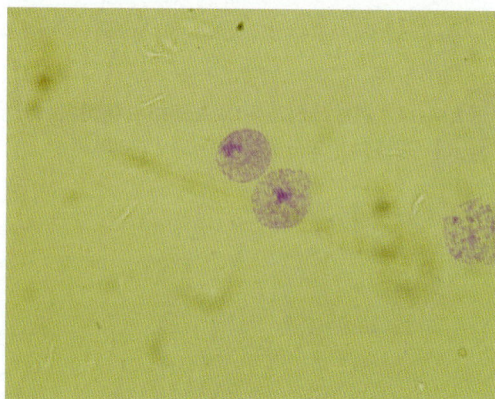

彩图7-19　减数分裂间期次级精母细胞蝗虫精巢减
数分裂装片（苯酚品红染色，×1000）

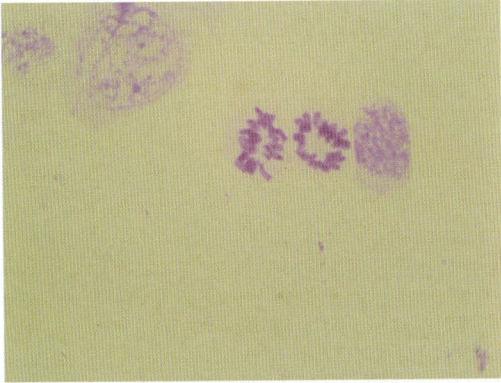

彩图7-20　减数分裂中期Ⅱ极面观 蝗虫精巢减数
分裂装片（苯酚品红染色，×1000）

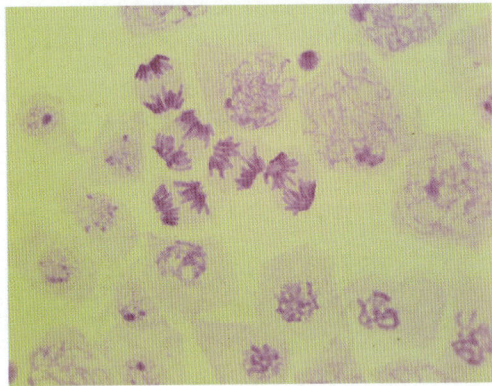

彩图7-21　减数分裂后期Ⅱ蝗虫精巢减数分裂装片
（苯酚品红染色，×1000）

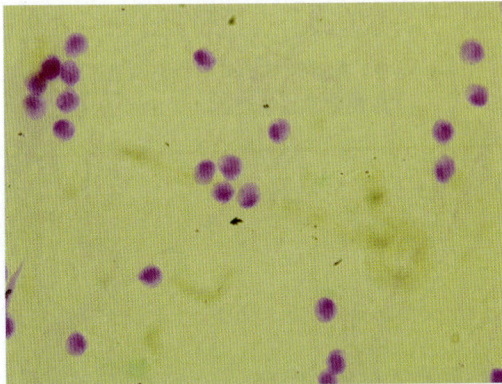

彩图7-22　圆形精子细胞蝗虫精巢减数分裂装片
（苯酚品红染色，×1000）

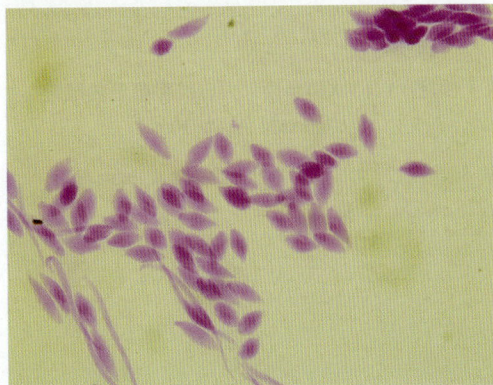

彩图7-23　变态反应中的精子细胞蝗虫精巢减数分
裂装片（苯酚品红染色，×1000）

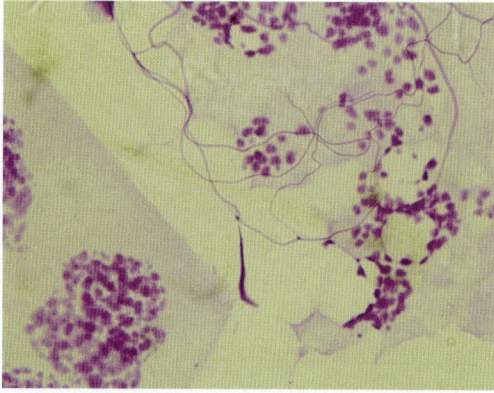

彩图7-24 精子 蝗虫精巢减数分裂装片
（苯酚品红染色，×1000）

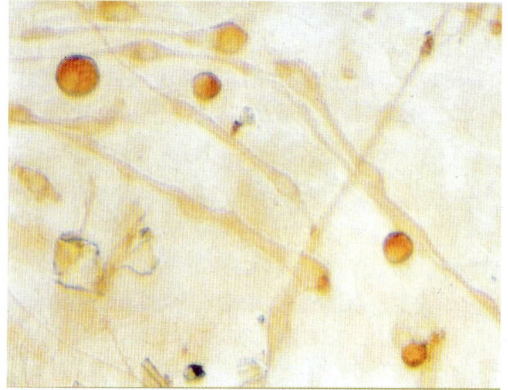

彩图8-1 体外培养的乳鼠骨骼肌卫星细胞
（倒置显微镜观察，×1000）

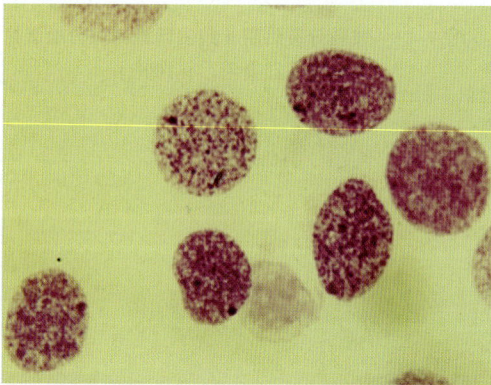

彩图13-1 X染色质，人口腔黏膜上皮细胞
（Giemsa染色，×1000）

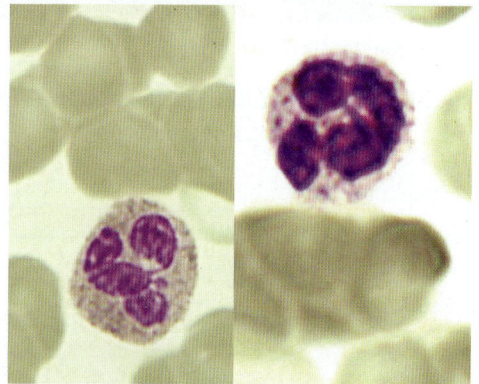

彩图13-2 性染色质（鼓槌），人血涂片，
中性粒细胞，（wright染色，×1000）

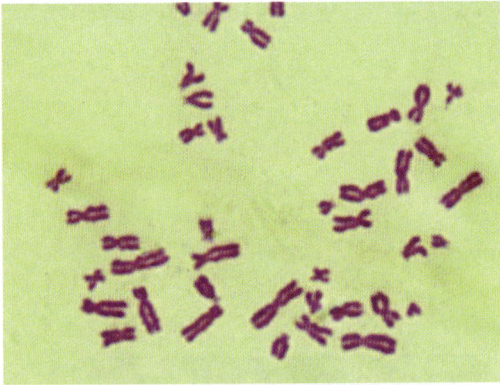

彩图13-3　人类染色体 外周血淋巴细胞
培养（Giemsa染色，×1000）

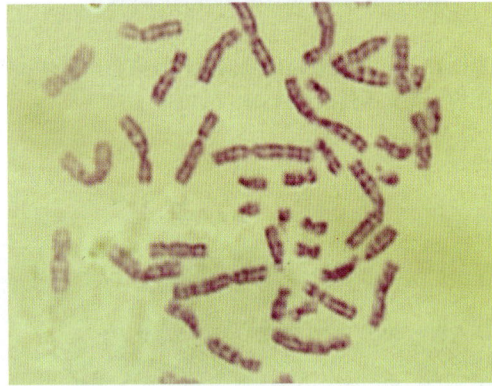

彩图13-4　人类染色体外周血淋巴细胞培养
（G显带，×1000）

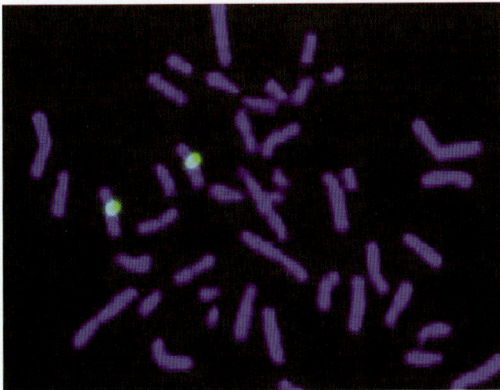

彩图13-5　正常人外周血淋巴细胞中期11号染色体
正常图像（荧光原位杂交FISH，×1000）

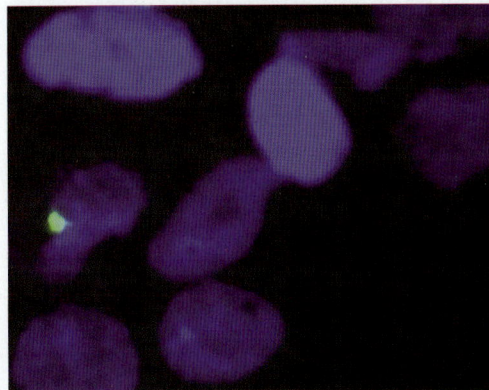

彩图13-6　人食管癌细胞间期11号染色体单体图像
（荧光原位杂交FISH，×1000）

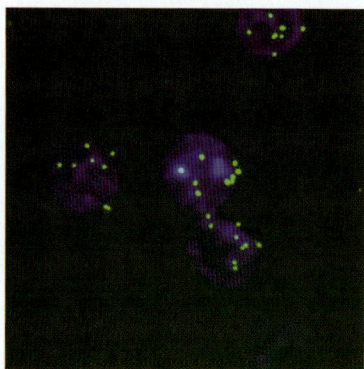

彩图13-7　人食管癌细胞间期11号染色体多体
图像（荧光原位杂交FISH，×1000）

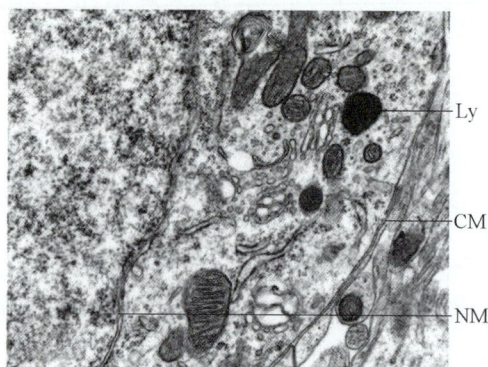

电镜图1　大鼠大脑神经细胞，细胞膜（CM）、
溶酶体（Ly）、细胞核膜（NM），×20500

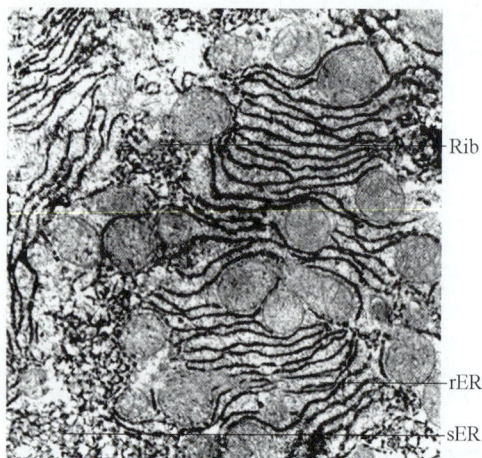

电镜图2　肝细胞，粗面内质网（rER）、滑面内
质网（sER）和核糖体（Rib），×28000

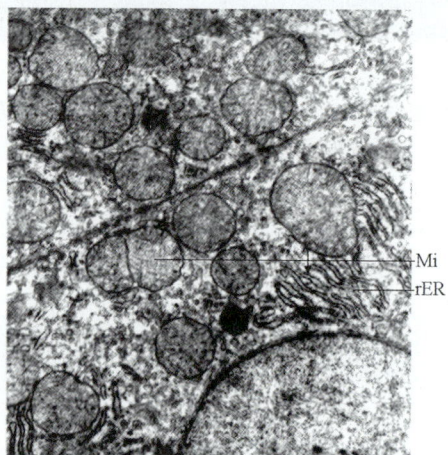

电镜图3　肝细胞，粗面内质网（rER）和正
在分裂的线粒体（Mi），×20000。↓：示位
于粗面内质网表面的附着核糖体

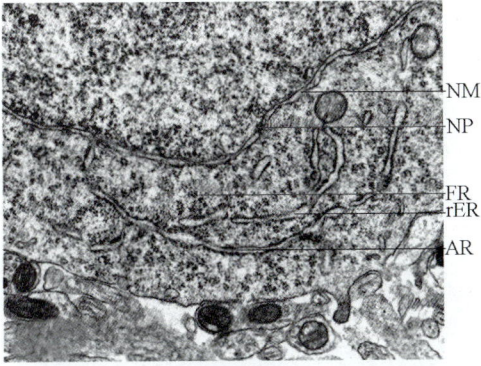

电镜图4　大鼠大脑神经细胞，粗面内质网（rER）、游离核糖体（FR）、附着核糖体（AR）、细胞核膜（NM）核孔（NP）×20500

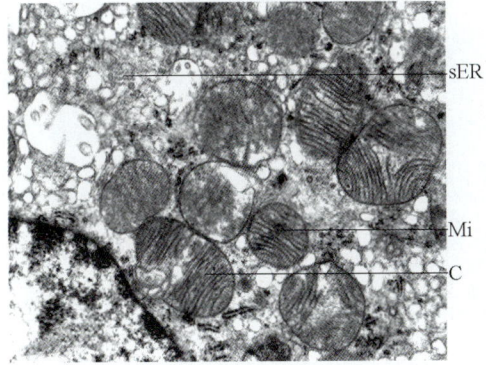

电镜图5　大鼠胃壁细胞，滑面内质网（sER）、线粒体（Mi）内板层状嵴（C），×16500

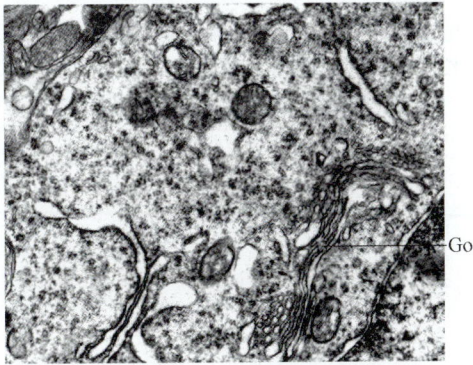

电镜图6　大鼠大脑神经细胞，高尔基复合体（Go），×20500

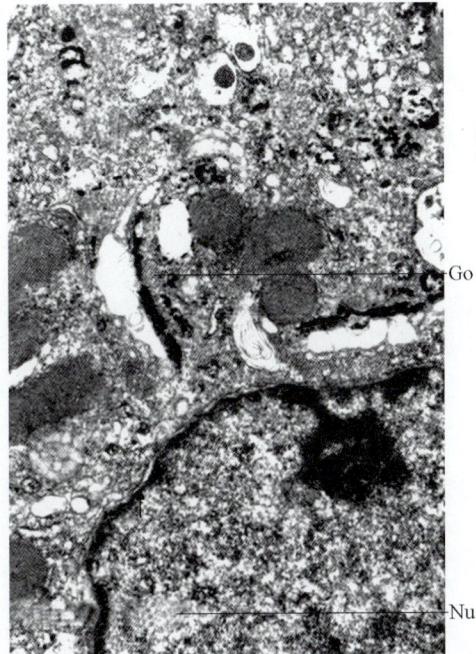

电镜图7　肝细胞，高尔基复合体（Go）和细胞核（Nu）（TPP染色），可见核膜为内外双层膜，内膜内侧附着有核纤层（↑）；TPP染色和特异性显示高尔基复合体的成熟面（深染），×28000

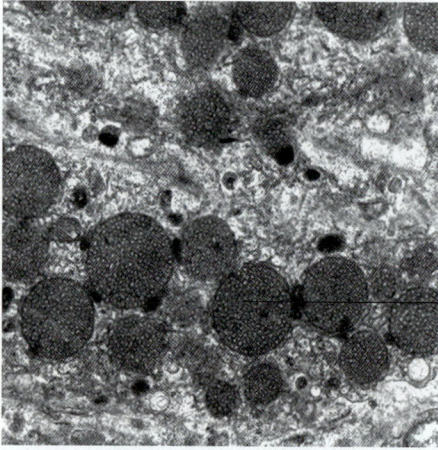

电镜图8　肾上腺细胞，密集分布的线粒体中
的管状嵴，×20000

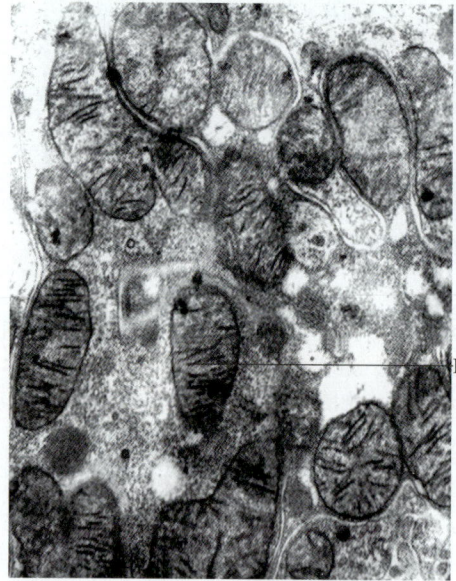

电镜图9　肾近曲小管细胞，密集分布的线
粒体中的板层状嵴，×32000

主要参考书目

1. 王望九. 医学生物学. 北京：中国中医药出版社，2008.
2. 杨抚华. 医学生物学. 7 版. 北京：科学出版社，2011.
3. 蔡邵京. 医学细胞生物学. 2 版. 北京：科学出版社，2012.
4. 傅松滨. 医学生物学. 8 版. 北京：人民卫生出版社，2013.
5. 徐莉. 医学生物学. 2 版. 上海：上海科学技术出版社，2005.
6. 肖小芹. 医学细胞生物学和遗传学. 北京：高等教育出版社，2006.
7. 张忠寿. 细胞生物学和医学遗传学. 3 版. 北京：人民卫生出版社，2006.
8. 李璞. 医学生物学. 4 版. 北京：人民卫生出版社，2000.
9. 王明艳. 医学生物学. 北京：人民卫生出版社，2012.
10. 杨恬. 细胞生物学. 2 版. 北京：人民卫生出版社，2010.
11. 赵宗江. 细胞生物学. 北京：中国中医药出版社，2012.
12. 翟中和. 细胞生物学. 4 版. 北京：高等教育出版社，2011.
13. 陈誉华. 医学细胞生物学. 5 版. 北京：人民卫生出版社，2013.
14. 胡继鹰. 基础医学细胞生物学. 2 版. 武汉：武汉大学出版社，2005.
15. 杨保胜. 医学细胞生物学. 北京：科学出版社，2013.
16. 康晓慧. 医学生物学. 北京：人民卫生出版社，2006.
17. 刘艳平. 医学细胞生物学. 长沙：中南大学出版社，2001.
18. 宋今丹. 医学细胞生物学. 3 版. 北京：人民卫生出版社，2004.
19. 汪堃仁. 细胞生物学. 北京：北京师范大学出版社，1998.
20. Robert F. Weaver. 分子生物学. 北京：科学出版社，2009.
21. 陈小麟. 动物生物学. 北京：高等教育出版社，2005.
22. 王望九. 医学遗传学. 北京：中国中医药出版社，2007.
23. 陈竺. 医学遗传学. 2 版. 北京：人民卫生出版社，2011.
24. 左伋. 医学遗传学. 7 版. 北京：人民卫生出版社，2018.
25. 梁素华. 医学遗传学. 2 版. 北京：人民卫生出版社，2011.
26. 罗深秋. 医学细胞生物学. 北京：科学出版社，2011.
27. 王培林. 医学遗传学. 3 版. 北京：科学出版社，2011.
28. 王米渠. 中医遗传学. 成都：四川科技出版社，1981.
29. 黄雪霜. 医学遗传学. 北京：北京大学医学出版社，2010.
30. 柳家英. 医学遗传学. 北京：北京医科大学出版社，1998.
31. 顾鸣敏. 医学遗传学. 上海：上海科学技术文献出版社，2013.
32. 赵刚. 医学遗传学教程. 北京：科学出版社，1998.
33. 王米渠. 中医遗传学. 西宁：青海人民出版社，1997.

34. 武晓东．动物学．北京：中国农业出版社，2007.

35. 万德光．药用动物学．上海：上海科学技术出版社，2009.

36. 郭巧生．药用植物资源学．北京：高等教育出版社，2007.

37. 孙儒泳．基础生态学．北京：高等教育出版社，2002.

38. 李博．生态学．北京：高等教育出版社，2000.

39. 董银兰．人口学概论．北京：科学出版社，2004.

40. 周爱儒．生物化学与分子生物学，8 版．北京：人民卫生出版社，2013.

41. 吴勃岩．医学遗传学．北京：中国中医药出版社，2017.

42. 李永芳．医学遗传学．2 版．北京：中国医药科技出版社，2022.

43. 彭仁海．生物信息学实战操作．北京：科学出版社，2022.

44. 陈铭，原春晖．生物信息学实验．北京：科学出版社，2022.

45. 傅松滨．医学生物学．9 版．北京：人民卫生出版社，2018.

46. 樊龙江．生物信息学．杭州：浙江大学出版社，2017.

47. 叶子弘．生物信息学．杭州：浙江大学出版社，2011.

48. 许忠能．生物信息学．北京：清华大学出版社，2008.

全国中医药行业高等教育"十四五"规划教材

全国高等中医药院校规划教材（第十一版）

教材目录

注：凡标☆号者为"核心示范教材"。

（一）中医学类专业

序号	书 名	主 编		主编所在单位	
1	中国医学史	郭宏伟	徐江雁	黑龙江中医药大学	河南中医药大学
2	医古文	王育林	李亚军	北京中医药大学	陕西中医药大学
3	大学语文	黄作阵		北京中医药大学	
4	中医基础理论☆	郑洪新	杨 柱	辽宁中医药大学	贵州中医药大学
5	中医诊断学☆	李灿东	方朝义	福建中医药大学	河北中医药大学
6	中药学☆	钟赣生	杨柏灿	北京中医药大学	上海中医药大学
7	方剂学☆	李 冀	左铮云	黑龙江中医药大学	江西中医药大学
8	内经选读☆	翟双庆	黎敬波	北京中医药大学	广州中医药大学
9	伤寒论选读☆	王庆国	周春祥	北京中医药大学	南京中医药大学
10	金匮要略☆	范永升	姜德友	浙江中医药大学	黑龙江中医药大学
11	温病学☆	谷晓红	马 健	北京中医药大学	南京中医药大学
12	中医内科学☆	吴勉华	石 岩	南京中医药大学	辽宁中医药大学
13	中医外科学☆	陈红风		上海中医药大学	
14	中医妇科学☆	冯晓玲	张婷婷	黑龙江中医药大学	上海中医药大学
15	中医儿科学☆	赵 霞	李新民	南京中医药大学	天津中医药大学
16	中医骨伤科学☆	黄桂成	王拥军	南京中医药大学	上海中医药大学
17	中医眼科学	彭清华		湖南中医药大学	
18	中医耳鼻咽喉科学	刘 蓬		广州中医药大学	
19	中医急诊学☆	刘清泉	方邦江	首都医科大学	上海中医药大学
20	中医各家学说☆	尚 力	戴 铭	上海中医药大学	广西中医药大学
21	针灸学☆	梁繁荣	王 华	成都中医药大学	湖北中医药大学
22	推拿学☆	房 敏	王金贵	上海中医药大学	天津中医药大学
23	中医养生学	马烈光	章德林	成都中医药大学	江西中医药大学
24	中医药膳学	谢梦洲	朱天民	湖南中医药大学	成都中医药大学
25	中医食疗学	施洪飞	方 泓	南京中医药大学	上海中医药大学
26	中医气功学	章文春	魏玉龙	江西中医药大学	北京中医药大学
27	细胞生物学	赵宗江	高碧珍	北京中医药大学	福建中医药大学

序号	书　名	主　编		主编所在单位	
28	人体解剖学	邵水金		上海中医药大学	
29	组织学与胚胎学	周忠光	汪　涛	黑龙江中医药大学	天津中医药大学
30	生物化学	唐炳华		北京中医药大学	
31	生理学	赵铁建	朱大诚	广西中医药大学	江西中医药大学
32	病理学	刘春英	高维娟	辽宁中医药大学	河北中医药大学
33	免疫学基础与病原生物学	袁嘉丽	刘永琦	云南中医药大学	甘肃中医药大学
34	预防医学	史周华		山东中医药大学	
35	药理学	张硕峰	方晓艳	北京中医药大学	河南中医药大学
36	诊断学	詹华奎		成都中医药大学	
37	医学影像学	侯　键	许茂盛	成都中医药大学	浙江中医药大学
38	内科学	潘　涛	戴爱国	南京中医药大学	湖南中医药大学
39	外科学	谢建兴		广州中医药大学	
40	中西医文献检索	林丹红	孙　玲	福建中医药大学	湖北中医药大学
41	中医疫病学	张伯礼	吕文亮	天津中医药大学	湖北中医药大学
42	中医文化学	张其成	臧守虎	北京中医药大学	山东中医药大学
43	中医文献学	陈仁寿	宋咏梅	南京中医药大学	山东中医药大学
44	医学伦理学	崔瑞兰	赵　丽	山东中医药大学	北京中医药大学
45	医学生物学	詹秀琴	许　勇	南京中医药大学	成都中医药大学
46	中医全科医学概论	郭　栋	严小军	山东中医药大学	江西中医药大学
47	卫生统计学	魏高文	徐　刚	湖南中医药大学	江西中医药大学
48	中医老年病学	王　飞	张学智	成都中医药大学	北京大学医学部
49	医学遗传学	赵不文	卫爱武	北京中医药大学	河南中医药大学
50	针刀医学	郭长青		北京中医药大学	
51	腧穴解剖学	邵水金		上海中医药大学	
52	神经解剖学	孙红梅	申国明	北京中医药大学	安徽中医药大学
53	医学免疫学	高永翔	刘永琦	成都中医药大学	甘肃中医药大学
54	神经定位诊断学	王东岩		黑龙江中医药大学	
55	中医运气学	苏　颖		长春中医药大学	
56	实验动物学	苗明三	王春田	河南中医药大学	辽宁中医药大学
57	中医医案学	姜德友	方祝元	黑龙江中医药大学	南京中医药大学
58	分子生物学	唐炳华	郑晓珂	北京中医药大学	河南中医药大学

（二）针灸推拿学专业

序号	书　名	主　编		主编所在单位	
59	局部解剖学	姜国华	李义凯	黑龙江中医药大学	南方医科大学
60	经络腧穴学☆	沈雪勇	刘存志	上海中医药大学	北京中医药大学
61	刺法灸法学☆	王富春	岳增辉	长春中医药大学	湖南中医药大学
62	针灸治疗学☆	高树中	冀来喜	山东中医药大学	山西中医药大学
63	各家针灸学说	高希言	王　威	河南中医药大学	辽宁中医药大学
64	针灸医籍选读	常小荣	张建斌	湖南中医药大学	南京中医药大学
65	实验针灸学	郭　义		天津中医药大学	

序号	书 名	主 编		主编所在单位	
66	推拿手法学☆	周运峰		河南中医药大学	
67	推拿功法学☆	吕立江		浙江中医药大学	
68	推拿治疗学☆	井夫杰	杨永刚	山东中医药大学	长春中医药大学
69	小儿推拿学	刘明军	邰先桃	长春中医药大学	云南中医药大学

（三）中西医临床医学专业

序号	书 名	主 编		主编所在单位	
70	中外医学史	王振国	徐建云	山东中医药大学	南京中医药大学
71	中西医结合内科学	陈志强	杨文明	河北中医药大学	安徽中医药大学
72	中西医结合外科学	何清湖		湖南中医药大学	
73	中西医结合妇产科学	杜惠兰		河北中医药大学	
74	中西医结合儿科学	王雪峰	郑 健	辽宁中医药大学	福建中医药大学
75	中西医结合骨伤科学	詹红生	刘 军	上海中医药大学	广州中医药大学
76	中西医结合眼科学	段俊国	毕宏生	成都中医药大学	山东中医药大学
77	中西医结合耳鼻咽喉科学	张勤修	陈文勇	成都中医药大学	广州中医药大学
78	中西医结合口腔科学	谭 劲		湖南中医药大学	
79	中药学	周祯祥	吴庆光	湖北中医药大学	广州中医药大学
80	中医基础理论	战丽彬	章文春	辽宁中医药大学	江西中医药大学
81	针灸推拿学	梁繁荣	刘明军	成都中医药大学	长春中医药大学
82	方剂学	李 冀	季旭明	黑龙江中医药大学	浙江中医药大学
83	医学心理学	李光英	张 斌	长春中医药大学	湖南中医药大学
84	中西医结合皮肤性病学	李 斌	陈达灿	上海中医药大学	广州中医药大学
85	诊断学	詹华奎	刘 潜	成都中医药大学	江西中医药大学
86	系统解剖学	武煜明	李新华	云南中医药大学	湖南中医药大学
87	生物化学	施 红	贾连群	福建中医药大学	辽宁中医药大学
88	中西医结合急救医学	方邦江	刘清泉	上海中医药大学	首都医科大学
89	中西医结合肛肠病学	何永恒		湖南中医药大学	
90	生理学	朱大诚	徐 颖	江西中医药大学	上海中医药大学
91	病理学	刘春英	姜希娟	辽宁中医药大学	天津中医药大学
92	中西医结合肿瘤学	程海波	贾立群	南京中医药大学	北京中医药大学
93	中西医结合传染病学	李素云	孙克伟	河南中医药大学	湖南中医药大学

（四）中药学类专业

序号	书 名	主 编		主编所在单位	
94	中医学基础	陈 晶	程海波	黑龙江中医药大学	南京中医药大学
95	高等数学	李秀昌	邵建华	长春中医药大学	上海中医药大学
96	中医药统计学	何 雁		江西中医药大学	
97	物理学	章新友	侯俊玲	江西中医药大学	北京中医药大学
98	无机化学	杨怀霞	吴培云	河南中医药大学	安徽中医药大学
99	有机化学	林 辉		广州中医药大学	
100	分析化学（上）（化学分析）	张 凌		江西中医药大学	

序号	书 名	主 编		主编所在单位	
101	分析化学（下）（仪器分析）	王淑美		广东药科大学	
102	物理化学	刘 雄	王颖莉	甘肃中医药大学	山西中医药大学
103	临床中药学☆	周祯祥	唐德才	湖北中医药大学	南京中医药大学
104	方剂学	贾 波	许二平	成都中医药大学	河南中医药大学
105	中药药剂学☆	杨 明		江西中医药大学	
106	中药鉴定学☆	康廷国	闫永红	辽宁中医药大学	北京中医药大学
107	中药药理学☆	彭 成		成都中医药大学	
108	中药拉丁语	李 峰	马 琳	山东中医药大学	天津中医药大学
109	药用植物学☆	刘春生	谷 巍	北京中医药大学	南京中医药大学
110	中药炮制学☆	钟凌云		江西中医药大学	
111	中药分析学☆	梁生旺	张 彤	广东药科大学	上海中医药大学
112	中药化学☆	匡海学	冯卫生	黑龙江中医药大学	河南中医药大学
113	中药制药工程原理与设备	周长征		山东中医药大学	
114	药事管理学☆	刘红宁		江西中医药大学	
115	本草典籍选读	彭代银	陈仁寿	安徽中医药大学	南京中医药大学
116	中药制药分离工程	朱卫丰		江西中医药大学	
117	中药制药设备与车间设计	李 正		天津中医药大学	
118	药用植物栽培学	张永清		山东中医药大学	
119	中药资源学	马云桐		成都中医药大学	
120	中药产品与开发	孟宪生		辽宁中医药大学	
121	中药加工与炮制学	王秋红		广东药科大学	
122	人体形态学	武煜明	游言文	云南中医药大学	河南中医药大学
123	生理学基础	于远望		陕西中医药大学	
124	病理学基础	王 谦		北京中医药大学	
125	解剖生理学	李新华	于远望	湖南中医药大学	陕西中医药大学
126	微生物学与免疫学	袁嘉丽	刘永琦	云南中医药大学	甘肃中医药大学
127	线性代数	李秀昌		长春中医药大学	
128	中药新药研发学	张永萍	王利胜	贵州中医药大学	广州中医药大学
129	中药安全与合理应用导论	张 冰		北京中医药大学	
130	中药商品学	闫永红	蒋桂华	北京中医药大学	成都中医药大学

（五）药学类专业

序号	书 名	主 编		主编所在单位	
131	药用高分子材料学	刘 文		贵州医科大学	
132	中成药学	张金莲	陈 军	江西中医药大学	南京中医药大学
133	制药工艺学	王 沛	赵 鹏	长春中医药大学	陕西中医药大学
134	生物药剂学与药物动力学	龚慕辛	贺福元	首都医科大学	湖南中医药大学
135	生药学	王喜军	陈随清	黑龙江中医药大学	河南中医药大学
136	药学文献检索	章新友	黄必胜	江西中医药大学	湖北中医药大学
137	天然药物化学	邱 峰	廖尚高	天津中医药大学	贵州医科大学
138	药物合成反应	李念光	方 方	南京中医药大学	安徽中医药大学

序号	书 名	主 编		主编所在单位	
139	分子生药学	刘春生	袁 媛	北京中医药大学	中国中医科学院
140	药用辅料学	王世宇	关志宇	成都中医药大学	江西中医药大学
141	物理药剂学	吴 清		北京中医药大学	
142	药剂学	李范珠	冯年平	浙江中医药大学	上海中医药大学
143	药物分析	俞 捷	姚卫峰	云南中医药大学	南京中医药大学

（六）护理学专业

序号	书 名	主 编		主编所在单位	
144	中医护理学基础	徐桂华	胡 慧	南京中医药大学	湖北中医药大学
145	护理学导论	穆 欣	马小琴	黑龙江中医药大学	浙江中医药大学
146	护理学基础	杨巧菊		河南中医药大学	
147	护理专业英语	刘红霞	刘 娅	北京中医药大学	湖北中医药大学
148	护理美学	余雨枫		成都中医药大学	
149	健康评估	阚丽君	张玉芳	黑龙江中医药大学	山东中医药大学
150	护理心理学	郝玉芳		北京中医药大学	
151	护理伦理学	崔瑞兰		山东中医药大学	
152	内科护理学	陈 燕	孙志岭	湖南中医药大学	南京中医药大学
153	外科护理学	陆静波	蔡恩丽	上海中医药大学	云南中医药大学
154	妇产科护理学	冯 进	王丽芹	湖南中医药大学	黑龙江中医药大学
155	儿科护理学	肖洪玲	陈偶英	安徽中医药大学	湖南中医药大学
156	五官科护理学	喻京生		湖南中医药大学	
157	老年护理学	王 燕	高 静	天津中医药大学	成都中医药大学
158	急救护理学	吕 静	卢根娣	长春中医药大学	上海中医药大学
159	康复护理学	陈锦秀	汤继芹	福建中医药大学	山东中医药大学
160	社区护理学	沈翠珍	王诗源	浙江中医药大学	山东中医药大学
161	中医临床护理学	裘秀月	刘建军	浙江中医药大学	江西中医药大学
162	护理管理学	全小明	柏亚妹	广州中医药大学	南京中医药大学
163	医学营养学	聂 宏	李艳玲	黑龙江中医药大学	天津中医药大学
164	安宁疗护	邸淑珍	陆静波	河北中医药大学	上海中医药大学
165	护理健康教育	王 芳		成都中医药大学	
166	护理教育学	聂 宏	杨巧菊	黑龙江中医药大学	河南中医药大学

（七）公共课

序号	书 名	主 编		主编所在单位	
167	中医学概论	储全根	胡志希	安徽中医药大学	湖南中医药大学
168	传统体育	吴志坤	邵玉萍	上海中医药大学	湖北中医药大学
169	科研思路与方法	刘 涛	商洪才	南京中医药大学	北京中医药大学
170	大学生职业发展规划	石作荣	李 玮	山东中医药大学	北京中医药大学
171	大学计算机基础教程	叶 青		江西中医药大学	
172	大学生就业指导	曹世奎	张光霁	长春中医药大学	浙江中医药大学

序号	书　名	主　编		主编所在单位	
173	医患沟通技能	王自润	殷越	大同大学	黑龙江中医药大学
174	基础医学概论	刘黎青	朱大诚	山东中医药大学	江西中医药大学
175	国学经典导读	胡真	王明强	湖北中医药大学	南京中医药大学
176	临床医学概论	潘涛	付滨	南京中医药大学	天津中医药大学
177	Visual Basic 程序设计教程	闫朝升	曹慧	黑龙江中医药大学	山东中医药大学
178	SPSS 统计分析教程	刘仁权		北京中医药大学	
179	医学图形图像处理	章新友	孟昭鹏	江西中医药大学	天津中医药大学
180	医药数据库系统原理与应用	杜建强	胡孔法	江西中医药大学	南京中医药大学
181	医药数据管理与可视化分析	马星光		北京中医药大学	
182	中医药统计学与软件应用	史周华	何雁	山东中医药大学	江西中医药大学

（八）中医骨伤科学专业

序号	书　名	主　编		主编所在单位	
183	中医骨伤科学基础	李楠	李刚	福建中医药大学	山东中医药大学
184	骨伤解剖学	侯德才	姜国华	辽宁中医药大学	黑龙江中医药大学
185	骨伤影像学	栾金红	郭会利	黑龙江中医药大学	河南中医药大学洛阳平乐正骨学院
186	中医正骨学	冷向阳	马勇	长春中医药大学	南京中医药大学
187	中医筋伤学	周红海	于栋	广西中医药大学	北京中医药大学
188	中医骨病学	徐展望	郑福增	山东中医药大学	河南中医药大学
189	创伤急救学	毕荣修	李无阴	山东中医药大学	河南中医药大学洛阳平乐正骨学院
190	骨伤手术学	童培建	曾意荣	浙江中医药大学	广州中医药大学

（九）中医养生学专业

序号	书　名	主　编		主编所在单位	
191	中医养生文献学	蒋力生	王平	江西中医药大学	湖北中医药大学
192	中医治未病学概论	陈涤平		南京中医药大学	
193	中医饮食养生学	方泓		上海中医药大学	
194	中医养生方法技术学	顾一煌	王金贵	南京中医药大学	天津中医药大学
195	中医养生学导论	马烈光	樊旭	成都中医药大学	辽宁中医药大学
196	中医运动养生学	章文春	邬建卫	江西中医药大学	成都中医药大学

（十）管理学类专业

序号	书　名	主　编		主编所在单位	
197	卫生法学	田侃	冯秀云	南京中医药大学	山东中医药大学
198	社会医学	王素珍	杨义	江西中医药大学	成都中医药大学
199	管理学基础	徐爱军		南京中医药大学	
200	卫生经济学	陈永成	欧阳静	江西中医药大学	陕西中医药大学
201	医院管理学	王志伟	翟理祥	北京中医药大学	广东药科大学
202	医药人力资源管理	曹世奎		长春中医药大学	
203	公共关系学	关晓光		黑龙江中医药大学	

序号	书 名	主 编		主编所在单位	
204	卫生管理学	乔学斌	王长青	南京中医药大学	南京医科大学
205	管理心理学	刘鲁蓉	曾 智	成都中医药大学	南京中医药大学
206	医药商品学	徐 晶		辽宁中医药大学	

（十一）康复医学类专业

序号	书 名	主 编		主编所在单位	
207	中医康复学	王瑞辉	冯晓东	陕西中医药大学	河南中医药大学
208	康复评定学	张 泓	陶 静	湖南中医药大学	福建中医药大学
209	临床康复学	朱路文	公维军	黑龙江中医药大学	首都医科大学
210	康复医学导论	唐 强	严兴科	黑龙江中医药大学	甘肃中医药大学
211	言语治疗学	汤继芹		山东中医药大学	
212	康复医学	张 宏	苏友新	上海中医药大学	福建中医药大学
213	运动医学	潘华山	王 艳	广东潮州卫生健康职业学院	黑龙江中医药大学
214	作业治疗学	胡 军	艾 坤	上海中医药大学	湖南中医药大学
215	物理治疗学	金荣疆	王 磊	成都中医药大学	南京中医药大学